DE LA MORT

ET

DE SES CARACTÈRES.

Paris. — Imprimerie de L. MARTINET, rue Mignon, 2.

DE LA MORT

ET DE SES CARACTÈRES.

NÉCESSITÉ

D'UNE RÉVISION DE LA LÉGISLATION DES DÉCÈS

POUR

PRÉVENIR LES INHUMATIONS ET LES DÉLAISSEMENTS ANTICIPÉS,

PAR

Le docteur JOSAT,

Lauréat de l'Institut, etc.

Ouvrage entrepris et exécuté sous les auspices du gouvernement, et couronné par l'Institut (Académie des sciences).

PARIS.

GERMER BAILLIÈRE, LIBRAIRE-ÉDITEUR,

RUE DE L'ÉCOLE-DE-MÉDECINE, 17;

A LONDRES ET A NEW-YORK,   A MADRID,
Chez H. Baillière.   Chez Ch. Bailly-Baillière.

1854.

PRÉFACE.

On conviendra que de tous les sujets d'études
que nous pouvions choisir, celui-ci est en vérité
le plus ingrat en profits comme en renommée.
Il n'y a pas, en effet, à se flatter ici de l'espoir
d'un de ces succès brillants qui font la réputa-
tion et quelquefois la fortune d'un médecin.
Presque toujours il opère sans témoins et sur
d'infortunés mourants déjà délaissés, même par
leurs propres familles.

Ces considérations n'ont pu ralentir un instant
notre zèle. On en aura la preuve dans l'histoire
même du livre que nous publions ; car tout livre
a la sienne, et le tort commun à la plupart des
préfaces est de viser à être un résumé quand elles
ne devraient être qu'une histoire.

Celui-ci est le fruit de plus de dix ans de pa-
tientes et consciencieuses recherches, d'observa-

tions recueillies avec une exactitude que nous pourrions presque appeler officielle, tant a été bienveillant le concours que nous avons trouvé dans l'administration.

Nous les avons lus et mûrement pesés, tous ces récits de morts douteuses qui ont été ou ont failli être l'objet de méprises toujours effroyables. Publions-le sans retard et bien haut, le plus grand nombre tient peu devant une critique sérieuse.

Mais il en est dont le scepticisme le plus obstiné ne réussira jamais à anéantir l'affreuse réalité.

Ceux-là, nous défions tout ami sincère de l'humanité d'en entendre l'exposé sans être ému jusqu'au frisson.

C'est sous cette impression que nous avons entrepris la série de travaux dont nous publions aujourd'hui l'ensemble.

Dans les derniers temps de son existence, le gouvernement de la monarchie de juillet s'était sérieusement préoccupé de l'état de la législation des décès, dans le but de prévenir les inhumations avant la mort réelle.

M. le ministre de l'intérieur, frappé des cas nombreux d'inhumations trop promptes rapportées par la presse quotidienne, pensait avec raison que ces récits, quoique mensongers quelquefois, exagérés le plus souvent, n'en étaient pas moins l'indice certain de la nécessité d'une révision dans notre législation mortuaire.

En effet, cette révision, dût-elle n'avoir d'autre résultat que de frapper d'avance de discrédit les récits controuvés de prétendues inhumations prématurées, servirait encore singulièrement la société, en assurant le repos de ces âmes timorées, qui voient sans cesse suspendu sur leur tête l'horrible supplice de la mort au fond d'une fosse de cimetière.

L'administration avait donc centralisé tous les documents relatifs à ce triste sujet, et un comité spécial devait s'occuper de la rédaction d'un projet à présenter au pouvoir législatif.

Toutefois l'Allemagne n'avait pas encore été officiellement explorée dans ce but particulier. Ce pays passe à juste titre pour posséder les meilleures institutions mortuaires connues jusqu'à ce jour. Il fut donc décidé que le gouvernement enverrait un agent spécial en Allemagne pour y étudier tout ce qui a rapport à la législation des décès.

Des travaux de plusieurs années sur cette question, de nombreux rapports de médecine légale, un grand nombre d'autopsies judiciaires, et enfin, pourquoi ne pas le dire, nos démarches pressantes pour l'obtenir, déterminèrent M. le ministre à nous confier la mission d'aller étudier dans les divers États de l'Allemagne tout ce qui a trait à la législation funéraire.

Nous partîmes, fier de la confiance du ministre, et bien résolu à la justifier en tous points. Dans ce but, nous n'avons reculé devant aucun sacrifice. Le lecteur jugera par lui-même de ce qu'il nous a fallu de fatigues, de courage et de patience pour surmonter les difficultés de notre œuvre et la conduire à bien.

C'est ainsi, au surplus, qu'en jugeait notre honorable rapporteur, M. Rayer, quand il disait, en séance de l'Académie des Sciences : « Le mémoire de M. Josat n'est point un livre fait avec d'autres livres; c'est une œuvre longue et sérieuse qui demande à être examinée avec soin (1). »

Nous avons donc visité en Allemagne tous les lieux où nous avons espéré découvrir quelques données propres à faciliter la solution du problème qui nous occupe : *le moyen de prévenir les enterrements avant décès.* Nous avons consulté tous les hommes compétents, étudié tous les règlements, observé, analysé tout ce qui rentrait dans notre sujet ; et c'est au retour de notre mission que, réunissant en un corps d'ouvrage le résultat de tous nos travaux, nous l'avons adressé à M. le ministre de l'intérieur sous forme de rapport, ayant pour titre : *De la mort, de ses caractères, et des moyens de prévenir les inhumations précipitées.*

Le ministre, désireux d'avoir l'avis de l'Académie des Sciences sur la valeur de notre travail, l'adressa à ce corps savant, avec demande de lui faire connaître son jugement.

L'Institut répondit à la lettre ministérielle en

---

(1) Séance du 9 juin 1850, de l'Académie des sciences.

couronnant l'ouvrage dans sa séance solennelle de décembre 1852.

Toutefois, il faut que le lecteur n'ignore pas que le travail récompensé par l'Institut diffère de celui que nous publions par l'*introduction* et la *quatrième partie*.

L'*introduction* traite des funérailles chez les différents peuples, au point de vue de la mort incertaine.

La *quatrième partie* a pour objet la médication dans les cas de morts douteuses.

Tel qu'il est, ce livre, nous ne craignons pas de le dire, résout péremptoirement la question des enterrements et des délaissements prématurés.

Nous le livrons au public dans l'unique but de lui être utile. Trop heureux si nous réussissons à délivrer notre pays d'une législation mortuaire tellement imparfaite que le médecin, dans l'état actuel des choses, *n'est jamais appelé qu'à constater la mort apparente* (1).

---

(1) Ce sont les propres paroles de M. le docteur Rousseau, médecin de l'état civil, à Batignolles, dans une lettre adressée à la Gazette des Tribunaux, le 9 janvier 1853.

Nous vivons sous un gouvernement d'initiative, plus propre que tout autre à réaliser promptement la réforme législative que nous proposons.

Pour nous, qui avons déjà trouvé notre récompense dans le suffrage du corps savant le plus élevé du monde civilisé, il ne nous reste plus qu'à faire des vœux pour que l'autorité compétente ne laisse point sans fruit un travail qui a coûté douze ans de recherches et de méditations.

Terminons en acquittant notre dette de reconnaissance, d'abord à M. Guizot, dont la haute recommandation nous a été si utile en Allemagne; ensuite à M. Auguste Wolf, qui a singulièrement facilité notre tâche en nous servant généreusement d'interprète pendant notre mission, et en traduisant au retour les documents nombreux que nous en avons rapportés; à M. le docteur Rayer et à M. le professeur Velpeau, membres de l'Institut, dont la bienveillance peut compter sur notre gratitude éternelle.

DE LA MORT

ET

DE SES CARACTÈRES.

INTRODUCTION.

Des funérailles chez les différents peuples, considérées au point de vue de la mort incertaine.

« L'individu, dit Bichat, vit encore quelquefois plusieurs jours au dedans, tandis qu'il cesse tout à coup d'exister au dehors. L'interruption des phénomènes externes de la vie étant un signe presque constamment infidèle de la réalité de la mort, on ne peut se prononcer sur l'existence de celle-ci qu'après la cessation des phénomènes de la vie intérieure. »

Les limites de la vie sont donc loin d'être toujours manifestement déterminées. Cette vérité, que Bichat a rendue évidente, se trouve dans les pratiques funéraires des peuples de tous les temps et de toutes les parties du globe. On voit, en effet, dès les temps les plus reculés, les hommes multiplier les précautions pour conserver la vie dans toute sa durée possible; et l'histoire des funérailles chez les différents peuples n'est, à

vrai dire, que l'exposé des pratiques qu'ils mirent ou mettent encore en usage pour empêcher
la mort incertaine d'être confondue avec la mort
véritable (1).

Envisagée sous ce point de vue, l'histoire des
funérailles chez les différents peuples est un pré-
liminaire presque obligé du travail que nous
publions.

Nos recherches porteront d'abord sur les peuples anciens.

Il ne faut pas une sagacité bien pénétrante
pour trouver, jusque dans les mythologies des
anciens peuples, des exemples d'individus réputés morts et déjà séquestrés des vivants, ra-
menés des sombres bords, pour parler la langue
des poëtes, par l'art, le dévouement affectueux
ou des soins persévérants.

Qui de nous n'a point gardé en mémoire le
spectacle de ce jeune Horus se noyant sous les
yeux de sa mère Isis, le désespoir de celle-ci à
la vue du corps inanimé de son fils, et sa joie
après l'avoir rappelé à la vie.

(1) On a été jusqu'à avancer que les anciens n'avaient pas
connu la mort incertaine, ou que du moins ils n'en faisaient point
mention. Or, Démocrite déclarait, il y a plus de 2000 ans, que les
indices de mort étaient incertains. (Cité par Celse.)

Asclépiade, ayant rencontré un convoi, reconnut que celui que
l'on portait en terre n'était point mort. « Asclepiades funeri ob-
»vius, intellexit eum vivere qui efferebatur. » (Celse, liv. II, ch. VI.)

Les cas de léthargie simulant la mort sont de tous les temps. Eurydice en est la preuve; et Orphée la rappelant à la vie par les sons harmonieux de sa lyre confirme ce que personne n'ignore, savoir. qu'il est certains états de mort apparente susceptibles de cesser sous l'influence des moyens les plus simples.

Tandis qu'Hercule luttant contre les monstres, pour ramener Alceste du fond des enfers, nous enseigne que ce n'est qu'après des difficultés multipliées et des efforts persévérants qu'on réussit à faire cesser l'état de mort apparente.

Sérapis, Hermès, Esculape, passaient pour avoir rappelé à la vie nombre de gens qui paraissaient morts.

Mais hâtons-nous de sortir des fictions pour aborder l'histoire.

Le peuple le plus anciennement policé que nous connaissions est le peuple égyptien. Son histoire rayonne, pour ainsi dire, sur celle de tous les autres. C'est par lui que nous commencerons (1).

LES ÉGYPTIENS.

Aucun peuple ne porta aussi loin que le peuple égyptien le respect pour la vie humaine et le

(1) MM. Pluche, Champollion. Figeac et Latapie, nous ont fourni la plus grande partie des détails que nous donnons ici.

culte pour les morts. Avant que la pratique des embaumements fût devenue universelle, l'inhumation était à peu près générale. Les apprêts funéraires qui la précédaient sont restés les mêmes plus tard, et en y joignant l'embaumement on aura un exposé à peu près exact des précautions usitées en Égypte pour se prémunir contre la mort incertaine.

C'est dans Hérodote et Diodore de Sicile qu'il faut chercher tout ce qui se rapporte aux funérailles chez les Égyptiens. Quand la mort venait frapper quelqu'un parmi eux, la douleur des parents se traduisait par de bruyants éclats. Après quelques heures données à l'affliction, on s'occupait des apprêts funèbres. Le corps était d'abord lavé, nettoyé et parfumé; puis on le revêtait de ses meilleurs habits, on l'environnait de fleurs, et il restait exposé en cet état pendant un temps plus ou moins long. Enfin, quand la mort se montrait à peu près certaine, comme pour lui faire encore subir une dernière épreuve, le corps était livré aux embaumeurs.

C'est ici le lieu ou jamais de faire connaître rapidement les principaux détails de cette opération.

Elle débutait par une large incision dans le flanc gauche du cadavre, pour en extraire les intestins. Ils étaient remplacés par les parfums.

La pulpe cérébrale était retirée du crâne par une ouverture pratiquée à sa base, à travers les fosses nasales. Une liqueur bitumineuse, qui se congelait en se refroidissant, était injectée dans la boîte crânienne pour occuper la place du cerveau. Les yeux étaient remplacés à leur tour par d'autres d'émail, et la chevelure elle-même recevait un apprêt qui servait à la conserver intacte.

Tout étant ainsi disposé, le corps était plongé pendant soixante-dix jours dans le natron. Il en était retiré dans un état d'émaciation telle que la peau était littéralement collée sur les os.

On procédait enfin à l'ensevelissement proprement dit. Il était d'abord partiel, chaque partie du corps était enveloppée isolément. Il devenait ensuite général, et les formes se trouvaient enfin si parfaitement conservées, que la *momie semblait vivre encore*, dit Pariset, après une sépulture de plusieurs siècles.

Il n'entre pas dans notre sujet de nous étendre davantage sur tout ce qui se rattache aux funérailles chez les Égyptiens. Nous nous sommes appliqué à ne prendre dans les auteurs que nous avons compulsés que ce qui se rapporte strictement à notre plan de travail. Cette observation s'applique non seulement aux Égyptiens, mais encore à tous les peuples dont nous aurons à parler.

LES HÉBREUX.

Nous retrouverons chez les Hébreux quelques
unes des pratiques funéraires usitées chez les
Égyptiens : on doit s'y attendre. Leur séjour en
Égypte, plus tard leur voisinage des Égyptiens,
ont dû nécessairement initier les Hébreux aux
usages mortuaires de leurs anciens maîtres.

Immédiatement après le décès, le cadavre
était transporté dans une chambre, dite chambre
haute. Là il était lavé, parfumé, paré, et enfin
placé dans un *cercueil ouvert*, appelé *mittah*. Le
corps restait exposé pendant un temps fort long,
si l'on en juge par les cérémonies qui s'accom-
plissaient entre l'ensevelissement et la sépulture.
Ainsi il était visité par les parents et les amis,
que l'on appelait souvent de fort loin. Les étrangers même à qui il plaisait d'entrer dans la
chambre mortuaire pouvaient visiter le défunt.
Enfin, le moment de la sépulture étant arrivé, le
mittah, placé sur un brancard, était porté par
plusieurs hommes dans la *maison de l'éter-
nité* (1).

La chambre mortuaire avait retenti, pendant
tout le temps de l'exposition, des cris douloureux des pleureuses (*mulieres sapientes*), du *vœ*
lamentable de toute la famille. Mais c'était bien

(1) Le mot hébreu a cette signification.

autre chose pendant la marche funèbre : les flûtes, les chants, les lamentations, les cris même se continuaient sans interruption et avec une exagération difficile à imaginer.

Les Hébreux enterraient leurs morts; chez eux on ne brûlait que le corps des suppliciés. Les lieux de sépulture se trouvaient hors des villes, et la loi en prescrivait même l'éloignement de 50 coudées au moins. Mais il est vrai de dire que les *polyandres*, ou cimetières publics, n'étaient destinés qu'à la classe la plus pauvre. Chaque famille avait dans sa propriété un tombeau commun destiné à tous ses membres. On faisait remonter l'origine de cet usage jusqu'à Abraham. Les tombeaux des rois se trouvaient même dans l'intérieur de Jérusalem, et Pausanias en cite quelques uns qui pouvaient rivaliser en magnificence avec ce que l'antiquité nous offre de plus admirable en ce genre.

Nous verrons plus tard combien les cérémonies funéraires des Juifs modernes diffèrent de celles de leurs ancêtres.

Quoi qu'il en soit, il y a lieu d'être frappé de cet ensemble de pratiques funèbres, que l'on peut considérer, à juste titre, comme autant de précautions, en vue de s'assurer de la mort incertaine et de prévenir les enterrements avant décès. Ainsi l'exposition dans une chambre mor-

tuaire, le *lavement* du corps, les cris des pleureuses, leur présence obligée, la bière ouverte
jusqu'au moment de l'inhumation, le bruit des
instruments et les éclats de la douleur des assistants pendant la marche funèbre, sont, en vérité,
plus que l'ébauche des législations mortuaires
les mieux réglées de nos jours.

Le lecteur, sans doute, aura été surpris de
trouver aussi peu de points de contact entre la
législation funéraire des Hébreux et celle des
Égyptiens. C'est que ces derniers, au sujet des
funérailles, se livraient, pour ainsi dire, à des
excès, qu'il fallait réprimer, si l'on voulait prévenir les impiétés qui s'étaient glissées dans le culte
que les Égyptiens rendaient avec exagération à
leurs morts. Moïse n'eut donc, en quelque sorte,
qu'une législation funéraire prohibitive à donner
au peuple de Dieu. Aussi le voit-on proscrire rigoureusement la pratique des embaumements,
qui restèrent à peine, et bien tard, le privilége
de quelques rois. Éloigner même les prêtres des
cérémonies funéraires, et déclarer *immondes*,
jusqu'à ce qu'ils se fussent purifiés, les laïques
qui y avaient assisté : et cependant rendre la
sépulture tellement obligatoire que la privation
en était regardée comme le plus grand des
malheurs, et souillait le mort d'une infamie qui
rejaillissait sur toute sa famille.

Thiéry prétend qu'en agissant ainsi Moïse a
voulu détourner les Hébreux des dépenses et du
temps inutilement employés à embaumer une
multitude d'hommes et même d'animaux, à l'instar des Égyptiens, leurs anciens maîtres, restés
leurs voisins. Il ajoute, avec plus de raison, selon
nous, que les Egyptiens croyant favoriser la résurrection future des morts par les embaumements et les demeures éternelles qu'ils leur pré-
paraient, il fallait inexorablement répudier de la
législation des Hébreux tout ce qui pouvait les
conduire à ce genre d'impiété.

Quoi qu'il en soit, il n'en reste pas moins établi
que l'exposition du corps dans la chambre haute
de la maison mortuaire, pendant un temps
moyen de deux jours au moins, les ablutions,
les onctions, la *conclamation*, le cercueil ouvert
jusqu'au lieu de la sépulture, font de la législation mortuaire des Hébreux la moins défec-
tueuse des législations anciennes, comme moyen
de constater la mort incertaine. Le lecteur nous
pardonnera donc de lui avoir consacré plus de
temps qu'à toute autre.

LES GRECS.

Le peuple de l'antiquité qui, en toutes choses,
a le plus emprunté aux Egyptiens, est certainement le peuple grec. Les usages funéraires,

comme on va le voir, sont une confirmation nouvelle de cette vérité.

A peine le mort avait-il les yeux fermés et
reçu le *baiser mortuaire*, que l'on procédait aux
apprêts de l'ensevelissement. Le corps était lavé,
parfumé et revêtu d'une robe. On mettait sur la
tête un voile et une couronne de fleurs. Tout
étant ainsi disposé, on plaçait le défunt sur une
espèce de lit, nommé πρόθεσις, et il restait exposé
sous le vestibule pendant un temps moyen de
quarante-huit heures. La *collocation* et l'*exposition*, disent certains auteurs, avaient le double
but d'attendre que *la mort devînt manifeste, et,
en outre, de montrer qu'elle était le résultat d'une
cause naturelle* (1).

Lorsque l'*exposition* était à son terme, on
faisait connaître l'heure du convoi. Notons ici
que, dans les temps les plus reculés, l'inhumation était exclusivement pratiquée chez les Grecs.
Plus tard, elle devint facultative, c'est-à-dire
que l'on inhumait ou brûlait les corps à volonté.
Enfin, dans les derniers temps, l'incinération
paraît avoir été généralement adoptée.

En tout cas, le moment arrivé, on plaçait le
cercueil sur un chariot, et le cortége funèbre
se mettait en marche. Pendant le trajet, la musique exécutait des airs appropriés, les pleu-

(1) Pollux, lib. VIII, 65.

reuses faisaient entendre leurs cris. Enfin, avant
l'inhumation ou la combustion, le mort était appelé à haute voix, la musique redoublait, le cortége renouvelait ses cris, et après cette dernière
formalité, qu'on appelait *conclamation*, on
livrait le corps au bûcher ou à la terre, selon la
volonté des héritiers.

LES ROMAINS.

Si les Grecs empruntèrent aux Égyptiens la
plupart de leurs cérémonies funèbres, les Romains, à leur tour, prirent aux Grecs à peu près
tous leurs usages funéraires. On pourra s'en convaincre par ce qui va suivre.

A peine le mourant avait-il rendu le dernier
soupir, que la famille s'approchait de son lit. Le
plus proche parent, se penchant doucement sur
le moribond, appliquait sa bouche sur la sienne
et retirait son haleine comme pour aspirer le
dernier souffle du trépassé. Les uns ont dit que
cette pratique se rattachait au dogme de l'im-
mortalité de l'âme, d'autres qu'elle était établie
sur celui de la transmigration des âmes; d'autres, enfin, sur cette croyance respectable qu'un
corps animé doit être la seule tombe digne de
l'âme.

Quoi qu'il en soit, on appelait ensuite le mort
à haute voix, pour s'assurer de son décès (1); on

(1) Latapie.

lui adressait le premier des derniers adieux : *Ave, vale, extremum vale.* Tout cela constituait ce que les Romains appelaient la *conclamation.*

Après la conclamation, on fermait les yeux du défunt. On lavait le corps avec de l'eau chaude, on l'oignait de parfums : *Tarquinii corpus bona femina lavit et unxit* (1). On le revêtait de ses plus beaux habits ; on lui colorait le visage, puis on le portait à l'entrée de la maison, les pieds tournés vers la rue, et entouré de cyprès. Le visage du défunt restait découvert ; un homme le gardait, et un petit garçon chassait les mouches. Cette exposition, qu'on appelait *collocation,* durait sept ou huit jours. Inutile de dire que, pour les pauvres, l'appareil était plus simple. On les étendait, sans cérémonie, sur des *sandapiles,* ou espèces de brancards, et, le soir, les *vespillons* les emportaient sans bruit, et allaient les jeter dans une fosse commune.

A l'expiration du temps de la collocation, un héraut annonçait les funérailles en proclamant à travers la ville : — *Exsequias, quibus est commodum ire, jam tempus est : corpus ex ædibus offertur.*

Le corps, placé sur une litière, la face toujours découverte, était enfin enlevé par les ves-

(1) Ennius.

pillons , et le cortége se mettait en marche au
milieu des torches, des cris , des pleureuses et
du bruit des trompettes. Nous ne passerons pas
sous silence une anecdote, racontée par Plutarque (1), propre à nous donner une idée du
bruit de ces instruments et de l'effet qu'ils étaient
capables de produire.

« En la ville de Rome, au-devant du temple
qu'on appelle Grecostasis, un barbier qui tenait
sa boutique vis-à-vis nourrissait une pie qui faisait merveille de chanter et de parler, contre-
faisant la parole des hommes, la voix des bêtes
et le son des instruments, sans que personne la
contraignît à le faire ; ainsi, s'y étant accoutumée
d'elle-même, et faisant gloire de ne rien laisser
à dire ni à contrefaire. Or, advint-il que l'on
fit les funérailles de l'un des plus gros et des plus
riches personnages de la ville, emportant le
corps par là-devant, avec forces trompettes et
clairons, qui marchaient devant: advint que le
convoi fit une pause en cet endroit-là et s'y ar-
rêta , les trompettes faisant grand devoir de
sonner et longuement. Depuis cela, tout le lendemain la pie demeura muette, sans siffler, ni
parler, ni jeter seulement sa voix naturelle, ni
son ramage accoutumé en ses ordinaires et nécessaires passions, tellement que ceux qui aupa-

(1) Plutarque, chap. LVII.

ravant s'ébahissaient de sa voix et de son parler, s'émerveillaient encore plus de son silence, trouvant étrange de passer par là-devant, sans lui ouïr rien dire, de sorte que l'on eut quelques soupçons à l'encontre des autres maîtres de métier, que l'on ne l'eût empoisonnée. Toutefois la plupart des personnes estimaient que ce fût la violence du son des trompettes qui lui eût étourdi l'ouïe, et qu'avec l'ouïe, la voix ne fût quant et quant demeurée éteinte. »

On arrivait ainsi à l'*Ustrinum* (1), ou au lieu de l'inhumation, selon que le défunt avait exprimé la volonté d'être brûlé ou enterré. Dans le premier cas, le corps placé sur le bûcher, on lui donnait la fameuse potion *myrrhine* (2), puis on lui ouvrait les yeux (3), fermés au moment de sa mort, on mettait le feu au bois ; et le corps brûlé, une pleureuse disait à haute voix : *Ilicet*, — il vous est permis de vous en aller.

(1) Nom que les archéologues modernes ont donné au lieu où l'on brûlait les cadavres.

(2) Breuvage inconnu.

(3) « Des motifs religieux ont pu introduire cette coutume, dit Thiéry, mais ne pouvait-elle pas avoir son fondement dans la physique? C'était comme une dernière observation, la flaccidité des yeux au bout d'une semaine, ne laissant aucun doute de la réalité de la mort. On peut faire la même remarque touchant la coutume qu'ils avaient de couper un des doigts, qu'on portait ensuite à la sépulture. L'expérience a pu leur apprendre que ce moyen avait son utilité pour constater la vie ou la mort. »

Dans le second cas, on procédait à l'inhumation en la faisant précéder des mêmes cérémonies.

Terminons en faisant remarquer qu'une loi expresse défendait d'enterrer personne dans l'enceinte de la ville. Servius raconte que cet usage dangereux s'était pratiqué dans les premiers temps de la République, mais il ajoute qu'on en reconnut l'abus et qu'on l'abolit. Les empereurs, les vestales, et quelques rares personnages, firent seuls exception à cette règle générale.

LES PERSES.

Voici un peuple qui a porté, aussi loin qu'aucun de ceux que nous avons passés en revue, son respect de la vie humaine et le culte des morts, mais qui les a traduits d'une façon qui contraste singulièrement avec tout ce que nous avons vu.

Chez les Perses, une loi, que leurs rois eux-mêmes devaient respecter, défendait d'inhumer, de brûler et de submerger les cadavres humains; on les enduisait de graisse de cochon ou de cire, et on les livrait ensuite au milieu des campagnes à la voracité des oiseaux de proie et des animaux carnassiers.

Lorsque le cadavre, exposé dans la solitude, était dévoré promptement, la joie de la famille était au comble, et le défunt était réputé bienheureux.

Mais si les animaux féroces avaient respecté le corps qui leur était livré, le mort laissait une mémoire infâme, et la famille participait à sa honte.

La sagacité des savants s'est exercée et s'exerce encore sur l'explication à donner à cette bizarre coutume. On s'arrête généralement aujourd'hui à celle qui fait remonter jusqu'à la religion elle-même une pratique qui heurte si profondément tous les sentiments que la Providence a gravés au fond des âmes.

« Adorateurs du feu, les Perses eussent cru violer un des principes de Zoroastre, et souiller leur divinité, en l'employant à la combustion des cadavres ; comme aussi c'eût été, suivant eux, une affreuse impiété que de laisser pourrir les corps au fond d'un sépulcre et de les laisser manger aux vers (1). »

Une circonstance qui doit tôt ou tard faire prévaloir, selon nous, cette opinion, c'est la prescription rigoureuse que laissaient les mages en mourant, qu'on livrât après leur mort leurs restes aux chiens et aux oiseaux de proie.

Mais est-ce à dire pour cela que les Perses n'aient point rendu aux morts d'honneurs funé-

(1) Latapie.

bres?... Le lecteur, qui sait que les Perses ont été
une des nations les plus civilisées et en même
temps des plus puissantes de l'antiquité, qu'ils
ont été fameux par leurs lumières et la gloire de
leurs armes, ne s'attend sûrement pas à les trouver ici au-dessous des hordes les plus sauvages.
Il a raison.

En effet, malgré l'étrange façon dont ils en
usaient envers les cadavres, les Perses, dès que
la mort avait frappé quelqu'un parmi eux, donnaient des preuves d'une grande douleur. Le
corps restait étendu sur le lit funéraire pendant
un temps considérable. On ne lui faisait subir
aucune préparation, comme lavage, parfums,
embaumement, etc... Il était seulement recouvert
de graisse ou de cire, puis placé sur un char qui
se dirigeait lentement vers le lieu destiné au
corps, au milieu d'un cortége toujours très nombreux, lequel manifestait sa douleur par des
éclats qui en rendaient la sincérité suspecte.

Notons, en passant, qu'il n'était pas permis,
en Perse, d'accompagner le mort avec des torches : c'eût été profaner l'emblème de leur divinité.

Nous ne quitterons pas les Perses sans faire
remarquer que beaucoup d'auteurs, et des plus
considérables, soutiennent que le mode de sépulture, ou plutôt l'absence de sépulture chez ce

peuple fameux, ne remontait pas à une bien haute
antiquité. Ils rapportent, ce qui est plus que
probable, que primitivement les Perses enterraient leurs morts sans pompe et sans éclat en un
lieu approprié ; quelques-uns, parmi eux, les enterraient jusque dans leurs propres maisons; que
d'autres enfin, suspendaient les cadavres pendant un temps, les embaumaient ensuite, les ban-
daient, les ensevelissaient enfin à l'égyptienne.

Ces diverses opinions nous semblent fondées,
et il y a tout lieu de croire que les transformations successives dans les usages funéraires des
Perses ont suivi celles de leur religion.

LES CARTHAGINOIS.

Le mal que nous nous sommes donné pour
recueillir quelques documents un peu précis sur
les funérailles chez les Carthaginois n'a abouti
qu'à quelques détails historiques tout au plus
suffisants pour nous autoriser à affirmer que ce
peuple brûlait ses morts avant que Darius, fils
d'Hystaspe, après l'avoir conquis, lui eût imposé
l'inhumation. Il paraît, toutefois, que lorsqu'ils
eurent secoué la dénomination des Perses, les
Carthaginois n'eurent rien de plus pressé que de
revenir à leur première coutume. Qu'on ne
nous demande pas comment il a pu se faire que
les Perses, qui ne pratiquaient pas l'inhumation

des cadavres pour leur propre compte, l'aient imposée aux peuples conquis par leurs armes. C'est une difficulté que nous nous sommes faite avant que le lecteur nous l'adressât, et que nous réussirons mieux à tourner qu'à résoudre, en disant que s'il est vrai que les Perses repoussaient l'inhumation comme inconvenante, ils tenaient l'incinération pour sacrilége.

Ce qui paraît à peu près prouvé, c'est que les Carthaginois lavaient les cadavres avec de l'eau chaude tenant en dissolution des essences aromatiques, qu'ils les oignaient d'onguents précieux, les enveloppaient d'un linceul, dressaient ensuite dans la chambre mortuaire une espèce d'autel, sur lequel brûlaient pendant sept jours les parfums et les essences aromatiques. Les corps restaient exposés pendant tout ce temps-là à Carthage, et sous un climat pareil, il n'est pas admissible qu'une pratique de cette sorte pût avoir lieu sans le secours de l'embaumement au moins temporaire.

Nous laisserons à d'autres plus heureux que nous le soin de dissiper les obscurités qui enveloppent la question des funérailles chez un peuple dont l'histoire est, d'ailleurs, en général, une de celles que les antiquaires sont parvenus à mieux coordonner.

LES GAULOIS.

Les funérailles des Gaulois étaient magnifiques et somptueuses, au dire de César (1). Il n'entre pas dans notre plan de les envisager à ce point de vue. Mais comme garantie contre l'incertitude de la mort, il est peu de peuples de l'antiquité offrant des pratiques funéraires plus propres que celles des Gaulois à faire distinguer la mort réelle de la mort apparente. On en jugera.

En groupant méthodiquement tous les matériaux que nous fournissent quelques historiens anciens et grand nombre de savants modernes, qui, dans ces derniers temps surtout, se sont livrés à des recherches aussi laborieuses que fructueuses, nous sommes arrivé à établir une sorte de filiation dans les usages funéraires des Gaulois, que nous verrons suivre la marche de leur civilisation elle-même.

Nous les voyons, à l'époque dite celtique, déposer simplement le cadavre dans une excavation pratiquée dans le sol, puis le recouvrant de terre et par-dessus disposant quelques pierres pour indiquer que ce lieu recélait une dépouille mortelle. On prétend même (2) que le corps,

(1) *Commentarii*, lib. VI.
(2) *Acad. celt.*, t. IV, p. 54.

déposé à nu sur le sol, était seulement recouvert d'un amas de terre dont l'éminence faisait
le seul indice d'une sépulture humaine. Mais
bientôt on les voit entourer ces excavations , ou
ces éminences *tumulaires*, de larges pierres
plates placées de champ ; un peu plus tard on
éleva tout autour du lieu de sépulture des espèces de murailles sèches qui , s'arrondissant
progressivement en voûte, formaient une sorte
de caveau. Plus tard encore, on perfectionna ce
mode d'inhumation, et l'on construisit de véritables tombeaux de famille , où chaque membre
avait sa place marquée d'avance.

Mais c'était là , comme on le pense bien, des
sépultures de luxe destinées à la classe élevée.
Le peuple déposait ses morts dans un lieu commun placé, d'après Dulaure , dans les terrains
incultes qui circonscrivaient les villes, les bour-
gades ou les simples tribus. Voici maintenant
l'usage des Gaulois de cette époque reculée pour
l'ensevelissement des morts. Après avoir gardé le
mort pendant quelques heures, tout au plus, on
lui ployait les jambes sur les cuisses, celles-ci
sur le ventre, et en cet état, sans sarcophage, ni
linceul, ni cercueil, on confiait le corps entier à
la terre.

Cependant la civilisation romaine s'était répandue dans les Gaules même avant que Rome

les eût conquises. Déjà la plupart de ces usages primitifs étaient tombés en désuétude, lorsque la domination romaine les abolit tout à fait. Ils commencèrent, dès lors, à substituer généralement l'incinération à l'inhumation ; et même cette substitution était déjà faite avant César, puisqu'il dit expressément que les *Gaulois brûlaient* leurs morts. Mais après la conquête on les voit suivre, pour l'ensevelissement des morts, les errements adoptés par leurs dominateurs. Ainsi, dès que parmi eux quelqu'un avait cessé d'exister, on lavait son corps, on l'oignait de parfums et d'aromates, et enfin on le déposait sur le lit funéraire, enveloppé d'un linceul blanc. Lorsque arrivait le jour fixé pour les funérailles, le cadavre, recouvert d'un grand drap, était placé sur un char. Les parents et les amis se rangeaient autour, et le cortége, silencieux et recueilli, se rendait au lieu de la sépulture ou du bûcher, selon que le corps était destiné à être inhumé ou brûlé.

Telles étaient chez les Gaulois, entre toutes leurs pratiques funéraires, celles qui pouvaient servir à reconnaître la mort incertaine et à prévenir les inhumations anticipées.

Nous ferons remarquer, ici, que nos recherches nous autorisent à affirmer que tout ce que nous venons de décrire comme propre aux anciens Gaulois, en réalité leur était commun avec presque tous les peuples du Nord, et nous terminerons cette première partie en priant le lecteur de vouloir bien revenir rapidement avec nous sur les points principaux qui s'y trouvent exposés. Cette revue rétrospective donnera lieu à des rapprochements aussi curieux qu'instructifs.

Et d'abord qu'on nous permette de signaler ici, comme vérité désormais acquise, l'antériorité de l'inhumation sur l'incinération. L'histoire, à cet égard, ne fait que confirmer ce que l'observation permettait d'établir en quelque sorte *à priori*. En effet, la première pensée qui a dû naître à la vue d'un cadavre humain a été de le soustraire a la voracité des animaux sauvages, et de s'éviter à soi-même un spectacle aussi hideux qu'insalubre.

L'incinération, même simple, n'a dû se présenter que plus tard à l'esprit; à plus forte raison l'incinération précédée ou accompagnée de tous les raffinements inventés ou perfectionnés par la piété, l'orgueil, le mensonge, l'industrie, et même la science; car tous les travers, comme tous les bons sentiments humains, semblent s'être donné rendez-vous dans cette vaste question des funérailles.

On remarquera ensuite que le fait de l'incertitude de la mort, sans être spécialement mentionné nulle part, se trouve partout évidemment dans les mesures préventives dirigées contre elle, quoique confondues avec les pratiques religieuses et les prescriptions d'hygiène publique ou privée. Nous signalerons même, comme profondément significatif, ce fait, que non seulement les moyens de distinguer la mort apparente de la mort réelle se retrouvent partout chez les anciens, mais qu'ils offrent à peu près partout des garanties suffisantes pour établir cette distinction des deux morts. Ainsi, le peuple que nous avions appréhendé de trouver en défaut à cet égard, les Perses, sont peut-être celui qui, au fond, présentait la plus grande sécurité à ce sujet. Pour s'en convaincre, on n'a qu'à revenir par la pensée sur le chapitre que nous leur avons consacré.

En résumé, presque tous les peuples anciens ont pratiqué la *conclamation*. Tous ont pratiqué la *collocation*, et la *collocation* à elle seule est suffisante pour faire distinguer la mort réelle de la mort qui ne serait qu'apparente. Toutefois la *collocation* était évidemment insuffisante chez les Égyptiens, mais la pratique des embaumements suppléait à ce qui lui manquait.

N'oublions pas que la *collocation* avait aussi pour objet de permettre d'établir la *cause* du décès.

En ajoutant à tout cela la prescription d'éloigner les cadavres des lieux habités, celle de les anéantir le plus tôt possible, de retarder ou de neutraliser leur décomposition, on sera autorisé à dire qu'il y a dans l'histoire des funérailles chez les anciens tous les éléments d'une bonne législation mortuaire à l'usage des peuples modernes.

PEUPLES MODERNES.

Nous venons de voir avec quels soins les anciens se précautionnaient contre les chances de la mort incertaine; à ce point que, chez eux, le malheur d'être séquestré, brûlé, ou enterré vivant, était devenu à peu près impossible.

Il va être aussi curieux qu'intéressant de leur comparer, sous ce rapport, les peuples modernes.

LES JUIFS.

Nous commencerons par les juifs. C'est à peine si nous retrouverons, chez les juifs modernes, quelques traces des funérailles chez les anciens Hébreux. La perte de leur nationalité, les proscriptions et les persécutions dont ils ont été victimes, et jusqu'aux nouvelles conditions climatériques dans lesquelles ils ont été jetés, tout semble avoir contribué à cette variété de pratiques funéraires sans précédents bien connus, que l'on remarque chez eux (1).

Lorsqu'un juif est mort, on plie le pouce de chaque main dans la main, on l'attache avec un des cordons de son taled. On brouille un œuf avec du vin et l'on en frotte la tête du défunt. On lave le cadavre avec une infusion de camomille et de feuilles de roses sèches. On bouche ensuite toutes les ouvertures du corps. Cela fait, on lui revêt des caleçons de toile, une chemise, un bonnet blanc, et on le laisse en cet état pendant un temps qui varie avec les lieux et les circonstances, puis on l'enferme dans un cercueil avec un linge au fond et un autre par-dessus. On couvre le cercueil de noir et on l'expose hors de la maison. On se dirige ensuite vers le lieu de la sépulture. Pendant la marche du convoi, le cercueil reste simplement couvert sans être cloué. Chacun le porte à son tour. Il y a certains pays, en Allemagne, par exemple, où au moment où le convoi se met en marche, les assistants jettent après le cercueil une grosse brique ou un fragment de pot cassé. En général, la marche du convoi est silencieuse et lente. Arrivé au lieu de la sépulture, le corps est exa-

(1) Nous avons tiré de Léon de Modène et de Buxtorf les principaux détails que nous donnons ici sur les funérailles des juifs modernes.

miné une dernière fois; on lui met un sac de terre sous la tête, on cloue le cercueil et on le descend dans la fosse. Tous les assistants jettent de la terre sur le cercueil avec la main ou avec une pelle, jusqu'à ce qu'il en soit couvert. Chacun arrache une poignée d'herbe et se retire en récitant tout bas quelques versets du psaume LXXII. — On nous a raconté qu'en certains endroits, on place une pierre sur le cercueil de ceux qui se sont suicidés, de même que sur celui des excommuniés, et on ne leur rend aucun honneur.

LES LUTHÉRIENS SAXONS.

Nous ferons connaître, ici, quelques pratiques funéraires qui appartiennent plus à certaines sectes religieuses qu'aux pays mêmes dans lesquels ces sectes existent.

Ainsi une cérémonie particulière aux Luthériens de Saxe consiste à ouvrir la bière, au moment où l'on va la descendre dans la fosse, et à regarder le mort pour voir s'il ne donne aucun signe de vie.

En Danemark, le ministre apostrophe une dernière fois le défunt avant qu'on le descende dans la fosse, et s'assure, par un dernier examen, s'il est bien mort.

LES GRECS.

Tournefort a laissé une description des obse-

ques d'une femme de Milo, qui paraît pouvoir
s'appliquer aux Grecs en général, et contient
quelques particularités en rapport avec notre
sujet. Le corps est porté à découvert, paré de
ses plus beaux habits. Avant de sortir le mort de
l'église, chacun lui fait ses adieux. Les parents
le baisent à la bouche : c'est un devoir indispensable, fût-on mort de peste, ajoute Tournefort ; les amis du défunt se contentent de l'em-
brasser, et les voisins de le saluer.

LES RUSSES.

Il y a chez les Russes quelques pratiques funéraires qui méritent d'être signalées. Après la
mort présumée, on lave bien soigneusement le
corps, on le revêt de linge bien propre, puis on
l'expose dans son cercueil pendant plusieurs jours
(souvent huit ou dix). Quand le convoi funèbre
est arrivé près de la fosse, on découvre le cercueil, afin que les parents et les amis puissent
voir et baiser une dernière fois le défunt en lui
disant un dernier adieu.

LES CORÉENS.

Le P. Martini raconte que les habitants de la
Corée conservent les morts dans leurs maisons,
enfermés dans des cercueils, l'espace de trois
ans. Pendant ce temps, ils agissent avec eux,

comme s'ils étaient en vie. Ce terme expiré, ils les enterrent. Ils ont, à ce qu'il paraît, deux saisons destinées à la sépulture des morts : le printemps et l'automne. Ils placent sous une tente ceux qui meurent pendant l'été. Après la moisson, ils les en retirent et les transportent dans leurs maisons. Le P. Martini ajoute qu'il a remarqué que les Coréens exhumaient les corps des morts avec une facilité qui faisait un singulier contraste avec le respect presque idolâtre qu'ils professent pour ceux qui ne sont plus. C'est que les Coréens ont une grande appréhension que les morts ne soient mal à leur aise dans leur fosse; et sous le plus léger prétexte , il les transportent dans un endroit qu'ils s'imaginent devoir être plus commode.

LES TARTARES.

Les Tartares inhument leurs morts, mais ils ne les portent au lieu de la sépulture que trois jours après le décès présumé. Ce délai expiré, ils les enterrent dans une fosse très peu profonde, et leur laissent la tête découverte, parce que les parents et les amis viennent les visiter plusieurs jours de suite pour s'assurer de leur mort, et ne cessent ce pèlerinage que lorsque la décomposition ne permet plus de doute.

Il y a des peuplades qui laissent sécher à l'air

les cadavres des morts, et ne les mettent dans la
terre que lorsqu'ils sont réduits à l'état de sque-
lettes.

Il y en a d'autres qui enterrent leurs morts
sous la neige.

D'autres qui n'enterrent point les enfants qui
meurent avant l'âge d'un an. Ils suspendent
leurs petits corps à des arbres et ne s'en occupent plus.

LES INDIENS.

La chaleur du pays ne permettant pas de garder les corps des morts, les Indiens se hâtent de
procéder aux funérailles d'une personne dès
qu'elle leur paraît morte. Cette précipitation, dit
Ovingfort, est cause qu'ils brûlent les gens avant
leur mort. Témoin le Banian qui servait de cour-
tier aux Anglais. On le portait au bûcher comme
un homme mort ; heureusement le chirurgien
anglais rencontra le convoi, et s'avisa de tâter
le pouls au prétendu défunt. Il lui trouva un
reste de vie. On ramena le Banian chez lui, et
quelque temps après il recouvra la santé.

Les Tonquinois procèdent à l'enterrement de
leurs morts très peu de temps après le décès ;
mais ils ont le singulier usage de s'arrêter plusieurs fois pendant la marche du convoi funèbre,
et, à chaque pause, de secouer très rudement

le linceul, afin, disent-ils, de réveiller le mort,
s'il n'était qu'endormi. Ils s'en assurent une dernière fois immédiatement avant l'enterrement,
en piquant le corps à plusieurs reprises et en
divers endroits, à l'aide d'une espèce de longue
aiguille très pointue.

LES SIAMOIS.

Les Siamois brûlent les corps après les avoir
gardés à domicile pendant plusieurs jours. Aucun peuple ne porta jamais plus loin la pompe
des funérailles et le respect pour les morts. En
ce pays, on prive de sépulture non seulement
les scélérats exécutés par ordre de la justice, mais
encore les enfants mort-nés; les femmes qui
meurent en couches; ceux qui ont le malheur
de se noyer ou de périr par quelque autre accident fâcheux. Cela vient de ce que les Siamois,
au lieu de plaindre ces infortunés, les regardent
comme des coupables que punit la vengeance
divine.

Quand il règne à Siam quelque maladie épi-
démique, on ne brûle point les cadavres, on se
hâte de les enterrer; mais à peine la contagion
terminée, on les exhume pour leur rendre les
honneurs funèbres, et les brûler ensuite (1).

(1) Les Siamois anciens livraient, presque immédiatement après
la mort, chaque défunt à l'élément auquel il s'était consacré pen-

LES CARIBES.

Chez les Caribes, avant de procéder aux funérailles d'un défunt, la loi veut que tous les parents viennent s'assurer, par leurs propres yeux,
que la mort est bien réelle, et qu'elle est naturelle. Après que chacun a bien vu et bien examiné, on fait la toilette du cadavre, puis on le
descend dans le puits qui doit lui servir de tombeau.

LES GUINÉENS.

Les pratiques funéraires usitées par les habitants de ce pays méritent de nous arrêter quelques instants. Voici le récit d'un voyageur, témoin oculaire de ce qu'il raconte :

Le marabout, ou prêtre, commença par examiner attentivement le corps. Après qu'il eut
décidé qu'il était véritablement privé de la vie,
les autres prêtres qui l'accompagnaient le lavè-
rent et le graissèrent avec du suif. Ils le couchè-
rent ensuite sur une natte au milieu de la cabane. Les femmes l'environnèrent en pleurant.

dant la vie. Ainsi, on jetait à l'eau le corps de celui qui, de son
vivant, avait fait de l'eau l'objet de son culte. Aujourd'hui, on
enferme dans une bière le corps, dont on traite les intestins par
le sublimé corrosif. Les riches brûlent les morts, ou plutôt les
échaudent, car c'est à peine si les chairs sont attaquées par e
feu. Le corps est ensuite enterré. (Note communiquée par M. Yan-
kie.)

On promena ensuite le cadavre dans le village, puis on se rendit au lieu de la sépulture. Arrivés près de la fosse, quatre vigoureux nègres saisirent la femme du défunt, la précipitèrent vivante dans la fosse, le corps du défunt par-dessus, et recouvrirent le tout de terre et de pierres.

SOCOTRA.

Les habitants de cette île n'attendent pas, pour enterrer un homme, qu'il ait rendu le dernier soupir. Ils croient lui rendre un grand service que de lui épargner les souffrances qui accompagnent l'agonie ; et lorsqu'ils jugent qu'un malade ne guérira pas, ils se hâtent de le porter en terre, et l'empoisonnent avec une liqueur *blanche* qui coule d'un certain arbre de l'île. Et telle est la force de la coutume, que les malades demandent d'eux-mêmes qu'on leur donne la mort.

ROYAUME DE CAMBOGE (FAISANT PARTIE DU ROYAUME D'ANAM).

En ce pays, quand un homme est mort, on ne l'enferme pas dans une bière, mais on l'enveloppe dans une natte de roseaux recouverte de toile. Quand on sort pour le convoi, on l'accompagne avec des tambours et des instruments de musique. On arrive ainsi en un lieu où il n'y a aucun habitant. On y laisse le corps pour attendre que les oiseaux de proie, les chiens et d'autres animaux viennent le dévorer. Quand le cadavre a été promptement dévoré, ils disent que le père et la mère du défunt sont au ciel. S'il n'est dévoré que lentement ou imparfaitement, c'est que le père et la mère ont péché. Il y a encore à présent quelques habitants qui brûlent leurs morts : ce sont tous des descendants d'émigrés chinois.

Quand un père ou une mère viennent à mourir, on ne leur rend aucun honneur funèbre. (Abel de Rémusat, *Nouveaux mélanges asiatiques*, tome Ier, page 128, Paris, 1829.)

Tout ceci semble renouvelé des anciens Perses. On en sera peu surpris quand on saura que la religion des habitants du royaume de Camboge se rapproche beaucoup de celle des anciens Mages.

MAHOMÉTANS.

La loi défend, chez les Musulmans, de garder un corps mort au delà d'un jour. On prétend qu'ils sont persuadés qu'au moment où l'âme quitte le corps les anges la conduisent au lieu où le corps doit être inhumé, et l'y retiennent jusqu'à son arrivée. De là l'empressement des Mahométans à transporter le corps au lieu de la sépulture, afin de ne pas y retenir l'âme trop longtemps.

Quoi qu'il en soit, voici, d'après les documents que nous avons recueillis, comment les choses se passent :

Aussitôt qu'un Mahométan a passé de vie à trépas, on met son corps au milieu de la chambre, on le lave avec de l'eau chaude et du savon, et après avoir brûlé force encens on l'enveloppe d'un suaire. Pendant les quelques heures qui s'écoulent jusqu'à la mise en bière, les femmes, les parents et les amis versent des larmes et poussent des sanglots; les lamentations des femmes surtout s'entendent de si loin qu'elles suffisent pour annoncer une mort aux voisins les plus éloignés. Le moment venu, on met le corps dans son cercueil, et on le transporte à sa dernière demeure. Arrivé là, on le retire de son cercueil, et on le descend dans la fosse. On se garde bien de jeter de la terre immédiatement sur ce corps, *de peur que la pesanteur ne l'incommode.* Pour lui donner un peu d'air, on porte de longues pierres en travers, qui forment une espèce de voûte sur le cadavre, en sorte qu'il est enfermé comme dans un coffre.

LES CHINOIS

La mort d'un Chinois est, pour lui, un jour

d'éclat : jamais de sa vie il ne reçut autant d'hommages et de marques d'honneur et d'estime que le jour de sa mort. L'inhumation est le mode de sépulture usité en Chine. Toutefois, quand un Chinois décède hors de sa province, on brûle son corps et on en rapporte les cendres.

Quand un Chinois a cessé de vivre, on étend son cadavre au milieu de la chambre mortuaire, et, à moins de circonstances particulières, il reste trois jours en cet état, recouvert seulement de la robe qu'il portait de son vivant. Après ce temps, sans avoir été ni lavé, ni parfumé, ni lésé d'aucune façon, le corps est placé dans son cercueil. Ce cercueil était prêt depuis longtemps, car chaque Chinois, par un singulier genre de prévoyance, s'approvisionne de ce dernier vêtement longtemps avant d'en avoir besoin. Il n'est pas rare qu'un cercueil reste vingt ans inutile dans la maison, et c'est, aux yeux du maître, son meuble le plus précieux. Ces lugubres objets, que chez nous on dérobe à la vue, sont, en Chine, exposés devant les magasins, absolument comme nos ébénistes étalent leurs plus beaux meubles pour attirer les chalands. Quoi qu'il en soit, le cadavre une fois fermé dans son cercueil, la famille a le droit de le garder indéfiniment dans la maison, et rien n'est plus commun que de voir des cercueils pleins séjournant depuis deux, trois et quatre ans au milieu d'une famille. Aucun magistrat n'a le droit de la forcer de procéder à l'inhumation. La salubrité ne paraît pas en être trop sensiblement altérée, grâce, sûrement, à ce que les planches ont une épaisseur de plusieurs pouces, qu'elles sont enduites intérieurement de substances résineuses, et vernies en dehors. Ajoutez à cela que le fond de la bière est toujours préalablement recouvert d'une forte couche de chaux vive, et que tous les interstices entre les planches et le cadavre sont minutieusement remplis de coton, de charpie préparée et d'autres matières spéciales.

Mais si l'inhumation est décidée prochaine par la famille, il est d'usage que le corps reste exposé pendant sept jours, à moins que quelque forte raison n'oblige à faire le contraire. Le cercueil, découvert, est exposé dans la *salle de cérémonies*, au milieu des fleurs, des parfums et des bougies allumées. Enfin arrivent le jour et l'heure de l'inhumation. Le convoi, musique en tête, se dirige vers le lieu de la sépulture, toujours situé hors des villes et des villages, et le plus souvent sur des hauteurs. Pendant plusieurs jours de suite, sans interruption, les parents, les amis ou les pleureuses se tiennent sur la fosse, pleurant, se lamentant, et interpellant le défunt.

Les Chinois n'enterrent jamais qu'une seule

personne dans la même fosse. Ils se feraient un
grand scrupule de toucher au corps d'un mort,
et ce serait un attentat horrible d'ouvrir un cadavre pour en retirer le cœur ou les entrailles,
et les enterrer en un lieu séparé; de sorte que,
dit l'abbé Grozier, un Chinois est toujours sûr
d'être enterré tout entier, à moins qu'il n'ait
perdu par accident quelqu'un de ses membres.
Ils ont une horreur extrême des dissections, ce
qui fait qu'ils n'ont presque aucune connaissance
de l'anatomie.

Nous avons dit, en commençant cet article,
que les Chinois ne brûlaient les corps qu'en cas
de décès d'un Chinois hors de sa province. L'incinération a encore lieu dans une autre circonstance qui mérite d'être mentionnée.

Il y a des provinces dans lesquelles l'usage
existe de déposer les cercueils en plein air et au
milieu des champs, et lorsqu'ils ont été conservés en cet état pendant un certain temps, on
brûle les cadavres qu'ils contiennent pour en recueillir les cendres, que l'on met ensuite dans
des urnes, et on place ces urnes le long des
routes à demi enfoncées dans la terre. Je deman-
dai la raison d'un pareil usage, dit Van-Braam (1);
on me dit que les terres étaient si basses qu'on
noierait les corps en ayant l'air de les inhumer,

(1) Relation de l'ambassade hollandaise.

et que cette seule idée révolte les Chinois, parce
qu'il est admis chez eux que les morts ont besoin
d'un séjour sec.

Nous en étions là de nos recherches sur les
funérailles chez les Chinois, lorsque le hasard
nous a fourni une heureuse occasion de contrôler la véracité de tous ces détails, et d'en ajouter de nouveaux, qui feront de cet article un des
exposés les plus complets qui existent des pratiques funéraires chez ce peuple si singulier et encore si imparfaitement connu.

Au moment même où nous écrivons, se trouve
à Paris M. Wang Ki-ye, personnage considérable
de la ville de Pékin, chargé par ses compatriotes
d'une mission en Europe. M. Bazin, professeur
de chinois à l'école des langues orientales, a bien
voulu nous mettre en rapport avec M. Wang
Ki-ye, et a même porté l'obligeance jusqu'à nous
servir d'interprète pendant une conférence de
plusieurs heures.

Voici le résumé exact de cette longue conférence : Immédiatement après que le mourant a
rendu le dernier soupir, il est revêtu d'habits
tout neufs, car chaque Chinois tient en réserve
un cercueil, et dans ce cercueil un habit neuf,
pour ne lui servir qu'après sa mort. On attache
une grande importance à ce que ce détail soit
ponctuellement exécuté. D'ailleurs le corps n'est

ni lavé, ni parfumé, et il n'y a aucun mode direct et spécial de constater le décès. Après un jour et une nuit passés en cet état, le corps est mis dans son cercueil. Mais c'est ici que les détails deviennent intéressants.

Pendant les vingt-quatre heures qui viennent de s'écouler, les parents et les amis, prévenus par la famille, se sont réunis dans la maison mortuaire. Le moment de la mise en bière arrivé, chacun s'assure par lui-même de la réalité et de la cause probable de la mort. Puis, quand tout le monde s'est rangé autour du cercueil, le corps y est déposé lentement et ostensiblement. Toutes les dispositions avaient été préalablement prises pour que le défunt se trouvât *commodément* dans sa nouvelle demeure.

Une fois enseveli, le défunt est exposé devant la porte du domicile mortuaire pendant *trois* jours au moins, et vingt et un jours au plus; on n'excepte que l'Empereur, dont l'exposition se prolonge pendant quarante-neuf jours. Cette exposition suffit pour garantir les Chinois contre les chances de la mort incertaine, ajoute M. Wang Ki-ye; nous sommes de son avis : et jamais il n'a entendu parler d'un seul cas d'inhumation trop prompte. Rien d'étonnant à cela.

Mais quelle différence entre la manière de procéder des Chinois et la nôtre. Chez nous, la

mise en cercueil est constamment pratiquée clan-
destinement, en quelque sorte, par des mains
mercenaires, en l'absence de la famille; et les
choses se passent de façon que l'ensevelisseur
enferme quelquefois dans la bière un corps qui
n'est pas encore inanimé, ainsi que cela vient
d'avoir lieu à la porte de Paris. C'est à peine si
vous avez la certitude que ce cercueil, transporté
en grande pompe au cimetière, et que vous sa-
luez religieusement sur son passage, renferme les
restes d'un de vos semblables. Que de fois la
justice, quand elle a été éveillée à temps, n'a-t-
elle pas fait rapporter au domicile mortuaire des
malheureux ayant succombé à une mort violente, qu'un ensevelissement sans témoins allait
laisser passer inaperçue. En Chine, au contraire,
l'ensevelissement a lieu au grand jour, en présence de témoins nombreux qui constatent l'identité du corps et la cause présumée de la mort.
Enfin la durée de l'exposition du cercueil offre,
à un degré plus que suffisant, les garanties contre
la mort incertaine et l'impunité du crime, s'il y
en avait.

Reprenons le récit de M. Wang Ki-ye. Aux
yeux des Chinois, un des signes de la mort
réelle qui offre le plus de garanties est l'absence
de salive dans la bouche. En pressant un peu
notre interlocuteur, nous avons appris que les

Chinois procèdent de la manière suivante à la constatation de ce signe de mort. On nettoie la cavité buccale jusqu'à dessiccation, et en cas que la bouche redevienne humide, la mort n'est point considérée comme consommée.

Nous n'avons pu, jusqu'à présent, nous occuper de la valeur de ce prétendu caractère de la mort, mais nous nous réservons d'en faire l'objet d'une étude spéciale.

Un autre signe, au dire de M. Wang Ki-ye, auquel les Chinois attachent une grande valeur, est le *froid de la région du cœur*. C'est à ce point qu'il est défendu de procéder à la toilette d'un mort avant de constater le refroidissement complet de cette région.

Il est inutile d'ajouter que la plupart des signes qui, chez nous, sont censés caractériser la présence de la mort réelle ont, chez les Chinois, la même valeur.

Nous exprimerons le regret que les bornes de notre travail ne nous permettent pas de raconter une foule d'autres détails funéraires que nous devons à la double obligeance de M. Wang Ki-ye et de son savant interprète.

AMÉRIQUE SEPTENTRIONALE.

Nous ne pouvons résister au plaisir de faire connaître à nos lecteurs la belle description du baron de la Hontan, des funérailles chez les sauvages de l'Amérique du nord.

Dès qu'un sauvage est mort, on l'habille le plus
proprement qu'il est possible. Ni père, ni mère,
ni frères, ni sœurs n'en paraissent nullement
affligés. Ils disent qu'il est bien heureux de ne
plus souffrir. Dès que le mort est habillé, on
l'assied sur une natte comme s'il était vivant.
Ses parents se rangent autour de lui, chacun le
harangue à son tour. — Te voilà assis avec nous.
Tu as la même figure que nous : il ne te manque
ni bras, ni jambes. Cependant tu cesses d'être
et tu commences à t'évaporer comme la fumée
de cette pipe. Qui est-ce qui nous parlait il y a
deux jours? Ce n'est pas toi, car tu nous parlerais encore. Il faut donc que ce soit ton âme,
qui est à présent dans le grand pays des âmes.
Ton corps, que nous voyons ici, sera dans six
mois ce qu'il était il y a deux cents ans. Tu ne
sens rien et tu ne vois rien, parce que tu n'es
rien. Cependant, à cause de l'amitié que nous
portions à ton corps, lorsque l'esprit l'animait,
nous te donnons des marques de notre vénération, etc. — Ces harangues finies, on emporte
le corps, et on l'enferme pendant vingt heures
dans la *cabane des morts*. Les vingt heures expirées, les esclaves du défunt le portent sur leur
dos, enseveli dans un double cercueil d'écorce,

que l'on place sur des piquets de dix pieds de hauteur. La flamme le consume, et pendant ce temps les danses continuent sans interruption autour du bûcher.

CONCLUSIONS.

On comprend facilement que nous devions arrêter ici cet exposé des pratiques funéraires en usage chez les différents peuples modernes, dans le but de se tenir en garde contre la mort incertaine.

Les peuples qu'il nous resterait encore à examiner sont assez connus du lecteur pour qu'il n'ignore pas leurs usages mortuaires, ou ils sont tellement nos voisins qu'il sera toujours facile de remplir cette lacune peu importante.

Ce que nous avons dit des peuples modernes suffit, et au delà, pour que l'on puisse établir entre eux et les peuples anciens la comparaison dont nous avons parlé en commençant cette seconde partie.

Au premier abord, il faut bien le dire, cette comparaison n'est pas en faveur des peuples modernes, et les anciens paraissent avoir porté bien autrement loin le respect pour la vie humaine et les précautions contre l'inhumation en état de mort apparente.

Mais il ne faut pas perdre de vue que, parmi

les peuples dont il n'est point parlé dans cette introduction, il s'en trouve quelques uns en possession d'une législation funéraire qui rend bien difficile, sinon impossible, l'enterrement avant décès. On s'en convaincra plus tard.

Il est bon aussi de faire remarquer que les Chinois rivalisent au moins avec les anciens, s'ils ne les surpassent pas par l'ensemble des précautions dont ils entourent les derniers moments de la vie et les premiers jours de la mort, pour s'assurer de la réalité de celle-ci, ou éviter les suites horribles d'une méprise.

D'où il résulte que l'exposé, tout incomplet qu'il est, des pratiques funéraires usitées chez les différents peuples, tant anciens que modernes, en vue de se garantir contre la mort incertaine, renferme, à peu de chose près, tous les éléments d'une législation funéraire propre à détruire le fléau des inhumations précipitées.

Il était, à ce titre, une introduction presque nécessaire à notre travail.

DIVISION.

La division que nous avons adoptée nous était tracée d'avance par la nature même du problème que nous avions à résoudre : Rendre impossibles les inhumations avant la mort certaine.

Or, la science, comme on le sait, a tour à tour préconisé comme infaillibles, ou rejeté comme insuffisants, inutiles et même funestes, un fort grand nombre de prétendus caractères de la mort réelle. C'est par l'exposé historique et l'appréciation critique de ces divers caractères que nous entrons en matière. Tous en général et chacun en particulier ont été l'objet d'un contrôle consciencieux. Cette appréciation a abouti tout naturellement à une définition complète de la mort réelle, et à la description de tous les symptômes qui lui appartiennent.

De la mort certaine à celle qui peut n'être qu'apparente la transition était facile. Nous avons signalé tous les caractères qui distinguent celle-ci, prouvé la possibilité de l'inhumation en état de mort apparente, et traité longuement des moyens nécessaires pour la prévenir.

Là se trouvait tout naturellement la place des cas nombreux de morts apparentes suivis ou non de l'inhumation, que les légendes ont recueillis ou que la science a enregistrés.

On remarquera que nous avons été très sobre de citations de cette sorte. C'est qu'en effet, ces récits souvent exagérés jusqu'à l'invraisemblance, se trouvent partout, d'une part, et que, d'autre part, l'état de mort apparente est un fait si bien reconnu, et nous prouvons si clairement que l'inhumation est possible en cet état, qu'il nous a semblé que toutes ces citations en visant à l'effet, aboutiraient probablement à une prévention fâcheuse contre un travail qui ose prétendre à une exactitude presque rigoureuse.

Enfin, nous avons traité un sujet qui ne l'avait pas été avant nous, du moins à notre point de vue, qu'on nous permette ici quelques développements essentiels.

C'était en 1837 : un malade était depuis quelques jours l'objet spécial de nos études. Un matin, nous trouvons le lit entouré de ses rideaux : « Vous arrivez bien tard, nous dit la *garde*, je crois qu'il vient de passer. » Quelle fut notre surprise : le prétendu mort vivait encore ; si l'on peut appeler *vie*, un rayon qui s'éteignait définitivement moins d'une heure après.

Mais enfin il n'était pas mort.

Ce fait, au premier abord si peu important, devint dès ce moment, pour nous, un sujet de méditations sérieuses. Il fut bientôt évident qu'il se reproduisait souvent et presque toujours passait inaperçu. Nous pourrions citer aujourd'hui par centaines les faits analogues.

Prévenir le délaissement des malades avant la mort consommée, tel est donc l'objet de notre troisième partie. On verra qu'à l'aide des moyens que nous faisons connaître, la garde-malade la plus inexpérimentée pourra désormais ne se séparer du malade qui lui est confié qu'après s'être assurée que la vie l'a quitté sans espoir de retour.

En un mot, trois parties :

L'exposé historique et l'appréciation critique des signes de la mort réelle font l'objet de la première.

Les caractères de la mort apparente, et l'exposé des moyens propres à prévenir l'inhumation dans les cas de mort apparente, sont l'objet de la seconde.

La troisième traite du délaissement des malades avant la mort consommée, et des moyens de le prévenir.

PREMIÈRE PARTIE.

De la mort certaine et des signes qui lui appartiennent.

Si, comme on l'a dit avec raison, *la vie n'est que la résistance qu'opposent les corps organisés aux causes qui tendent sans cesse à les détruire*, il sera aussi vrai de dire que la mort, par opposition à la vie, doit être essentiellement caractérisée par la prépondérance absolue des agents de destruction sur les corps organisés. Cette manière d'envisager la mort, en général, fournit les éléments de la meilleure définition de la mort dans l'espèce humaine, et nous évite l'embarras du choix entre les définitions sans nombre qui en ont été données.

Nous dirons donc que la mort est le commencement de la destruction des organes et la fin de l'exercice de leurs fonctions, ce qui revient à dire, en un mot, que la mort est le terme de la vie.

Cette définition, aussi juste que peu prétentieuse, s'approprie admirablement au plan qui préside à l'ensemble de notre travail.

C'est donc dans la vie qu'il faut chercher la

juste idée de la mort, et c'est en comparant l'une à l'autre que l'on arrive à reconnaître que tous les signes caractéristiques de la mort sont la négation absolue de ceux qui appartiennent essentiellement à la vie.

D'où il suit que la distinction entre la vie et la mort consiste à établir avec certitude les signes de celle-ci essentiellement exclusifs de celle-là; et si l'on parvenait à découvrir, par la présence d'un seul signe, l'intervalle où la mort se substitue certainement et manifestement à la vie, on aurait résolu le problème qui semble avoir préoccupé les philosophes de tous les temps et de tous les pays.

La science moderne s'est crue plus d'une fois en possession d'un signe infaillible de la présence de la mort, et il entre dans notre plan d'apprécier tous ceux qui ont été tour à tour présentés comme tels par leurs auteurs.

Leur nombre est considérable, comme on le verra, et il nous a paru utile de les exposer avec une certaine méthode. La classification que nous adoptons est, en quelque sorte, physiologique, et permet d'éviter l'inconvénient qu'offre la division en signes immédiats et signes éloignés, par exemple, qui oblige à ranger forcément et à chaque instant les signes d'une division dans l'autre.

Nous diviserons donc les signes de la mort en deux sections principales :

1° Ceux qui se rapportent à la vie organique ;
2° ceux qui se rapportent à la vie animale.

SECTION PREMIÈRE.

SIGNES DE LA MORT QUI SE RAPPORTENT A LA VIE ORGANIQUE.

CHAPITRE PREMIER.

SIGNES APPARTENANT A L'ÉTAT EXTÉRIEUR DU CORPS.

§ I. — Immobilité absolue du corps.

Cette immobilité est telle que le corps en masse ou partiellement, suivant l'époque plus ou moins éloignée de la mort, reste sur le dos ou sur le ventre quand on l'y place, et y revient brusquement ou lentement si on le tire de cette position pour le mettre sur l'un ou l'autre flanc. On attache à ce signe, dans les campagnes surtout, une valeur qu'il n'a pas.

En effet, indépendamment de ce qu'on l'observe souvent à la fin des maladies d'épuisement et de longue durée, quand la vie persiste encore, il est reconnu, par de nombreuses expériences, que certaines parties du corps, et même le corps dans sa totalité, peuvent exécuter après la mort certains mouvements mécaniques dépendants de

circonstances tout à fait étrangères à la vitalité.
Nysten, par exemple, a constaté une sorte de
déplacement du corps sur quelques suppliciés.
Quel est le médecin qui, pendant les épidémies
de choléra, n'a pas été à même d'observer, après
la mort, l'affaissement des formes du corps, suivi
d'une sorte de retour sur elles-mêmes, capable
de faire croire à un déplacement? Si on voulait
trouver des analogies sur les animaux à ce sujet,
nous rapporterions l'expérience du docteur Bardinat (*Rech. phys. sur la vie et la mort*, 1824),
qui, dans un but d'expérimentations physiolo-
giques, après avoir pratiqué successivement sur
un chien l'ablation des quatre membres, la section de la colonne vertébrale, la ligature de
l'aorte, mettait fin au martyre de ce pauvre animal en lui tranchant la tête d'un seul coup, et
voyait, à sa grande surprise, la mâchoire inférieure continuer à se mouvoir plusieurs minutes
après la mort, comme elle le faisait du vivant
de l'animal à chaque cri qu'il poussait.

§ II. — La face hippocratique.

Les rides du front, le nez effilé, l'œil reculé
dans son orbite, les concavités temporales, le
rétrécissement en haut des oreilles, la lividité de
toute la figure, la saillie des pommettes, le pro-
lapsus des paupières, la proéminence du men-

ton, la sécheresse et la rudesse de la peau, et enfin ce je ne sais quoi qui ne se traduit pas, parce qu'il est la résultante de cet ensemble, constituent ce qu'on est convenu d'appeler la *face cadavéreuse* ou le *facies hippocratique*.

Eh bien, tout cela même n'est pas caractéristique de la mort consommée. Pour ne pas être de notre avis, il faudrait n'avoir jamais assisté au terme funeste d'une fièvre typhoïde ou d'une attaque de choléra asiatique.

§ III. — Le refroidissement général.

Le froid des cadavres ne se décrit pas. Toute personne qui aura placé la main une fois en sa vie sur un cadavre complétement refroidi, n'oubliera jamais l'impression qu'elle aura éprouvée.

Et cependant ce n'est pas là un signe absolu de la mort consommée. En effet, ce refroidissement existe souvent avant la mort dans certaines maladies. Il y a des cas de mort réelle dans lesquels il semble ne s'établir qu'incomplétement. J'ai vu, et tout médecin a vu de même, des corps manifestement privés de la vie donner des indices de calorique sensible; et d'autres, au contraire, encore vivants, et offrant déjà le refroidissement de la mort. Les cas de mort par apoplexie, et ceux qui suivent les hémorrhagies mortelles, présentent des exemples de ces deux extrêmes.

Quel fonds établir, dès lors, sur un prétendu signe de mort, qui tantôt se montre avant la mort consommée, et tantôt retarde son apparition en quelque sorte indéfiniment? Il y a peu d'étudiants qui n'aient constaté ce singulier phénomène de la différence notable du refroidissement des cadavres. Lorsque la voiture a versé dans la cour des pavillons les corps destinés aux dissections, le représentant de chaque série peut, en faisant son choix, remarquer que les cadavres qu'il dérange sont loin de lui faire éprouver, au toucher, la même sensation de froid. Il semble même que cette différence soit d'autant plus appréciable que la température atmosphérique est plus basse; du moins c'est ce qui m'a paru. Il reste donc bien établi que ce signe est infidèle.

Ajoutons qu'après la mort, à la suite de certaines maladies, le choléra, par exemple, il s'opère quelquefois un véritable renouvellement de la chaleur perdue, et même, s'il faut en croire M. Cerise, de véritables phénomènes de nutrition, puisqu'on a constaté une croissance, après la mort, de la barbe et des ongles.

§ IV. — Rigidité cadavérique.

La rigidité cadavérique est tout à fait dans le

même cas. Mais ici nous trouvons des contradic-
teurs. Qu'on nous permette donc d'exposer avec
quelques détails les motifs qui ont déterminé
notre conclusion.

On entend par rigidité des cadavres ce phénomène particulier qui se déclare généralement
après la mort, et dans lequel le cadavre se trouve
momentanément converti en une sorte de ma-
drier, que l'on peut enlever d'une seule pièce en
le prenant par une de ses extrémités.

Si l'on essaie de fléchir un des membres d'un
cadavre en cet état, la résistance que l'on éprouve
est quelquefois assez grande pour qu'un homme
de force ordinaire ne puisse la surmonter, ainsi
qu'il nous est arrivé souvent; mais une fois
vaincue, cette rigidité ne se renouvelle pas, et
le membre est assoupli pour toujours dans l'articulation fléchie.

On croit généralement, avec Sommer, que ce
phénomène ne se montre jamais plus tôt que
dix minutes, ni plus tard que sept heures après la
mort; que sa durée varie entre une demi-heure
et plusieurs jours, soit une moyenne de dix-huit
à vingt-quatre heures.

On a remarqué que, dans les cas où la force
musculaire n'avait pas eu le temps de s'affaiblir,
comme il arrive dans la plupart des morts subites, la roideur cadavérique tarde davantage à

se manifester, mais qu'elle persiste plus long-temps.

Tandis que, dans la mort consécutive à une maladie qui a épuisé les forces, elle peut se montrer fort promptement et disparaître de même, à ce point que son existence a pu être méconnue.

Elle survient rapidement et dure peu, en particulier chez les enfants et les vieillards.

Une extrême chaleur peut raccourcir beaucoup la durée de la roideur cadavérique.

Tandis qu'un froid rigoureux, surtout si le cadavre est plongé dans l'eau, en prolonge indéfiniment l'existence.

Beaucoup de personnes admettent que le siége de la rigidité cadavérique est dans les muscles, et que ce phénomène est uniquement dû à la rétraction musculaire. Ce n'est point notre opinion. Pour nous, le système nerveux est tout à la fois cause exclusive et siége principal de la roideur des cadavres. Entre autres observations qui le prouvent surabondamment, en voici une qui ne nous paraît pas supposer de réplique.

Au mois d'août 1844, M. X., atteint de monomanie tranquille, est conduit à Paris par son médecin ordinaire, désireux d'avoir sur l'état du malade l'avis des hommes spéciaux dans la capitale. A peine débarqué, il est conduit au bain, puis ramené dans sa chambre, où il exprime le désir de se livrer au sommeil. Le médecin le quitte. A son retour, deux heures après, un spectacle effroyable s'offre à ses yeux. X... était étendu sans vie sur le parquet au milieu d'une mare de sang. Le malheureux avait découvert un canif à coulisse, et s'en était servi pour s'attaquer d'abord à la région du cœur. Mais la lame s'étant brisée sur une des côtes à peu près au milieu de sa longueur, le forcené avait abandonné son projet de ce côté pour porter toute sa fureur sur l'un et l'autre bras successivement, à l'endroit de la saignée. Tout avait été coupé et en quelque sorte haché, artères, nerfs et veines.

Lorsque nous fûmes appelé pour constater la mort volontaire, la rigidité cadavérique ne s'était pas encore déclarée ; mais ayant été prié par l'honorable confrère chez qui ce malheureux événement s'était accompli, de veiller à tout ce qui était relatif aux derniers soins, voire même à l'ensevelissement, nous avons pu suivre les progrès de la rigidité des membres. Or, il est de fait qu'elle manqua constamment et presque complétement dans les articulations de la main et de l'avant-bras de l'un et de l'autre côté. Il n'est donc point douteux que cette absence de rigidité dans les parties signalées ne soit due à la section des nerfs.

Ce qui prouve que la rigidité n'est point due à la contractilité musculaire, ce sont les expériences de Halié qui constatent que la durée de cette dernière propriété est singulièrement diminuée dans les cas de mort par la vapeur du charbon. En effet la contractilité cesse constamment du moment où la rigidité se montre, et comme il est bien prouvé que la roideur cadavérique ne survient que très tard dans les cas d'asphyxie par la vapeur du charbon, il y aurait deux faits parfaitement contradictoires à supposer que la rigidité est due à la contractilité.

Si la rigidité cadavérique était due à la contractilité, il faudrait toujours, d'après ce même principe que la contractilité disparaît au moment où apparaît la rigidité, il faudrait que la contractilité se trouvât persister en durée, en raison inverse de la durée de la maladie qui a amené la mort, or c'est précisément le contraire qui a lieu. En effet, d'après Nysten, la contractilité s'éteint au bout de 2 heures 45 minutes dans la péritonite, maladie si promptement mortelle, comme on sait, tandis qu'elle dure de 3 à 6 heures dans la phthisie, le squirrhe et le cancer. Ce qui est plus remarquable encore, 9 heures dans les hémorrhagies et les blessures du cœur, 10 à 15 heures dans les fièvres adynamiques, etc.

Dans les grandes amputations des membres,

la rigidité, que nous sachions, n'envahit point le membre séparé du tronc.

Chez les personnes mortes en état de paralysie d'un ou de plusieurs membres, la roideur cadavérique est toujours très lente à se montrer dans ces membres, et ne s'y voit jamais que très imparfaite comparativement au reste du corps. Bailly pourtant, il faut bien le dire, assure avoir vu un hémiplégique décédé, sur lequel la rigidité se déclara dans tout le côté paralysé et manqua entièrement dans l'autre. Ce serait là un fait exceptionnel qui ne saurait détruire les résultats observés plus généralement.

Ce n'est pas tout : dans la décapitation et dans tous les cas de section de nerfs considérables ou de destruction de la moelle épinière, la rigidité se comporte comme dans la paralysie.

Si l'on nous opposait qu'un membre disséqué pendant l'état de roideur la conserve tant qu'on n'a pas touché aux muscles qui passent sur l'articulation, nous répondrions que les nerfs ayant leurs ramifications dans le parenchyme musculaire, et celui-ci étant incapable de rétraction par lui-même, en faire le siége absolu et la cause de la rigidité cadavérique, c'est le douer, après la mort, d'une propriété dont il manquait pendant la vie.

Si donc la rigidité a son siége et est due tout

à la fois à l'appareil nerveux ; sa présence peut
dans beaucoup de cas être justement rapportée
à un accès hystérique ou épileptique , ou même
à une attaque de tétanos , surtout quand on sait
d'une part qu'elle peut coexister , même en état
de mort, avec la chaleur du tronc ; et que, d'autre part, on a des exemples, où cette même rigidité s'est montrée un peu avant la mort consommée ; quand on n'ignore pas enfin que ce
phénomène peut apparaître en un moment tellement rapproché du décès , ou être d'une durée
si courte qu'on a pu croire , et qu'on a cru en
effet qu'il manquait quelquefois. Le docteur Gri-
maud , vérificateur des décès à Paris , assurait
que la roideur ne se présentait pas toujours.
Aussi, dans certains cas, il multipliait les visites
aux personnes décédées, et n'en permettait l'inhumation qu'aux premiers signes de la putréfaction.

Mais on nous fait observer, au sujet de la rigidité simplement convulsive, qu'elle se distingue
de la roideur cadavérique en ce qu'elle se reproduit à mesure qu'on la surmonte, à l'opposé de
la seconde, qui disparaît définitivement quand
une fois on l'a rompue.

C'est là une grave erreur et qui peut avoir
d'affreux résultats. En effet, nous nous sommes
assuré maintefois que le phénomène de la repro-

duction de la rigidité peut avoir lieu pendant qu'elle s'établit après la mort.

Dans ce cas, on a beau la vaincre, elle se reproduit sans cesse; imitant à s'y méprendre ce qui se passe dans les cas de rigidité convulsive quand celle-ci se déclare sur un malade épuisé et surtout pendant l'agonie. La roideur une fois vaincue revient de moins en moins sensible jusqu'à anéantissement parfait. Nous exposons ici fidèlement ce que nous avons pu observer il y a quelques mois sur un jeune enfant décédé pendant les convulsions symptomatiques d'une méningite de la base du crâne.

La roideur cadavérique n'est donc pas un signe auquel il faille accorder une valeur absolue comme indice de mort.

Pour se faire une idée de la valeur qu'il faut accorder à la roideur cadavérique comme signe de mort, il suffit d'exposer les contradictions des plus célèbres physiologistes sur son mode de développement, sa durée, le moment de son apparition, son siége, etc. Ainsi, selon Nysten, elle s'empare d'abord du cou, successivement du tronc, des membres inférieurs, et remonte aux supérieurs. D'après Sommer, au contraire, elle commence à la mâchoire inférieure, puis s'empare successivement, en allant de haut en bas, des membres supérieurs d'abord, et des membres inférieurs plus tard.

Selon Nysten, la roideur cadavérique saisit les muscles dans l'état où la mort les a laissés, et les maintient dans la même situation. Il explique même très ingénieusement, en partant de là, comment il arrive souvent que les traits du visage traduisent après la mort, et d'une manière quelquefois saisissante, l'état moral du sujet au moment où il a été frappé.

Sommer, de son côté, affirme avoir constaté des mouvements très réels dépendant de la rigidité : « J'ai vu, dit-il, la mâchoire inférieure abaissée au moment de la mort, cas fort ordinaire, remonter plus tard vers la supérieure, lorsque la rigidité s'empare du cadavre. C'est encore ainsi, ajoute-t-il, que le pouce s'applique contre la paume de la main, et qu'il arrive parfois que l'avant-bras se fléchit sur le bras. »

Bichat pensait que ce phénomène ne se manifestait pas toujours.

Nysten affirme qu'il s'observe constamment.

Le même Nysten prétend qu'il ne se manifeste qu'après la disparition de la chaleur vitale.

Sommer dit positivement l'avoir constaté avant la cessation de cette même chaleur vitale.

Nysten pense qu'il faut attribuer la roideur

des cadavres à un reste de contractilité vitale ; tandis que Béclard, Tréviranus, Orfila, l'attribuent à la coagulation du sang et des parties fluides du corps.

Nous pourrions relever encore bon nombre de contradictions, dans le but de réduire à sa juste valeur ce prétendu signe infaillible de la mort.

Mais si le lecteur veut bien tenir compte des recherches qui nous appartiennent, et que nous avons sommairement exposées, il aura certainement plus de données qu'il n'est nécessaire pour régler la conduite à tenir en face d'une mort qui n'aurait d'autre caractère que la rigidité du corps.

§ V. — L'opacité des doigts.

Dans tout ce qui touche à la médecine, on peut dire que les préjugés qui ont cours dans le peuple sont, de près ou de loin, l'œuvre des médecins eux-mêmes.

L'opacité des doigts de la main placés sur une même ligne, entre la flamme d'une bougie et l'œil de l'observateur est considérée, par les personnes du monde, comme un signe certain de la mort, depuis qu'un médecin, fort honorable d'ailleurs, a publié sur ce sujet des observations dans lesquelles son imagination a fait presque tous les frais.

Un enfant très gravement malade était exclusivement confié aux soins de son aïeule. A chaque visite, il fallait relever énergiquement le courage de cette excellente dame, qui s'opiniâtrait à désespérer du petit malade. Une fois, entre autres, ce découragement était allé jusqu'à lui faire dire, au milieu des sanglots, que son petit-fils était mort.

Il n'en était rien, heureusement ; mais quelle pouvait être la cause de ce désespoir sans fondement?... Cette dame, qui ne quittait point le lit du petit malade, passait son temps à lui examiner les doigts à travers la lumière d'une bougie. Le trouble de son esprit lui faisait voir l'*opacité* fatale marchant avec rapidité, jusqu'à ce qu'enfin, pensant l'avoir constatée avec évidence, elle déclara que la mort venait de se réaliser. Pour établir combien son erreur était grande, il doit suffire de dire que l'enfant est en ce moment bien portant.

Pour qu'on puisse apprécier la valeur de ce prétendu signe de mort, nous nous contenteron de déclarer ici que nous avons souvent constaté la diaphanéité sur des femmes et des enfants dont la mort n'était que trop réelle. En un mot, l'âge, le tempérament, le sexe, l'embonpoint ou l'amaigrissement, la texture de la peau, la couleur, etc., la nature même de la maladie, l'intensité de la lumière, la manière dont on la dispose, sont autant de conditions diverses susceptibles de donner naissance à l'*opacité* ou à la *diaphanéité* des doigts, sans qu'on soit autorisé à se prononcer sur la présence ou l'absence de la mort.

Nous voudrions que ces lignes parvinssent jusqu'en une petite ville de France, où les *ensevelisseuses* ont l'habitude de préluder constamment à leurs tristes fonctions par *passer les doigts à la chandelle*, pour employer leur expression, afin, disent-elles, de ne pas ensevelir un vivant. Quelle triste garantie!...

Nous compléterons ce qui se rapporte à l'opacité des doigts par les observations fort intéressantes de M. Bouchut sur la valeur de ce prétendu signe de mort. On peut à volonté, dit-il, par un régime convenable, augmenter la transparence des mains et la rendre complète, résultat fort ambitionné par les boxeurs anglais. Lorsqu'ils se font *entraîner* avant de combattre, ils mesurent, comme on sait, d'après ce caractère, l'aptitude de leur tissu cellulaire à recevoir des contusions, sans qu'il en résulte d'ecchymoses.

Cette transparence de la main et des doigts disparaît à l'instant de la mort, lorsqu'elle a persisté jusqu'à cette époque; mais il n'est pas rare de la voir disparaître beaucoup plus tôt; il y a même une maladie, la fièvre intermittente, dans laquelle elle est momentanément détruite; c'est au début des accès, pendant le frisson, quand les ongles sont bleus, les doigts secs et pâles, et que la main est ordinairement froide. La perte de la transparence est complète, et, s'il fallait juger de la mort ou de la vie de l'homme par ce caractère, on risquerait beaucoup de commettre une erreur. Ce caractère, encore une fois, a donc été justement placé parmi les signes incertains de la mort.

§ VI. — La lividité dans les parties en déclivité ; bleuissement des doigts.

On a longtemps signalé comme ayant une valeur presque absolue dans les constatations de décès, les nuances toutes particulières qui se font remarquer sur les téguments, comme marbrures, lividités, taches rosées, vergetures, sur tous les points du corps en déclivité.

Mais on n'avait point remarqué que la plupart de ces circonstances s'offrent sur le corps des personnes qui ont survécu à l'asphyxie par la vapeur du charbon, par exemple. Elles se présentent aussi parfaitement caractérisées dans les régions habituellement comprimées par des cordons, tels que le lacet d'un corset ou les jarretières, et surtout les bandages.

Il est un signe que nous avons observé méthodiquement avant qui que ce soit, et que nous
indiquons ici; un signe qui ne nous a jamais
manqué dans le cas de mort subite par asphyxie,
par strangulation, par apoplexie ou par rupture
du cœur ou de quelque gros vaisseau. Il consiste
dans la teinte violacée qui s'empare, quelque
temps après la mort, des extrémités des doigts
des mains. C'est surtout à la racine des ongles et
à travers ces organes que l'on remarque cette
teinte violacée. Mais encore ici, en supposant
que des observations ultérieures ne viennent
point infirmer celles que nous avons faites, il ne
s'agit, comme on le voit, que de quelques unes
des nombreuses variétés de formes sous lesquelles la mort peut se montrer. Ce signe, comme
le précédent, dont il n'est d'ailleurs qu'une variété, n'a donc qu'une valeur fort restreinte, et
ne doit pas nous arrêter plus longtemps.

§ VII. — Odeur sui generis.

Comment se fait-il, disait un anonyme dans
l'*Abeille médicale* de janvier 1847, comment se
fait-il que les médecins n'aient pas encore constaté un fait qui, d'après l'observation de plusieurs personnes, se serait constamment reproduit? Je veux parler de l'odeur qu'exhale une

personne au moment même de son trépas. Cette odeur n'existe pas une minute avant, et s'exhale avec le dernier soupir pour durer quelques heures. Cette odeur caractéristique étonne tous ceux qui l'observent pour la première fois et se reproduit constamment chez tous les nouveaux trépassés. C'est une odeur toute particulière qu'on ne peut comparer à rien de connu, qui n'est point du tout celle de la putréfaction et qui cesse au bout de quelques heures. Cette remarque, qu'ont faite tant de gardes-malades, aurait-elle échappé aux médecins? Ce serait un moyen de plus pour la constatation des décès.

Ce fait nous avait frappé nous-même assez souvent pour éveiller notre attention. Aussi nous nous sommes appliqué à constater sa présence dans tous les cas où elle nous a été révélée. Or, nous pouvons affirmer, sans crainte d'être pris en défaut, que cette odeur, si elle existe constamment, comme le prétend l'auteur, est le plus souvent inappréciable, surtout dans les morts subites; et que même dans le cas où elle est appréciable pour les survenants, elle est le plus souvent nulle pour les personnes placées habituellement près de l'agonisant (1).

____

(1) On sait avec quelle facilité, les personnes plongées depuis plus ou moins longtemps dans un local quelquefois saturé de

Enfin, cette odeur extrêmement variable par ses caractères, par son intensité, etc., dépend d'une série de circonstances qu'il serait trop long d'énumérer ici. Comme signe de mort réalisée, elle ne mérite aucune confiance, et nous supplions qu'on ne lui en accorde aucune, sous peine de méprises cruelles.

Thierry avait déjà signalé cette odeur particulière, et pour en faire apprécier la valeur dans les constatations de décès, il se contente de citer l'observation faite par lui-même, d'un garçon de dix à douze ans, pris d'une fièvre maligne. Cet enfant, dit Thierry, exhala pendant trois jours une odeur particulière, comme cadavéreuse. Je lui fis prendre de fréquentes et fortes doses d'oxymel simple; il guérit d'abord de cette horrible infection, puis de la maladie elle-même.

CHAPITRE II.

SIGNES RELATIFS AU SYSTÈME DIGESTIF.

§ I. — Dessiccation de la cavité buccale.

Ainsi que nous l'avons dit dans notre introduction, c'est à l'obligeance de M. Yan-kie et grâce à son savant interprète, M. Bazin, que

miasmes fétides, supportent les odeurs les plus repoussantes pour l'odorat des nouveaux venus.

nous devons la connaissance de ce signe de mort, qui a une si grande valeur chez les Chinois.

L'expérience consiste à dessécher préalablement l'intérieur de la bouche avec une substance fortement avide d'humidité, et à s'assurer un quart d'heure après environ, que les canaux des diverses glandes salivaires n'ont pas déversé de nouveaux liquides.

Or, n'en déplaise à M. Yan-kie, à moins que de nouvelles expériences ne viennent infirmer le résultat de celles que nous avons pu faire, ce signe prétendu de la mort nous paraît à peu près impossible à expérimenter d'une manière un peu rigoureuse. Hier encore nous avons pu nous assurer pour la troisième fois, des difficultés qu'il présente. En effet, quoique le sujet fût bien mort, les liquides se renouvelaient dans la cavité buccale, en vertu probablement de la pesanteur, ou même par la seule capillarité. La roideur qui peut s'emparer très vite de la mâchoire, devient une difficulté nouvelle; et certainement si les Chinois n'avaient pas d'autre moyen de s'assurer de la réalité de la mort, ils risqueraient fort d'enterrer des vivants. Mais nous avons vu que leurs pratiques funéraires sont de nature à prévenir cet accident fâcheux.

Quoi qu'il en soit, nous avons l'intention de revenir sur la valeur de ce signe, et il serait

possible que de nouvelles expériences nous ame-
nassent à le rejeter d'une manière moins absolue.

§ II. — Relâchement des sphincters.

M. Bouchut, dans son mémoire, avait encore
donné comme signe certain de la mort, « le relâchement simultané de tous les sphincters. »

La commission chargée d'examiner son travail n'a pas été de son avis, se fondant sur ce
que le relâchement de tous les sphincters, y
compris celui de la pupille, a lieu dans beaucoup d'agonies; sur ce que certaines affections
cérébrales peuvent entraîner ce relâchement,
et enfin sur ce que des expériences répétées ont
constaté qu'on peut en quelques minutes produire sur un animal la paralysie de la pupille et
celle des autres sphincters, en coupant les nerfs
optiques, les deux septièmes paires et la moelle
épinière dans la région dorsale, sans que la mort
s'ensuive immédiatement.

§ III. — L'expérience de M. Van-Hengel.

Parlerons-nous de l'appareil de M. Van-Hengel, propre, dit-il, à faire distinguer la mort
réelle de la mort apparente?

Cet appareil a pour but de constater s'il existe
encore de la chaleur à une certaine profondeur

du tube intestinal chez la personne dont la mort est en question. M. Van-Hengel en a donné une description minutieuse (*Gaz. méd.*, p. 839, année 1848). Nous avouons n'avoir fait aucune expérience contradictoire au sujet de cet instrument. C'est qu'*à priori* il nous a semblé que l'usage de cet instrument, assez difficile d'ailleurs, devait donner lieu à des méprises sans nombre. N'est-il pas évident, en effet, que la décomposition des matières alimentaires, la putréfaction commençante, et tant d'autres causes, peuvent développer dans le conduit alimentaire un calorique dont l'instrument de M. Van-Hengel traduira la présence, peut-être, sans qu'on puisse être autorisé à se prononcer absolument sur la vie ou la mort?

§ IV. — **Le libre passage de l'air soufflé dans la bouche.**

Croirait-on qu'on est allé jusqu'à prétendre que la sortie par l'anus de l'air soufflé dans la bouche dénotait infailliblement la présence de la mort? Mais lorsque la mort sera consécutive à certaines maladies de la cavité abdominale, comme, par exemple, une perforation intestinale, la présence d'une tumeur volumineuse dans l'abdomen, un volvulus, une hernie étranglée, etc., l'air ne sortira point par l'ouverture anale, et la mort n'en sera pas moins réelle. Dans

d'autres cas, le mouvement péristaltique et anti-
péristaltique des intestins pourra, même pendant la vie (1), favoriser la marche de l'air in-
sufflé, et sa sortie par le fondement ne signifiera
pas que la mort est déclarée, sans compter que
l'opération pourrait fort bien la déterminer.

Voilà donc une expérience qui peut manquer
à l'état de mort, et peut réussir, au contraire,
pendant l'état de vie. Elle est, dès lors, sans valeur aucune.

§ V. — Les excitants sur la muqueuse intestinale.

Il ne manque pas de personnes qui soutiennent que certaines substances portées en solution
assez profondément par l'anus sur la muqueuse
intestinale suffisent pour établir avec certitude
l'état de vie ou de mort.

On a été, à ce sujet, jusqu'à proposer, et je
crois jusqu'à essayer, l'ammoniaque liquide du
commerce. De pareils essais, quand ils sont manifestement en opposition avec ce que la raison et
l'expérience ont établi, devraient attirer à leurs
auteurs les justes rigueurs de la justice.

En effet, la muqueuse intestinale est d'une

(1) Nous disons même pendant la vie, car tous les médecins
savent que ces mouvements persistent longtemps encore après la
mort. C'est même ainsi que s'explique la défécation après la
mort.

sensibilité généralement trop obtuse pour permettre d'espérer qu'elle puisse traduire, sous
l'influence de l'agent excitant le plus énergique,
la certitude de la mort.

Et, s'il en est ainsi, voyez, en cas que la vie
ne soit pas encore tout à fait éteinte, les résultats
presque inévitables de l'action d'un caustique de
cette énergie porté dans une pareille région. Je
ne sais plus quel confrère a stigmatisé cette pratique en l'appelant un *empoisonnement par bas*.

Ils sont moins coupables, sans être plus instruits, ceux qui s'adressent, par les mêmes
moyens, à la muqueuse pharyngienne. Là, en
effet, les désordres qui peuvent en résulter seront
plus facilement réprimés.

Dans tout cela, on voit que nous nous atta-
chons bien moins à un prétendu signe de mort
qu'à une pratique aussi funeste qu'insensée.

C'est qu'en effet, de tous les moyens de s'assurer de la réalité de la mort, celui-ci ne peut
offrir aucune garantie contre l'erreur.

CHAPITRE III.

SIGNES QUI ONT RAPPORT AU SYSTÈME CIRCULATOIRE.

Ils se résument en un seul, auquel, du reste,
nous allons donner tous les développements que
comporte son importance.

Absence des bruits du cœur à l'auscultation.

Ici notre embarras est grand, on le comprendra facilement, quand on saura que nous avons à nous mettre en opposition complète avec l'illustre corps qui nous a couronné, ou tout au moins avec l'honorable rapporteur de la commission, qui a conclu si élogieusement en faveur de nos travaux; mais avant tout la vérité.

Convaincu de l'insuffisance des signes de la mort réelle, réputés infaillibles par leurs prôneurs, et effrayé du grand nombre de cas où la mort apparente était prise pour la mort réelle, M. Manni, professeur à l'université de Rome, proposa, le 13 février 1837, à l'Académie des sciences de Paris, une somme de 1500 fr. à décerner au meilleur mémoire sur la question des morts apparentes, et sur les moyens de remédier aux accidents funestes qui en sont trop souvent la conséquence.

La section de médecine et de chirurgie consultée, l'Académie prit en considération l'offre de M. Manni. Une ordonnance royale autorisa l'acceptation des fonds et leur application au prix proposé.

En conséquence, l'Académie proposa pour sujet de prix les questions suivantes :

1° Quels sont les caractères distinctifs des morts apparentes?

2° Quels sont les moyens de prévenir les enterrements prématurés?

Un seul mémoire parut digne de récompense, c'était celui de M. le docteur Bouchut, à qui fut décerné le prix.

Cet honorable et savant confrère avait-il jugé péremptoirement la question des inhumations précipitées? La commission le pensait sûrement ainsi.

Dès lors, il semblait qu'on ne dût plus entendre parler de ces épouvantables accidents d'ensevelissements anticipés, que le hasard, le plus souvent, empêche d'être suivis de l'inhumation définitive.

Il n'en fut rien, malheureusement, et le nombre semble, au contraire, s'accroître depuis dans une proportion vraiment effrayante.

Quel est donc ce signe réputé infaillible?

L'absence prolongée des battements du cœur à l'auscultation.

L'épidémie de choléra de 1849 nous a fourni en grand nombre des sujets d'observation propres à faire contrôler la valeur de ce signe de mort. Nous l'avons trouvé infidèle trop souvent pour que, même dès cette époque, nous ayons cru devoir lui attribuer l'infaillibilité proclamée par

l'honorable M. Bouchut. L'auscultation la plus
minutieuse ne nous permit pas de constater les
plus faibles battements de cœur dans le cas dont
nous parlerons plus loin, et cependant, comme
on le verra, l'infortuné X*** n'était pas encore
mort.

Il est vrai de dire que la constatation de ce
signe exige une grande habitude, nous nous en
sommes convaincu depuis. C'est pour cela que,
nombre de fois, nous avons voulu faire contrôler
par des confrères le résultat négatif de notre auscultation. Qu'est-il arrivé? Souvent l'un consta-
tait des frémissements du cœur inappréciables
pour l'autre, et réciproquement.

Mais c'est assez pour ce qui nous est personnel.
Nous avons hâte de produire contre l'infaillibilité de l'auscultation des témoignages que ne récusera pas M. Bouchut lui-même.

Peu de temps après que le prix Manni eut été
décerné, un honorable confrère de Lyon, dont
le nom nous échappe, produisait une série de sept
ou huit observations d'enfants venus au monde
en état de mort apparente, sur lesquels l'auscultation la plus consciencieuse n'avait pu permettre
de constater, non pas des battements, ce serait
trop exiger, mais même le moindre frémissement
du cœur (1).

(1) Nous garantissons l'exactitude de notre citation, quoiqu'il

Mais voici qui devient plus précis encore.

Pour mettre un terme à un travail qui durait déjà depuis longtemps , et dont la prolongation n'aurait pas été sans inconvénients, un enfant venait d'être extrait par une application du forceps. On aurait pu le croire mort. Après qu'on eut, pendant quelques minutes, inutilement essayé les moyens ordinaires, on me chargea, en désespoir de cause, d'insuffler de l'air dans les poumons. J'avoue que je ne comptais nullement sur un résultat heureux, tant l'état de l'enfant me paraissait grave; en effet, avant de commencer, voulant m'assurer de l'état du cœur, il me fut impossible de *trouver le moindre frémissement de cet organe.* Cependant j'avais fait à peine une douzaine d'insufflations que déjà la contractilité du cœur se réveillait, quelques pulsations lentes et faibles d'abord se faisaient sentir, bientôt elles augmentèrent, et je pus en compter de trente à quarante par minute. Au bout d'une heure, la respiration avait acquis sa fréquence normale. Cet enfant resta faible pendant quelque temps. Il fut conservé pendant plusieurs jours dans l'établissement (1), et lorsqu'il le quitta il

nous soit impossible d'indiquer le recueil où se trouvent consignées ces diverses observations.

(1) L'hospice de la maternité de Paris.

emporta les mêmes chances de vie qu'un enfant qui naît dans les meilleures conditions (1).

Il n'y a aucune indiscrétion de notre part à dire que, dans plusieurs entretiens particuliers que nous avons eus sur ce sujet avec M. Depaul, cet honorable confrère nous a déclaré que, dans un grand nombre de cas de mort apparente chez les nouveau-nés, il lui avait été impossible de constater par l'auscultation les frémissements du cœur, et que, même à l'époque où M. Bouchut avait produit son mémoire sur l'infaillibilité de l'auscultation du cœur comme moyen de constater la réalité de la mort, il n'avait pas hésité à lui déclarer qu'il ne partageait point son avis sur la valeur absolue de ce signe, attendu que dans maintes circonstances il l'avait trouvé en défaut.

Mais M. Depaul ne s'est occupé que des nouveau-nés, et l'on pourrait croire que chez les adultes, au moins, l'auscultation du cœur est toujours susceptible de révéler infailliblement la persistance de la vie ou l'état de mort réelle.

Or, sans revenir sur nos expériences personnelles à ce sujet dans lesquelles, ainsi que nous l'avons dit, l'auscultation, quand elle n'avait pas

(1) Mémoire sur l'*Insufflation de l'air dans les voies aériennes,* chez les enfants qui naissent dans un état de mort apparente, par M. le docteur Depaul, professeur agrégé à la Faculté de méde cine de Paris.

été infidèle, avait été au moins très équivoque dans son résultat, voici une observation, entre beaucoup d'autres que nous pourrions citer, qui ne laisse rien à désirer sous aucun rapport.

M. Girbal, chef de clinique à la faculté de médecine de Montpellier, adressait à l'Académie de médecine, le 25 mars 1851, une observation relative à une jeune personne qui fut tout à coup considérée comme morte par les assistants. Il y avait déjà plusieurs heures qu'on la croyait morte lorsque M. Girbal fut appelé auprès d'elle. Il constata sur cette jeune personne tous les signes de la mort réelle, ou réputés tels. Enfin, ajoute M. Girbal, *l'auscultation de la région précordiale* pendant *une* ou *deux* minutes ne fit percevoir aucun battement; on ne percevait pas non plus le moindre mouvement diaphragmatique.

Tous les moyens indiqués en pareil cas furent employés inutilement; et quand on désespérait, la jeune fille revint à la vie.

L'auteur de cette observation en déduit :

1° L'insuffisance des signes immédiats de la mort sans en excepter l'absence des battements du cœur constatée par l'auscultation ;

2° Le danger des inhumations lorsque la mort n'a pas été sérieusement constatée.

En voilà certes plus qu'il n'en faut pour faire

voir que l'auscultation de la région précordiale est un moyen infidèle pour révéler la mort réelle ou la persistance de la vie.

Est-ce à dire que M. Bouchut et la Compagnie illustre qui l'a jugé digne du prix Manni ont accordé à l'auscultation du cœur une signification dont elle est dépourvue? A Dieu ne plaise. Nous sommes prêt à reconnaître la supériorité de ce moyen (qui n'est pas nouveau du reste) de constater la mort sur la plupart, peut-être même sur tous ceux que nous venons d'apprécier. Nous reconnaîtrons même avec plaisir la valeur incontestable du mémoire de M. Bouchut et celle du remarquable rapport auquel il a donné lieu (1); mais nous ne nous en croyons pas moins autorisé à déclarer que l'auscultation du cœur ne met pas absolument à l'abri de l'erreur quand il s'agit de constater si la mort est certaine. En d'autres termes, qui traduiront mieux notre pensée, l'absence des battements du cœur à l'auscultation, même prolongée pendant quelques minutes, n'est pas un signe infaillible de la mort.

M. Bouchut affirme que dans l'asphyxie des nouveau-nés, l'absence des battements du cœur est l'indice que la mort est bien réelle. Il ajoute qu'il pourrait apporter à l'appui

(1) Ce rapport est de M. Rayer.

de son opinion particulière celle d'hommes
spéciaux qui lui ont déclaré être arrivés aux
mêmes résultats que lui. Ce n'est pas à M. De·
paul que s'adresse l'allusion, car nous tenons de
cet honorable confrère qu'il s'est exprimé avec
M. Bouchut lui-même dans un sens complète-
ment opposé, lui déclarant avoir plus de *dix*
observations infirmatives des siennes, en vertu
desquelles il se croyait autorisé à s'inscrire en
faux contre l'auscultation comme moyen infaillible de distinguer la mort réelle de la mort apparente.

Que conclure de là, si ce n'est que la diver-
gence d'opinions d'hommes aussi honorables que
compétents doit nous amener à reconnaître sagement que l'auscultation de la région du cœur,
quand elle n'en constate pas les battements, ne
suffit pas toujours pour permettre de déclarer
que la vie a disparu sans retour?

CHAPITRE IV.

SIGNES QUI SE RAPPORTENT AU SYSTÈME RESPIRATOIRE.

§ I. — L'expérience du miroir.

Un signe de la réalité de la mort auquel on a
longtemps accordé une valeur presque absolue,
c'est l'expérience dite du *miroir*, comme moyen

de constater l'absence de toute respiration lorsque, présenté pendant quelques minutes devant
la bouche et le nez, sa surface ne se ternit au-
cunement. Or, rien n'est perfide comme cette
expérience prétendue infaillible. Nous pourrions
citer mille faits qui la détruisent. Il en est un
que nous choisirons de préférence parce qu'il a
pris rang dans la science et que son authenticité
n'a jamais été contestée. Le colonel anglais
Towunshend, malade depuis longtemps, ayant
fait venir ses deux médecins et son pharmacien,
leur annonce qu'il les a appelés pour les rendre
témoins de sa mort et de sa résurrection. Se couchant alors sur le dos, il ferme les yeux, étend
ses bras le long du corps, suspend sa respiration,
arrête les battements du cœur, en un mot simule parfaitement le mort.

Les médecins se mettent alors en devoir d'employer les moyens les plus usités pour distinguer
la mort réelle de celle qui n'est qu'apparente :
tous restent sans succès. On insiste particulièrement sur la présentation du miroir. Le résultat est constamment négatif. Le colonel offrait
donc tous les signes de la mort réelle. Cet état
dura une demi-heure. Dès lors, aux caractères
de la mort succédèrent progressivement ceux
de la vie. Towunshend avait tenu parole : il
était mort et ressuscité.

L'expérience du miroir n'a donc rien de décisif, et ne mérite qu'un degré de confiance très borné. On pouvait d'ailleurs l'apprécier en quelque sorte *à priori*. Elle s'appuie en effet sur les phénomènes d'*expiration*. Or tous les médecins savent qu'un accès d'hystérie intense, une syncope profonde, un acte énergique de la volonté, comme nous venons de le voir, peuvent suspendre, plus ou moins complétement, et pour un temps plus ou moins long, tous ces phénomènes.

L'assassin de la famille Moreau, à Provins, venait de se livrer à l'expérience du miroir sur ses victimes, d'après le récit de la domestique (1), et satisfait du résultat, il se disposait à prendre son repas près des deux cadavres, quand, s'apercevant que l'un des deux respirait encore, il s'arme de nouveau de son terrible instrument de mort, et l'achève d'un coup sur la tête.

§ II. — L'expérience du verre plein sur la région de l'estomac.

Thiéry, qui paraît avoir eu quelque confiance dans ce moyen de s'assurer de la réalité

(1) Donne-moi, dit-il à Claudette, un miroir, pour que je m'assure si leur affaire est bien faite. Claudette lui indique une montre. Il en présente le verre à la bouche des deux victimes. C'est bien, me voilà tranquille. Maintenant, comme je ne suis pas venu ici pour m'embêter, conduis-moi partout où il y a de l'argent.....

de la mort, a indiqué la meilleure manière de pratiquer l'expérience. Il veut qu'on place le verre plein d'eau sur le cartilage ou la portion la plus élevée de l'avant-dernière côte, en mettant le corps sur un côté, puis sur l'autre.

L'autorité de Thiéry nous a engagé à expérimenter ce signe de la mort d'après les règles indiquées par Thiéry lui-même. Or, voici ce que nous avons pu constater :

1° Que le sujet soit privé de vie, ou que la mort soit seulement apparente, le corps ne se tient jamais de lui-même sur l'un ou l'autre flanc. Il faut dès lors qu'il soit soutenu dans cette position, et il est dans ce cas presque impossible qu'à leur insu même, les aides ne lui impriment pas des oscillations qui suffisent pour agiter le liquide au point de faire croire à l'état de vie, si l'on se pressait trop de conclure ;

2° Dans un accès d'hystérie léthargique, cette expérience disposerait à faire admettre le cas de mort consommée. Nous en avons eu la preuve convaincante.

C'est donc là une expérience infidèle dans ses résultats et qui, malgré l'autorité de ses patrons, ne mérite qu'une confiance très relative.

§ III. — L'expérience des corps légers tenus librement devant la
bouche et le nez.

Grand nombre de personnes attachent une
importance décisive à cette expérience. Pour
cela on emploie le duvet, les flocons de laine,
des brins de plume, des fils de soie ou de lin
librement suspendus d'un même point. Si l'on
n'y remarque aucun mouvement, l'expérience
est décisive, la mort est déclarée certaine. Il y
a en France des localités où l'on ne connaît pas
de plus sûr indice de la réalité d'un décès et où
l'on ne soupçonne même pas qu'il puisse exister
un meilleur moyen de constatation de la mort.

Pour contrôler la valeur de ce signe, nous
nous sommes adressé à plusieurs gardes-malades. Une des plus intelligentes et des plus
occupées de Paris, madame M..., s'en est oc-
cupée avec une persévérance et une exactitude
qui ne laissent rien à désirer. Voici le résultat
de ses expériences.

Une sorte d'appareil fort ingénieux réunissant
les meilleures conditions pour le succès de l'expérience a été imaginé par cette dame. Or, à
s'en rapporter aux résultats, il semblait que le
trépas des mourants ne dût jamais se réaliser.
Plusieurs fois elle croyait garder encore un
agonisant, quand depuis plusieurs heures elle se

trouvait en réalité près d'un cadavre. Recher-
chant alors la cause de ses méprises fréquentes,
elle s'aperçut bientôt que les oscillations étaient
imprimées par sa propre haleine. Celle-ci fut
interceptée à l'aide d'un linge : les oscillations
continuaient. Cette fois c'était un léger courant
d'air qui les déterminait. Cette dernière difficulté est à peu près impossible à éviter. Mme M...
déclare qu'il n'y a aucun fond à faire sur cette
expérience; c'est une *bêtise*, dit-elle.

Nous ajouterons qu'il est parfaitement établi
qu'il existe des cas nombreux dans lesquels les
fonctions respiratoires peuvent être suspendues
pendant un temps assez considérable, ou être
tellement amoindries, que l'effet de leur exercice sur les corps flottants soit inappréciable.

§ IV. — L'expérience de la bougie allumée.

Cette expérience, fondée comme les trois
précédentes, sur ce que Thiéry appelle
l'*aphnoée* ou défaut de respiration, doit partager leur sort et être rangée parmi les moyens
les moins sûrs de constater la réalité de la
mort.

En effet, outre que le phénomène d'une suspension sensiblement complète de la respiration est commun dans un assez grand nombre

d'affections nerveuses, il est certain qu'à la fin d'une agonie de longue durée, les inspirations sont séparées l'une de l'autre par des intervalles quelquefois assez longs pour faire croire que chacune d'elles est la dernière. Dans ces cas fort ordinaires, pour que l'expérience pût donner un résultat appréciable, il faudrait qu'elle se fît au moment même où s'effectue l'inspiration. On comprend de quelle difficulté il serait de se tenir prêt à expérimenter dans l'incertitude de cette inspiration ; et d'ailleurs celle-ci n'est-elle pas à elle seule l'indice que l'on cherche ?

C'est donc là encore un fort mauvais moyen de s'assurer de la réalité de la mort.

SECTION DEUXIÈME.

SIGNES DE LA MORT QUI SE RATTACHENT A LA VIE ANIMALE OU DE RELATION.

CHAPITRE PREMIER.

SIGNES QUI SE RAPPORTENT A LA SENSIBILITÉ GÉNÉRALE.

§ I. — La brûlure à différents degrés (1).

Nous demanderons au lecteur la permission de nous étendre un peu plus longuement ici, à

(1) Quoique M. Michel Lévy, dans une note adressée à l'Académie des sciences, range cette catégorie de signes dans les phé-

cause de l'importance qu'on a cru devoir, bien à tort, attribuer au moyen suivant pour constater l'état de mort.

M. Mandl communiquait à l'Institut, en février 1847, la découverte d'un moyen qu'il disait nouveau, pour s'assurer de la réalité de la mort. « Versez, disait-il, quelques gouttes d'eau bouillante sur la peau des membres; si l'individu n'est pas mort, des vésicules pleines de sérosité s'élèveront des points brûlés. Rien de pareil, au contraire, ne se produira si la mort est réelle. »

A peine M. Mandl avait-il fait connaître sa découverte, que MM. Lévy et Bouchut lui en contestaient la priorité et lui refusaient jusqu'à l'exactitude des observations.

Nous eussions nous-même, à la même époque, apporté à l'Académie des sciences le fruit de nos recherches à ce sujet, si, dans cette circonstance, comme dans beaucoup d'autres qui se sont présentées depuis, nous ne nous étions rigoureusement imposé la loi d'attendre le jugement de l'Institut avant de rien publier de notre travail.

Voici toutefois ce que nous avons à dire pour notre compte, relativement au signe de mort qui nous occupe en ce moment.

nomènes appartenant à la vie organique, nous n'hésitons pas à les placer dans ceux qui se rapportent à la vie animale, nous fondant sur ce qu'ils ont pour objet de réveiller la sensibilité.

Le découverte n'a pas le mérite de la nouveauté : elle se trouve dans Lancisi, Prévot de Padoue, Zacchias, Peu, Brûlier, Fabri, Pechlin, Kirchmann, Kornemann, Winslow, Falconnot, Duncan, Christison, Louis, etc.

1° Les sinapismes bouillants ont déterminé des brûlures du deuxième degré, sur une dame en état de mort apparente, non seulement sans réveiller la sensibilité (1), mais sans donner lieu a aucune production d'ampoules, ni au moment de l'action, ni plus tard. Je fais appel ici au souvenir de M. Guersant. Voici donc un fait bien constant, bien établi, où la brûlure, dans un cas d'abolition complète de la sensibilité, n'a produit aucune sensibilité. D'ailleurs quel est le médecin qui ne sache que les sinapismes bouillants ne donnent lieu bien souvent, ni aux phlyctènes, ni même à une simple rubéfaction des parties?

2° Rien n'est plus variable que les effets de l'eau bouillante sur la peau des personnes en vie. Ainsi, sur la peau des femmes et des enfants, en général, les ampoules se développent avec une assez grande rapidité. Tandis que chez les adultes hommes, pour peu qu'ils soient velus, qu'ils aient la peau sèche et dure, les phlyctènes peuvent manquer entièrement, ou être très peu

(1) Il sera longuement question de cette observation dans la deuxième partie, à l'article *Narcotisme*.

apparentes, ou bien ne se développer que plusieurs heures après le contact du liquide bouillant.

3° Si l'expérience a lieu avant que le refroidissement soit complet, quoique la mort ne soit déjà que trop réelle, les bulles s'élèvent encore assez souvent avec facilité.

4° Enfin il n'est pas rare de rencontrer des cadavres sur lesquels on trouve des vésicules volumineuses, remplies d'un liquide séreux, parfaitement analogue à celui qui se produit sous l'influence des liquides bouillants. Nous n'avons jamais manqué de signaler dans nos rapports de police judiciaire, et le siége de ces vésicules aux paupières, au scrotum, aux commissures des lèvres, à la vulve, à l'anus, etc., et leur nature particulière. Il n'y a pas longtemps qu'une de ces vésicules, par son volume extraordinaire, par sa teinte, par la nature du liquide dont elle était remplie, fixa à plusieurs reprises notre attention, jusqu'à ce qu'enfin, il nous fut démontré qu'elle était un produit de la décomposition cadavérique. La femme qui faisait le sujet de nos observations était âgée de quarante-cinq ans environ, obèse, malade depuis plusieurs mois, et avait succombé à une métro-péritonite suraiguë. La mort datait de plus de trois jours, quand nous la trouvâmes étendue sur le sol humide d'une chambre obscure et étouffée. L'œil sur lequel siégeait la vésicule, posait immédiatement sur le sol. Cette circonstance mérite d'être signalée.

Nous en étions là pour notre compte, lorsque M. Bouchut a bien voulu nous communiquer les résultats des expériences qu'il a faites dans le même but. Elles ont été faites sur plusieurs sujets morts de maladies différentes, à des époques plus ou moins éloignées du décès. M. Bouchut les résume dans la proposition suivante : L'épiderme peut se décoller de la peau de certains cadavres et former des ampoules séreuses sous l'influence de la brûlure.

Nous ajouterons, pour être exact jusqu'au bout, que le 22 mars 1847, nous avons expérimenté sans succès l'eau bouillante, sur un jeune homme de vingt-trois ans qui venait de se poignarder. Le corps était encore chaud, la mort datait de trois quarts d'heure au plus. Le liquide bouillant a été mis en contact avec la peau de l'abdomen, sur le flanc droit. Il ne s'est produit ni vésicule, ni rubéfaction. Pour mieux nous en assurer, nous sommes allé visiter de nouveau le corps, seize heures après la mort. La peau de cette partie du cadavre ne présentait absolument aucune particularité digne d'être signalée, si ce n'est que l'épiderme s'en détachait avec une extrême facilité. Cette observation se-

rait donc en faveur de M. Mandl. Elle n'est sûrement pas la seule. Nous n'en persistons pas
moins à refuser à ce prétendu signe de mort la
valeur absolue que son auteur paraît vouloir lui
accorder, parce que dans une affaire de cette
importance, il ne suffit pas d'avoir de son côté
quelques résultats favorables pour se croire en
possession d'un moyen sûr pour reconnaître
dans tous les cas la mort réalisée.

M. Leuret a vu la peau d'un cadavre se couvrir de bulles séreuses, parce qu'on avait laissé
près de lui et par mégarde, un fourneau allumé.

M. Magendie a cité quelques cas du même
genre. Nous avons nous-même constaté un certain
nombre de bulles séreuses sur les parties du corps
de M. Ar... Nous citons l'observation ailleurs.

Ce moyen n'est donc pas plus nouveau qu'infaillible et ne mérite qu'une confiance très li-
mitée. Du reste, M. Mandl n'ose affirmer que
l'ampoule soit susceptible de se produire dans
toutes les maladies et sur tous les sujets. Il promet des expériences nouvelles, et demande en
attendant qu'on n'attache pas à sa communication une valeur trop absolue. Il nous a confirmé
cette manière de voir dans un entretien que nous
avons eu avec lui à ce sujet.

Ces vésicules ont souvent une grande valeur
en médecine légale. Nous les avons signalées

dans nos rapports, chaque fois que leur présence a pu être constatée. Elles siégent de préférence sur toutes les parties du corps riches en tissu cellulaire, et, par conséquent, l'obésité doit favoriser leur développement. Il y a quelques années, la justice tira bon parti de l'existence et de la nature de ces phlyctènes en faveur d'un jeune homme soupçonné d'un crime dont il était innocent.

En résumé, les phlyctènes manquent dans certains cas de mort apparente ; ont lieu dans d'autres où elle est réelle ; se développent d'une manière incertaine sur le vivant. Ce moyen n'est donc pas plus infaillible qu'il n'est nouveau. Ajoutons, pour achever d'en faire justice, que l'épiderme peut se décoller de la peau de certains cadavres et former des ampoules séreuses sous l'influence de la brûlure.

§ II. — Les piqûres, les incisions, les vésicatoires, etc.; les brûlures à tous les degrés.

La piqûre au cœur, et même les plaies profondes pour atteindre cet organe et s'assurer de son état à l'aide du doigt, ont été proposées comme moyen de s'assurer de la réalité de la mort. Ce sont des ressources barbares auxquelles on ne doit jamais avoir recours. On peut même se demander si celui qui osa les proposer a jamais eu le triste courage de les expérimenter.

Les excitants sur la peau et les muqueuses sont insuffisants. Les vésicatoires, par exemple, ne prennent pas du tout, même en santé. Les moxas, les scarifications, l'huile bouillante, et jusqu'à l'application du fer rouge à la plante des pieds, doivent être repoussés comme moyens cruels autant qu'incertains. Cruels, si la sensibilité du patient n'est pas profondément émoussée ; incertains, dans le cas contraire, puisqu'on a vu un espion supporter toutes les épreuves de ce genre, afin de se soustraire à la mort, ou même des saltimbanques exploiter la curiosité publique en marchant sur des charbons ardents ou des barres de fer rougi.

Il y a peu de temps, le magnétiseur Lafontaine montrait, rue Duphot, un jeune homme que l'on pouvait piquer, pincer jusqu'au sang, couper même assez profondément aux mains et aux bras, sans qu'il parût rien sentir. Nous l'avons nous-même percé avec force en diverses parties du corps avec une longue et grosse aiguille, sans pouvoir le faire sortir de son sommeil vrai ou simulé. — Mais voici une observation bien plus décisive encore. M. A***, rue d'Antin, souffrait d'un rhumatisme musculaire de la cuisse droite, pour lequel un médecin avait prescrit des frictions, que le malade pratiquait en présentant le membre rhumatisé au feu de la cheminée.

Pour cela, M. A*** s'étendait sur un tapis, après s'être pourvu de livres, d'encre et de papier, et restait souvent plusieurs heures dans cette situation. Un matin, nous fûmes appelé pour constater sa mort subite. M. A*** était couché sur le flanc droit, en travers de la cheminée; la tête était placée dans l'angle de cette même cheminée, et reposait sur le bras droit, exactement dans la position d'un homme qui a pris ses mesures pour se livrer commodément à un sommeil volontaire.

Cependant, l'avant-bras à demi fléchi sur le bras, avançait jusque sur l'un des chenets, faisant pour ainsi dire bûche dans l'âtre. Or, la main tout entière avait été consumée, et le reste, jusqu'au pli du coude, entièrement carbonisé, y compris même les os de l'avant-bras. Il était donc évident, d'une part, que M. A*** avait cédé à un sommeil apoplectique, et, d'autre part, que l'ustion de la main et de l'avant-bras avait été impuissante à l'en sortir. Qu'on juge par ce seul fait de la valeur des excitants les plus puissants, du fer rouge lui-même, appliqué en un lieu où l'épiderme est d'une grande épaisseur, comme à la plante des pieds, par exemple.

§ III. — Le galvanisme ou excitation électrique.

Voici, nous en conviendrons sans peine, un
des moyens de constater la mort certaine, qui
offrent le plus de garantie contre l'erreur. Nous
ne dissimulerons rien de toutes les circonstances
qui militent en sa faveur; comme aussi on nous
permettra de faire valoir tous les arguments qui
pourront clairement établir qu'il est souvent infidèle et bien plus souvent équivoque dans ses
résultats. Nous en étions nous-même partisan
sincère, quand une circonstance décisive, nous
amena à changer d'avis, il y a de cela quatre ou
cinq ans. Voici le fait.

Un des enfants du concierge de la maison n° 2,
rue de Choiseul, jeune garçon de neuf ou dix ans,
se présente aux latrines, une chandelle à la main.
Tout à coup une détonation terrible retentit
dans toute la maison. On accourt de tous côtés.
La pierre avait été brisée et ses morceaux lan-
cés à la distance d'un mètre au moins ; le malheureux enfant était dans la fosse. Nous arrivâmes comme on l'en retirait, environ un quart
d'heure après l'accident. Il respirait encore. De
tous les moyens à employer pour tâcher de le ramener à la vie plus complétement, celui sur lequel nous comptions davantage était sûrement
le galvanisme. Quel fut notre désappointement,

quand il nous fut démontré que ses effets excitants étaient à peine appréciables, beaucoup moins à coup sûr que les effets de surexcitation déterminée par l'ammoniaque sur la membrane pituitaire, par exemple.

Nous savions que des expérimentateurs, grands partisans de l'électricité comme moyen de constater la mort, avaient indiqué comme circonstances propres à neutraliser en partie l'influence électrique, le gaz ammoniac et surtout l'hydrogène sulfuré : nonobstant nous étions loin de nous attendre à un résultat négatif porté à ce point.

Il nous parait inutile de donner ici l'historique de toutes les expériences qui ont été faites jusqu'à présent, tant par ceux qui combattent en faveur de l'électricité pour constater la mort, que par ceux qui refusent à cet agent une propriété aussi absolue. Si le lecteur nous juge digne de quelque confiance, qu'il veuille bien peser les motifs qui nous ont amené, en quelque sorte, malgré nous-même, à nous ranger parmi les derniers.

Il est admis, même par les partisans les plus prononcés du galvanisme, que dans l'asphyxie par l'hydrogène sulfuré, par le gaz ammoniac, par la vapeur du charbon, la susceptibilité contractile des muscles sous l'influence électrique

s'éteint avec une telle rapidité, qu'il est difficile
de décider si la vie ne persiste pas encore quand
la contractilité musculaire a déjà cessé. Nysten
paraît même avoir incliné dans ce dernier sens.
Nonobstant on soutenait que la contraction des
muscles sous l'influence du stimulant électrique,
cessant constamment à l'apparition des premiers
signes de la rigidité cadavérique, l'électricité
pouvait lever tous les doutes au sujet de la réalité
de la mort. Mais qui ne voit que c'était là décider la question par la question elle-même?

Il faudrait, en effet, que la rigidité fût constamment un caractère de mort réelle pour que
les résultats négatifs de l'électricité signifiassent
quelque chose. Mais nous avons vu qu'il était
loin d'en être ainsi.

Dans l'histoire tragi-comique qui s'est passée
à Francfort, et que nous rapporterons en son
temps, le médecin de l'établissement, dans la
ferme persuasion qu'un des morts exposés venait
de donner signe de vie, employa l'action d'une
forte pile sur un des muscles de l'avant-bras, et
la contraction assez sensible qui en résulta con-
tribua plus que tout le reste à l'entretenir dans la
pensée qu'il avait affaire à un sujet en qui la vie
n'était pas entièrement éteinte. Le corps pourtant avait passé par toutes les phases de refroidissement, de rigidité, de retour à la flaccidité;

il en était même à l'état de décomposition; en un mot, il était sans vie. L'électricité avait donc été ici un moyen perfide qui n'avait servi qu'à prolonger l'erreur au lieu de la dévoiler. Soit donc que la contraction ait lieu ou qu'elle manque sous l'influence galvanique, il n'y a aucune certitude de mort, et par conséquent il ne faut accorder aucune confiance à un moyen qui peut donner lieu à des méprises sans nombre.

Nous savons bien qu'on se tire d'affaire en disant : «Si la contraction musculaire se manifeste sous l'influence électrique, ne vous pressez pas, car si elle ne décide pas en faveur de la vie, elle ne prouve rien non plus dans le sens de la mort.»

On vient de voir que dans ce dernier cas tout particulièrement, non seulement il n'y avait aucun inconvénient à se presser d'inhumer, malgré la contraction musculaire, mais qu'il y avait même urgence; d'ailleurs, qu'est-ce qu'un signe prétendu certain, dont la présence laisse tout indécis; en admettant même que son absence puisse être dans tous les cas un argument péremptoire en faveur de la mort consommée !

Mais cette absence même n'a pas toute la valeur qu'on voudrait lui supposer. Nous nous sommes assuré en effet, depuis l'observation rapportée plus haut, sur un sujet d'un excessif embonpoint, mort asphyxié par la vapeur du charbon de bois, que l'application de l'électricité pratiquée avant la mort consommée, ne produisait aucune contraction musculaire.

Nous ferons enfin remarquer que ce moyen de constatation, fût-il aussi sûr qu'il est trompeur, est d'une application si difficile et si minutieuse, qu'il deviendrait presque impossible de le vulgariser.

Si cet article n'était déjà trop long, nous dirions en détail les résultats d'un entretien que nous avons eu avec un homme dont on ne récusera certainement pas la compétence en cette matière. M. le docteur Duchenne (de Boulogne) nous a paru abonder entièrement dans notre sens, quant à la valeur que nous accordons aux excitants électriques pour s'assurer de la mort.

CHAPITRE II.

SIGNES QUI SE RAPPORTENT AUX ORGANES DE LA LOCOMOTION.

§ I. — La lourdeur et l'allongement du corps.

Nous avons vu en Allemagne quelques médecins attacher une grande valeur à ce prétendu signe de mort. Un entre autres n'hésitait pas à déclarer que, sur la simple appréciation de la lourdeur d'un corps humain et sa situation, il se faisait fort de prononcer avec certitude sur son état de vie ou de mort. Peu de personnes oseraient, sans aucun doute, se flatter d'une semblable sûreté de tact et de coup d'œil, et il faut avouer que quand il s'agit de décider en pareil cas d'apres des données aussi insuffisantes, on ne saurait trop se tenir en garde contre une précipitation qui peut être aussi funeste.

Il y a, en effet, des états pathologiques dans lesquels la lourdeur du corps et son allongement simulent si parfaitement ce qui se passe à cet égard dans les cas où la mort est réelle, que quand on a pu en être témoin une fois en sa vie, on se garde bien d'attacher la moindre importance à un signe de mort aussi perfide.

§ II. — La disposition du corps à rester sur le dos et sur le ventre, et à y revenir si on le déplace.

Toutes les réflexions que nous venons de faire au sujet du signe qui précède s'appliquent exactement à celui-ci. Les agonies dans presque toutes les maladies chroniques et adynamiques offrent ce caractère d'une manière frappante, et qui ne souffre presque pas d'exception ; de telle sorte qu'on pourrait en faire un symptôme de maladie bien plutôt qu'un signe de mort.

En outre, presque tous les cas d'asphyxie un peu profonde, d'hystérie ou d'apoplexie, présentent les mêmes phénomènes.

C'est donc là encore un signe sans valeur aucune.

§ III. — L'abaissement violent de la mâchoire.

On dit : Abaissez violemment la mâchoire, et si elle ne revient pas promptement sur elle-même, concluez sans hésiter que la mort n'est que trop réelle.

Or, plus de cinquante fois la mâchoire abaissée n'est point revenue sur elle-même, ou n'est revenue que bien longtemps après, et cependant l'individu était encore vivant.

Et d'ailleurs qui ne sait que, même après la mort, quand la roideur n'a pas encore débuté, que la chaleur n'est pas encore éteinte ; qui ne sait qu'il s'opère encore dans les fibres musculaires des mouvements contractiles ou plutôt rétractiles, dont l'effet est d'amener les membres dans un état de flexion très appréciable ? Que de fois il nous est arrivé de croire, dans des cas d'expertise judiciaire, que les préposés à la garde des corps les avaient dérangés, quand en réalité il ne s'était opéré autre chose que le phénomène de rétractilité musculaire dont nous parlons en ce moment.

En particulier, pour la mâchoire, nous avons pu nous convaincre bien souvent que la mort bien établie, et plus d'une heure après l'avoir constatée, il s'opérait un mouvement de retour sur elle-même qui arrivait à la rapprocher de la supérieure au point de faire douter qu'elle en eût été séparée.

Nous allions oublier de rappeler ce qui se passe chez les vieillards au sujet du signe qui nous occupe. Qui ne sait qu'à une époque un peu avancée de la maladie, ils laissent retomber la mâchoire à ce point qu'il faut la leur relever pour les faire boire? Bien plus, nous avons vu une jeune fille, en état de syncope hystérique, présenter ce phénomène d'une manière notable, et pourtant retrouver un instant après ses sens avec sa parfaite santé.

Faut-il aussi signaler ce qui se passe chez les animaux de boucherie abattus même depuis plusieurs heures? Il n'est pas rare de constater des mouvements fibrillaires qui retentissent jusque sur des articulations assez éloignées.

Enfin, nous rappellerons l'expérience du docteur Bardinat, dont le chien, sujet de ses expériences, faisait encore jouer les mâchoires, même après que la tête avait été séparée du tronc.

Ce n'est donc pas là un signe de mort.

§ IV. — La flexion du pouce.

Nous nous montrerons tout aussi exclusif à
l'égard d'un symptôme de mort signalé pour la
première fois par Villermé, qui lui accordait
une valeur fort exagérée. Il s'agit *de la flexion
du pouce recouvert par les autres doigts.* Laissons
parler M. Devergie.

« Nous avons, dit-il, vérifié par de nombreuses observations quelle pouvait être la valeur de
ce signe. Nous pouvons assurer qu'il n'est pas
constant; qu'il précède la mort dans tous les
cas où il y a serrement de la main, contraction
des fléchisseurs des doigts, et qu'il est alors un
effet naturel de cette flexion. Mais comme, dans
beaucoup de cas, la mort survient sans entraîner les mouvements presque convulsifs, le pouce
est alors aussi relevé que les doigts sont tendus :
en sorte que ce signe pourra souvent manquer,
ou exister à un degré plus ou moins marqué. »

Nous ajouterons pour notre propre compte
que, d'après nos observations, ce signe manque
sept fois sur dix dans les cas de mort réelle, et
qu'au contraire il se présente à peu près dans
la même proportion avant la mort consommée.
C'est par conséquent un signe infidèle qui ne
mérite aucune confiance.

Tout ce que nous avons dit précédemment au sujet du retour sur elle-même de la mâchoire inférieure, quand on l'a séparée de la mâchoire supérieure, trouve de nouveau son application à propos de la flexion du pouce. Ces deux signes peuvent être mis sur la même ligne quant à leurs valeurs respectives dans les cas de mort incertaine.

CHAPITRE III.

SIGNES QUI SE RAPPORTENT AUX SENS.

§ I. — L'affaissement des yeux : la toile glaireuse

L'affaissement des yeux, avec coïncidence de la toile glaireuse sur la cornée, est un signe de mort longtemps recommandé par les médecins, et celui peut-être auquel les gardes-malades accordent le plus de confiance. C'était à l'époque du dernier choléra. Nous traversions la pièce de l'appartement qui précédait la chambre où se mourait un infortuné que nous avions visité quelques heures auparavant. « Oh! dit la garde-malade, qui déjà avait abandonné son poste, n'entrez pas, monsieur le docteur, c'est inutile : il est mort ; *l'œil vient de se vider.*

Il n'en était rien pourtant. Nous nous assurâmes que le moribond vivait encore, et même il ne trépassa que plus de deux heures après.

Ce prétendu signe de mort existe en effet à
des degrés différents, à la fin des maladies adynamiques, même avant la mort. Dans l'observation qui précède comme dans beaucoup d'autres, nous avons pu remarquer que l'état des
yeux, au point de vue qui nous occupe, ne
changeait pas sensiblement pendant les deux
ou trois heures qui précèdent le décès et celles
qui le suivent. La confiance imméritée accordée
à ce signe trompeur est pour une bonne part
dans le nombre des cas de délaissement des
moribonds avant la mort consommée; il faudrait donc le proscrire de la pratique, en tant
que moyen isolé.

Nonobstant, Louis ne craint pas de déclarer
que l'affaissement des yeux et la présence de la
toile glaireuse sur la cornée peuvent, a eux seuls,
être la preuve évidente de la mort. Haller était
bien allé jusqu'à dire que l'obscurcissement des
yeux était d'observation constante sur les mourants (1), mais de là à soutenir que ce phénomène est un signe infaillible de la mort, il y a
un abime. L'autorité de Louis a donné et donne
encore à son opinion un crédit qui, à notre
connaissance personnelle, a failli être funeste

____

(1) «Constans est observatio, morientium oculos suum re-
mittere splendorem. »

à plus d'un malheureux agonisant. Il nous faut quelque courage pour oser nous inscrire en faux contre l'avis d'un homme de la valeur de Louis. Nous le ferons pourtant, fort de notre conscience éclairée par de nombreuses expériences.

De deux choses l'une, dirons-nous à Louis et à ses partisans. Votre prétendu signe de mort est immédiat ou éloigné.

Dans le premier cas, nous soutenons que les yeux s'affaissent et se recouvrent sensiblement, et souvent complétement de la toile glaireuse, plus ou moins longtemps avant la mort ; et il nous est arrivé de ne trouver aucun changement à cet égard vingt-quatre heures après celle-ci reconnue. Souvent aussi le malade a vécu plus de huit jours à partir du jour où nous avons pu constater évidemment le ramollissement du globe oculaire et la formation de la toile glaireuse. En l'absence de tout autre signe de mort, et dans l'état incertain de vie où le malade a été plongé pendant des heures entières, on eût donc été autorisé, d'après Louis, à procéder à l'ensevelissement de cet infortuné. Ce signe prétendu immédiat de la mort lui préexisterait donc quelquefois de plusieurs jours, et se retrouverait identique avec lui-même plusieurs jours après.

Si vous en faites un signe éloigné, nous vous opposerons que sous l'influence de cette force,

que nous avons déjà signalée, de retour des organes sur eux-mêmes, à laquelle le globe oculaire paraît être soumis plus qu'aucun autre
organe, votre signe de mort disparaît souvent,
et d'ailleurs, dans cette seconde hypothèse, il
s'offrirait à une époque de la mort où des signes
bien autrement précieux ne permettent plus de
la révoquer en doute.

Nous sommes heureux de nous trouver en
compagnie d'Orfila (1) et de M. Devergie, en
nous déclarant formellement contre l'opinion de
ceux qui admettent que l'on puisse se prononcer
sur l'état de vie ou de mort d'un individu, sur
la simple présence du signe de mort patroné par
Louis.

Terminons par une simple réflexion. Est-il un
seul confrère qui voulût se hasarder à se prononcer sur la réalité d'un décès, d'après le caractère de mort dont nous discutons la valeur
en ce moment, rien que sur ce seul caractère ?...

(1) « On sait, dit Orfila, que des personnes asphyxiées, dont les
yeux étaient flasques, enfoncés et recouverts d'une toile glaireuse,
ont été rappelées à la vie. » — Et ailleurs .. « Les yeux amollis après
la mort reprennent de la fermeté à cause de l'accumulation du
sang dans les cavités droites du cœur, et de son refoulement vers
les veines de la tête, de la face et de l'œil, lorsque l'estomac distendu par le gaz, force le diaphragme à remonter vers la partie
supérieure. »

Nous ne le croyons pas. Au surplus, nous l'avons posée cent fois cette question dans des entretiens sur ce sujet, et toujours nous avons reçu une réponse énergiquement négative. Il semble donc que nous puissions dire que notre opinion est confirmée par la raison appuyée sur l'expérience. En voici une preuve frappante.

Le 20 avril 1842, un homme (1), malade depuis longtemps, est déclaré mort dans toutes les règles; on procédait à son ensevelissement après le délai légal, quand l'ensevelisseuse s'aperçut qu'il vivait encore. Il ne succomba en réalité que deux jours après. Cette femme, pour se justifier, a assuré qu'avant de procéder à la funèbre toilette elle avait piqué le corps, *examiné les yeux*, et fait usage d'un miroir.

L'état des yeux ne fournit donc pas de moyen certain de s'assurer de la réalité de la mort. Thierry ne le croyait pas plus que nous. L'expérience prouve qu'en quelques espèces de morts, les yeux, loin de s'affaisser et de se rider, sont naturellement plus saillants et fort durs; telles sont celles produites par l'apoplexie, par l'ivresse, l'étranglement, la vapeur du charbon, etc.

(1) Le sieur Cressant, à Fauville (Calvados).

§ II. — La déformation de la pupille sous l'influence de la
double pression.

Il y a quelques années, un médecin de Dijon
assurait avoir trouvé un moyen certain de constater la réalité de la mort. Il exerçait sur le
globe oculaire une double pression en sens inverse, dont le résultat était, en cas de mort, la
déformation transversale de la prunelle. Nous
avons expérimenté plus de cent fois ce moyen
prétendu infaillible. Un de ces cas mérite d'être
particulièrement signalé. M. D..., vieillard de
soixante-douze ans, est pris en plein jour d'une
syncope subite qui l'étend inanimé au milieu de
la place de la Bourse, qu'il traversait en ce moment. Le hasard veut que nous nous trouvions
sur le lieu même de l'accident. Transporté
immédiatement dans un café voisin, M. D...
reprit bientôt ses sens.

Toutefois, pendant quelques minutes, son
état parut assez incertain pour faire croire que
la vie s'était retirée définitivement. Entre autres
signes propres à autoriser cette pensée, nous
constatâmes une déformation horizontale de la
prunelle du côté gauche, sous l'influence de la
double pression. Nous venons de dire que M. D...
n'était heureusement point mort; mais il avait
subi de ce côté l'opération de la cataracte. Ce

phénomène de la déformation de la prunelle se présente généralement en pareil cas pendant la vie. C'est un fait qui valait la peine d'être noté. Reprenons.

De nos expériences répétées, il résulte 1° que dans bon nombre de cas l'expérience en question peut parfaitement réussir plusieurs heures avant la mort consommée; 2° qu'elle est minutieuse, très souvent équivoque dans son résultat, et exige beaucoup d'habitude et une certaine impassibilité; 3° qu'elle peut être pratiquée sur les personnes vivantes qui ont été opérées de la cataracte. Qu'en un mot enfin ce moyen n'est ni sûr ni praticable dans tous les cas, et que partant il doit être rejeté.

Ce qui ne veut pas dire que M. Ripault (1) ait signalé un phénomène sans valeur dans la constatation des décès. Loin de là; la fréquence de ce signe de mort, l'innocuité du procédé à l'aide duquel on constate sa présence ou son absence, en font une découverte précieuse que nous recommandons vivement aux médecins vérificateurs des décès. Le danger serait d'en faire un signe de mort d'une valeur trop absolue.

____

(1) C'est le nom de l'honorable confrère de Dijon, qui ne nous était pas d'abord venu en mémoire.

§ III. — L'immobilité de la pupille et sa dilatation.

Tout signe de mort qui ne réunit pas en sa faveur l'unanimité des suffrages, ou tout au moins l'immense majorité, doit être, par cela seul, considéré comme suspect, et en égard aux résultats fâcheux qui peuvent découler de son application, rejeté inexorablement.

Cette réflexion, que nous aurions pu placer ailleurs tout aussi bien qu'ici, nous est suggérée par les recherches historiques que nous venons de faire relativement à la valeur qui a été accordée jusqu'à présent aux signes de mort que l'on a cru trouver dans l'état des organes de la vue après la mort.

Celui dont nous nous occupons en ce moment a particulièrement divisé les physiologistes. Voyez plutôt.

Le mouvement de l'iris, dit Bichat, cesse à l'instant de la mort, et ne peut plus être mis en action d'aucune manière quelques instants après, comme l'irritabilité musculaire sur le cadavre. Tandis que M. Brown Sequard dit avoir constaté la sensibilité de l'iris après la mort, aux courants galvaniques. Nysten, Haller, Robert Whytt, sont tout aussi loin d'être d'accord entre eux. Et vous voudriez que quand il s'agit d'une chose aussi grave que la constatation d'un décès, nous nous réglassions sur un phénomène au sujet duquel existe une division aussi radicale. Non, en vérité.

Mais abordons directement la question. Vous dites qu'au moment même de la mort il s'opère un relâchement de l'ouverture pupillaire. Pas toujours : car observez ce qui se passe en particulier dans les morts consécutives aux méningites chroniques, dans les cas d'hydrocéphalies considérables. Là, avant, pendant et après la mort, nous n'avons jamais pu constater la moindre mobilité de l'iris, et la pupille est constamment restée dans le même état sous l'influence des excitants les plus énergiques, moins l'électricité pourtant.

Vous nous dites qu'à l'instant de la mort il s'opère dans la pupille une énorme dilatation. C'est possible; il ne nous a pas encore été donné de saisir cet *instant suprême* malgré tout ce que nous avons pu faire dans ce but. Cependant Bichat dit positivement que l'ouverture de la pupille se trouve après la mort dans des dimensions très variables, et qui dépendent de l'état de l'iris au moment même de la mort.

Mais eussiez-vous raison contre Bichat, ce changement de diamètre de la pupille s'opérerait dans des conditions et avec une rapidité

qui en rendront toujours l'observation bien difficile, sinon impossible.

Des expériences sur des animaux nyctalopes,
tels que des chats et autres, ne peuvent que
nous fournir des analogies bien incomplètes par
rapport à l'homme; et tout en rendant justice à
la valeur de vos travaux sur les phénomènes dont
l'organe de la vue est le siége pendant l'agonie,
ne trouvez pas mauvais que nous persistions dans
les raisons qui nous ont fait rejeter l'immobilité
de la pupille et sa dilatation comme un signe de
la mort confirmée (1). Ajoutez que les amau-
rotiques, les individus affectés de cataractes, tous
les aveugles, en un mot, se trouveraient en dehors
de l'application de ce prétendu signe de mort.

§ IV. — L'expérience de M. Legrand.

M. Legrand a signalé, comme pouvant servir
à reconnaître la mort réelle, le phénomène
suivant :

Un œil sain pendant la vie, donne, dit M. Legrand, trois images d'une bougie qu'on place
devant lui; il continue de les donner peu de
temps après la mort. mais déjà elles sont moins
nettes : elles ont moins d'éclat, elles ont des

(1) En tout ceci nous avons eu en vue M. Bouchut, dont nous
nous plaisons d'ailleurs à reconnaître le talent d'observation.

contours moins bien arrêtés. Ces modifications
deviennent de plus en plus marquées au fur et à
mesure que par l'évaporation des liquides, qui
conservaient à l'œil sa forme, qui le mainte-
naient humide, il survient une altération de plus
en plus profonde dans les conditions physiques
des surfaces réfléchissantes, jusqu'à ce qu'elles
perdent entièrement cette faculté. De telle sorte
que, généralement, la troisième image, qui
peut cesser de se manifester presque immédiatement après la mort, disparaît la première par
suite de la diaphanéité du cristallin, puis la
seconde quand il est devenu presque entièrement opaque, ou par suite de l'obscurcissement
graduel de la cornée. Enfin la première image,
de plus en plus confuse au fur et à mesure que
la cornée transparente, que la sclérotique se flé-
trissent davantage, finit par ne plus être perçue,
et alors la mort, déjà bien probable par la disparition de la seconde image, ne saurait plus
être révoquée en doute quand la première image
cesse de se produire ou est seulement fort confuse (*Acad. des sciences*, séance du 15 avril 1850).

Cette description, qui appartient à l'auteur
lui-même, suffirait au lecteur pour lui faire
apprécier de prime abord la valeur de ce prétendu signe de mort.

Nous avons voulu néanmoins observer par

nous-même le phénomène annoncé par M. Legrand. Nous avouerons à notre confusion qu'il nous a été impossible, malgré la meilleure volonté, de suivre les phases successives annoncées par l'auteur; encore moins, cela va sans dire, les détails minutieux qui se rattachent à cette observation.

Un de nos confrères n'a pas été plus heureux, et il nous reste de tout cela la conviction que le phénomène annoncé par M. Legrand n'est pas une preuve de la réalité de la mort.

§ V. — Les excitants de l'ouïe.

Les anciens, ainsi qu'on a pu le voir dans l'introduction, paraissent avoir attaché une grande valeur aux excitants de l'ouïe pour rappeler à la vie ceux qui auraient pu se trouver en état de mort incertaine. Tout ce qui, dans leurs pratiques funéraires, se rapportait à la conclamation, avait une importance qui devait se rattacher probablement à quelques cas de retour à la vie attribués à tort ou à raison à cette même conclamation. Nous avons été curieux de savoir, dans les cas nombreux de retour à la vie rapportés par les auteurs et dus en apparence au hasard, combien on pouvait raisonnablement en expliquer par le bruit produit

autour du prétendu défunt au moment de sa résurrection. Ce n'est pas exagérer que de dire
qu'il y en a au moins *un* sur quinze. Rien de
bizarre comme la variété des bruits qui ont
donné lieu à ce résultat. Ainsi tantôt c'est le
bruit d'une cloche, tantôt le chant des oiseaux,
tantôt le jeu de l'orgue, une fois le bruit d'une
voiture, une autre fois les hennissements d'un
cheval. Cette nomenclature nous entraînerait
trop loin, et n'a rien d'ailleurs qu'un attrait de
simple curiosité.

Et pourtant que de fois, en entendant le bruit
strident d'un tam-tam, nous nous sommes dit
que l'on pourrait tirer peut-être un parti avan-
tageux de cet instrument pour les cas de mort
apparente. Y aurait-il, en effet, quelque chose
de surprenant à ce qu'un instrument dont le
bruit est capable de provoquer des accès d'hystérie, d'épilepsie, même des syncopes graves et
jusqu'à des troubles digestifs assez profonds pour
être accompagnés de vomissements et de diar-
rhée, fût capable aussi de mettre fin à un état de
mort apparente. Ces réflexions nous sont suggérées par le souvenir de deux accidents épilep-
tiques déterminés par le tam-tam qui, dans l'o-
péra-comique *la Fée aux roses*, est chargé
d'annoncer chaque changement de scène produit par la toute-puissance du magicien. Quant

a moi, j'avoue que bien que mon service m'ait obligé à assister plus de cinquante fois aux représentations de ce charmant opéra, le bruit du tam-tam me saisit chaque fois et je m'attends toujours dans la salle à quelque accident du genre de ceux qui ont déjà eu lieu.

Ne pourrait-on pas dès lors utiliser dans certains cas cet instrument, ou tout autre analogue, comme moyen de distinguer la mort réelle de celle qui ne serait qu'apparente? Le lecteur n'a pas oublié l'effet des instruments de musique sur une pie qui se trouvait sur le passage d'un convoi funèbre dans l'ancienne Rome, et que nous avons rapporté d'après Plutarque. On sait de quelle susceptibilité auditive sont doués certains animaux. Nous nous sommes amusé à frapper sur une sorte de tam-tam près d'une étable à lapins, placé de manière à ne pas être aperçu par ces animaux. Effet singulier! ceux qui étaient endormis se dressaient éperdus, tandis que ceux qui mangeaient étaient comme stupéfiés, restaient immobiles, ou même s'étendaient les yeux fermés, et restaient plus ou moins longtemps en cet état; tandis que les premiers étaient emportés de tous côtés par une sorte de mouvement évidemment involontaire. Mais en voilà assez sur ce sujet (1).

(1) Voyez note A.

§ VI. — Les excitants de l'odorat.

Si nous rangeons les excitants de l'odorat au nombre des moyens employés pour constater l'état de vie ou de mort, c'est moins pour combattre son emploi en général, dans les cas de mort incertaine, que pour empêcher qu'on en vienne à lui accorder une valeur trop absolue. En effet, nous avons vu plus d'une fois l'ammoniaque en particulier, donner lieu à de véritables résurrections aux yeux des assistants ; et pour plus d'une personne présente, cet excitant de la pituitaire pourrait avoir la valeur d'un moyen précieux de s'assurer de la réalité d'un décès. En voici un exemple : Une jeune fille de seize ans, sujette, même en bonne santé (1), à des accès léthargiques, était à peine convalescente d'une fièvre typhoïde qui avait mis ses jours en danger ; un jour on me fit appeler en toute hâte pour savoir, disait-on, si elle était morte ou encore vivante. A notre arrivée cette jeune personne offrait tous les caractères extérieurs de la mort réelle. Il nous fut facile de constater la persistance des battements du cœur. La famille fut dès lors rassurée. Un flacon d'ammoniaque était à peine placé sous les narines, que la prétendue morte se ranimait.

(1) Mademoiselle M***, rue de Hanovre, ♠.

Comme contre-partie, nous rappellerons le résultat négatif fourni par le même moyen, sur le sujet à expériences du magnétiseur Lafontaine. Ce jeune homme supportait imperturbablement l'irritation ammoniacale sans donner aucun signe de sensation pénible.

Sur la jeune fille dont nous parlions tout à l'heure, il est bon de dire qu'on avait déjà employé sans résultat, tous les excitants cutanés et jusqu'à un lavement au vinaigre. Est-ce une simple coïncidence avec la fin de l'accès léthargique, ou en réalité l'action de l'ammoniaque sur la muqueuse nasale a-t-elle suffi pour frapper l'organisme tout entier, au point de mettre fin à l'accès? C'est ce qu'il est difficile de décider. Quoi qu'il en soit, nous conseillons les excitants de l'odorat comme un des moyens à essayer dans les cas de mort douteuse.

Là s'arrête notre appréciation historique des signes de la mort.

§ VII. — Insuffisance des signes réunis.

C'est ainsi qu'en procédant par voie d'exclusion, nous sommes arrivé à rejeter, comme insuffisants, tous les signes ou moyens de constater la mort, auxquels on a accordé, ou auxquels on accorde encore aujourd'hui, le privilége de pouvoir prévenir infailliblement toute méprise en cas d'incertitude. Si l'on a suivi avec quelque attention la marche analytique que nous venons de suivre nous-même, on est en mesure de les réduire à leur juste valeur.

Cependant, qu'on ne s'y méprenne pas, l'exclusion dont nous les frappons chacun en particulier, ne peut se rapporter à leur ensemble, pas même à la simple réunion de quelques uns, selon leur valeur ou les circonstances qui entourent leur apparition. Ainsi, pour éclaircir notre pensée, il ne restera jamais aucun doute dans notre esprit sur la réalité d'un décès, dans tous les cas où il nous sera démontré qu'un individu réputé mort est froid, roide, insensible à l'influence galvanique, n'offrant aucun indice des bruits du cœur, présentant tous les traits de la face hippocratique, les marbrures ou les taches livides sur les parties du corps en déclivité, etc.

Toutefois, voici un fait qui prouve qu'on ne saurait être trop circonspect, et que même la coexistence de la plupart de ces signes divers ne suffit pas toujours pour prémunir contre l'erreur, et qu'enfin il faut dans ces cas des connaissances et une habitude que ne saurait avoir le premier venu.

Le 24 février 1848, trois cadavres (1) se trou-

---

(1) Dont l'un était celui de l'infortuné Jollivet, membre de la chambre des députés.

vaient sur le passage du roi quand il allait monter dans la voiture qui l'attendait place de la Concorde. Quelques gardes nationaux (1), par égard pour une grande infortune, s'empressèrent de les dérober à la vue du roi, en les enfouissant dans un monceau de sable qui était près de la grille du jardin des Tuileries. Plusieurs heures après, quelques personnes qui recherchaient le corps du député Jollivet, retirèrent les trois corps gisant sous une couche de sable de 30 centimètres d'épaisseur. L'un de ces infortunés respirait encore et donna signe de vie pendant quelques heures, offrant jusqu'à la fin la plupart des signes de la mort consommée.

En voici un autre peut-être encore plus significatif.

La froideur du corps, l'insensibilité, la couleur plombine de la face, nulle apparence de pouls, immobilité absolue. Tel était l'état de deux hommes réputés morts par tous les assistants, et qu'Ambroise Paré réussit à rappeler à la vie. (Ambroise Paré, *Traité des rapports*.)

Le suivant mérite aussi d'être cité.

Une femme (2) épuisée par une longue maladie, offrait en apparence la plupart des signes

(1) L'un était M. Vaillant, frère du général. C'est de lui que nous tenons ce récit.

(2) De la commune de Paulan (Hérault), 16 décembre 1842.

de la mort. Son décès avait même été constaté et le délai de vingt-quatre heures était dépassé. Elle fut mise en bière, portée à l'église, et c'est dans le trajet au cimetière qu'elle donna signe de vie. On la rapporta à son domicile, et les soins qu'on lui prodigua prolongèrent sa vie de deux ou trois jours.

Mais voici qui semble prouver que les garanties les plus rassurantes, en général, peuvent être insuffisantes en certains cas.

Un homme (1) passe la nuit dans une auberge. Le lendemain on le trouve mort. On croit à un crime. La justice s'en mêle. Les médecins appelés déclarent que la mort doit être attribuée à une attaque d'apoplexie. Sur ce, on s'occupe des apprêts funèbres. Mais cet homme n'était point mort. Il donna signe de vie au moment où on le mettait dans le cercueil. Il est encore aujourd'hui plein de vie et de santé.

§ VIII. — La nature se charge seule de révéler la présence
de la mort.

Mais quoi! est-ce à dire qu'il n'existe aucun moyen de prononcer avec certitude sur l'état de vie ou de mort? Et l'obscurité déjà si profonde qui enveloppe l'état de vie à son apparition, se représenterait-elle plus profonde encore à son

(1) Le sieur F. P., de Caen, marchand de charbon; 11 décembre 1841.

terme? Il n'en est rien, heureusement ; seulement la nature semble avoir voulu se réserver exclusivement le privilége de dissiper cette obscurité quelquefois si funeste. Aussi, comme nous le verrons bientôt, l'instant où elle livre le corps de l'homme à la destruction, est empreint d'un tel caractère d'évidence, qu'alors, mais seulement alors, l'erreur n'est plus possible.

Pourquoi donc, au mépris de la voix de la nature, l'homme veut-il s'opiniâtrer à découvrir dans la physionomie de la mort, un trait particulier qui la distingue infailliblement de la vie?

C'est sûrement parce que la nature ne se prononce pas au gré de son impatience ; et le désir de se délivrer promptement d'un spectacle qui l'afflige en réveillant en lui le sentiment de la mortalité, ou même simplement cette précipitation qu'il apporte trop souvent dans les actes les plus sérieux, l'exposent à livrer son semblable aux chances affreuses d'être considéré et traité comme mort, avant de l'être en réalité.

C'est pourquoi, le signe qui à lui seul caractérise infailliblement la mort, celui dont la présence même isolée, si cela était possible, constitue un moyen certain de distinguer la mort de la vie, le lecteur l'a désigné d'avance, c'est la décomposition cadavérique.

Admirable prévision de la nature, qui pour

ne pas livrer l'appréciation de l'instant le plus solennel de la vie de l'homme, au caprice de sa raison et au témoignage si fragile de ses sens, aime mieux se charger elle-même du soin d'apposer son sceau indélébile sur la hideuse mort.

Nous ne nous arrêterons pas à réfuter les objections dirigées contre l'infaillibilité qui appartient à la décomposition, comme signe de mort. Il y a des hommes qui en feraient contre l'évidence du soleil à midi. Nous supposerons, ce qui du reste est à peu près vrai, cette infaillibilité admise par tout le monde, et nous nous attacherons à bien établir les caractéres qui annoncent la décomposition cadavérique même à son début.

À une époque de la mort, qui ne saurait être rigoureusement déterminée, dans les cas ordinaires, la peau de l'abdomen dans le voisinage des aines, et plus souvent dans le pli lui-même, de pâle qu'elle était, se nuance sensiblement en blanc mat, en blanc gris, et successivement, avec rapidité, en bleu, en vert, en bleu noirâtre qui se fonce de plus en plus. À mesure que chacune de ces diverses teintes se prononce davantage, celle qui la précéde dans la succession de développement s'étend toujours au delà, jusqu'à ce qu'enfin toute la partie antérieure de l'abdomen ait été envahie.

Si à ces diverses circonstances vient s'ajouter l'odeur caractéristique qui les accompagne d'ordinaire, sans leur être essentiellement liée, on aura la certitude que la décomposition cadavérique a pris possession du sujet.

Est-il nécessaire de faire remarquer que cet état peut se trouver avancé ou reculé par des circonstances aussi nombreuses que variées? La température atmosphérique, le milieu dans lequel se trouve le corps, la nature de la maladie à laquelle le sujet a succombé, l'état d'obésité ou de maigreur, etc., sont autant d'incidents capables de modifier la marche du travail de décomposition.

Il est en effet des cas où l'inhumation peut et doit même suivre de près le décès : autant parce qu'il n'y a pas de doute possible, que parce que l'invasion prompte de la putréfaction est un foyer morbide pour les vivants, sans utilité pour le défunt. Nous aurons occasion de revenir dans la suite sur ce point.

Il est d'autres cas, au contraire, où l'inhumation peut et doit être retardée par mesure de prudence pour le défunt, et sans qu'il y ait inconvénient pour les vivants. Nous aurons plus tard à faire connaître un fait accompli en Allemagne, et relatif à une jeune fille exposée pendant huit jours dans l'établissement des morts, sans qu'il se manifestât aucun signe de décomposition.

En attendant, voici une observation qui prouve et la lenteur de la marche putride et son innocuité dans certains cas.

Un cordonnier de la rue Montmartre fut trouvé étendu mort sur le carreau de sa chambre, plus de quinze jours après son décès. Des rapports circonstanciés et authentiques ont établi le fait d'une manière positive. A leur défaut, au surplus, l'état des lieux eût été une preuve plus que suffisante.

En effet, les animaux enfermés dans la chambre du défunt étaient non seulement sans vie, mais encore dans un tel état de décomposition, que les membres d'un chat, par exemple, tenaient à peine au reste du corps, et les plumes des oiseaux à leur derme ; sans parler des myriades d'insectes qui y fourmillaient et de l'affreuse puanteur qui s'en exhalait. Les substances alimentaires étaient à peine susceptibles d'être distinguées les unes des autres. Et cependant, on le croira à peine, au milieu de cette atmosphère infecte, plongé dans ce cloaque putride, le cadavre du cordonnier était parfaitement conservé. Nulle odeur, nulle trace de décomposition même au début ; à peine quelques marbrures sur les parties du corps en contact avec le sol.

Mais il est vrai de dire que le cordonnier

était âgé de quatre-vingt-six ans, maigre, desséché ; que sa chambre était au sixième étage et qu'on se trouvait en mars.

Toutefois, voici une autre observation offrant des conditions toutes différentes.

Un homme de soixante-cinq ans, obèse, pléthorique, est trouvé mort, rue Feydeau, dans une chambre obscure, humide, située au rez-de-chaussée, par une température de + 9 degrés. La mort datait de près de sept jours, ainsi que cela a dû être établi officiellement. Le corps était néanmoins dans un état de conservation tel, qu'un observateur peu exercé n'y eût probablement découvert aucune trace de décomposition.

On le voit, ces deux faits identiques dans leurs résultats, quoique si opposés dans les phénomènes qui les ont précédés, prouvent manifestement l'impossibilité de déterminer d'avance le moment où les signes de la décomposition commenceront à se montrer.

Nous verrons plus tard tout le parti que nous aurons à tirer de cette première conclusion.

CHAPITRE IV.

DE LA DÉCOMPOSITION CADAVÉRIQUE.

Ceci était écrit depuis plusieurs années déjà, lorsque nous nous sommes décidé à des recherches nouvelles sur la décomposition cadavérique, en vue de confirmer ce que les considérations qui précèdent offrent d'exact, ou de corriger les erreurs qu'elles peuvent renfermer. Nous déclarons sans peine que les travaux de M. le docteur Deschamps (de Melun) ont été par nous mis à une large contribution, et nous ajouterons que nous avons été heureux de trouver un grand nombre de nos observations en parfaite harmonie avec les siennes.

L'instant même où la vie abandonne le corps de l'homme, est celui du commencement de l'empire des lois physiques. La lutte est finie ; le petit monde, *microscome*, comme disaient les anciens, se livre au grand. Le travail de décomposition débute, obscur d'abord ; mais se traduisant bientôt quand les conditions extérieures lui sont favorables, par des nuances particulières de la périphérie qui, en certains endroits, passe successivement du blanc mat au gris, au gris foncé, au bleu, au vert, au vert plus foncé, au brun, au noir. Cependant l'odeur de cadavre, son ramollissement, son volume qui augmente, sont autant de phénomènes qui marchent avec les premiers. Avec le temps toutes les parties molles se décomposent de manière à ne plus être qu'un résidu huileux et salin, merveilleusement propre, dit-on, à nourrir les végétaux de toutes espèces. Les os résistent plus longtemps, mais pour se résoudre, en définitive, en une poussière ténue que dissipe le moindre souffle de l'atmosphère.

Ainsi finit l'enveloppe matérielle de l'homme.

Rien n'est donc mieux prouvé que la métempsycose de la matière ; ce qui autorise à croire, dit Richerand, que ce dogme religieux, comme la plupart des cultes et des conceptions fabuleuses de l'antiquité, n'est qu'un voile mystérieux, adroitement jeté par la philosophie entre le vulgaire et la nature.

Mais ce n'est point de cela qu'il s'agit.

Plus la décomposition cadavérique offre de garanties comme signe de mort, plus il est important d'en connaître tous les caractères distinctifs.

Or, les premiers signes du travail de décomposition putride se montrent constamment dans la région de l'aine du côté droit, sur la partie légèrement déclive qui de l'abdomen aboutit à la dépression abdomino-crurale. Ce phénomène ne manque jamais ; il serait peut-être facile de l'expliquer anatomiquement. Quels que soient l'âge, le sexe, le tempérament, etc., du sujet, la maladie à laquelle il a succombé ; avec un peu d'habitude on s'assurera toujours de la présence, en cet endroit, des premiers symptômes qui annoncent la décomposition, quand ils ne sont pas elle.

Il est un moyen facile de s'assurer de l'exactitude de cette observation. Trouvez-vous, comme nous l'avons fait plus de vingt fois, aux pavillons de la Faculté, au moment où l'on verse les corbillards qui apportent les sujets pour les dissections. Tous vous offriront ce caractère de décomposition putride. Si quelqu'un présente de prime abord quelque obscurité, suivez-le jusque sur la table de dissection, examinez-le plus à votre aise, et vous serez bientôt convaincu.

Les phénomènes de la décomposition marchent de la périphérie au centre. Nous ne prétendons pas à la priorité de cette découverte. Toutefois nous l'ignorions complétement, quand nous en avons eu la première pensée, à l'occasion d'une expertise judiciaire dont voici l'histoire :

Une dame, n° 13 de la rue des Moulins, était morte pendant le travail de la parturition. Le médecin de l'état civil, peu satisfait de la manière dont on expliquait cette mort, fait part de son incertitude au maire de l'arrondissement, qui en prévient le commissaire de police du quartier. Un nouvel examen du médecin appelé par ce magistrat confirme les doutes du vérificateur des décès. Avis en fut donné au procureur de la république, qui nous requit pour procéder à l'examen judiciaire du corps de la dame X..., et déterminer les causes de sa mort.

C'était en juillet 1850. La mort datait de
quatre jours environ. La dame X... était âgée de
trente-six ans, obèse et très lymphatique. Le
corps, placé dans une arrière-boutique fort obscure, fut transporté dans une pièce spacieuse et
bien éclairée, donnant sur la rue. La décomposition putride était tellement avancée, qu'il ne
restait pour ainsi dire plus forme humaine. Nous
avions devant nous une masse d'un noir verdâ-
tre dont la puanteur était au comble. Le premier
coup de scalpel dans les parois abdominales
donna lieu à une explosion effrayante pour les
assistants, et par suite à une éruption de gaz d'une
telle fétidité que le commissaire de police qui
nous assistait (1) s'est trouvé gravement indisposé
pendant plus de quinze jours des suites, sûrement, de l'absorption de ces gaz. J'oubliais de
dire que la tête de l'enfant pendait en quelque
sorte entre les cuisses de la mère, et qu'elle participait à l'état de décomposition générale.
Quelle fut notre surprise, de trouver au milieu
de cette masse putride un utérus parfaitement
conservé, et dans sa cavité le tronc entier d'un
enfant énorme, participant de l'état de conservation de la matrice. Bien plus, le sang qui rem-
plissait à peu près tout l'espace que n'occupait
pas l'enfant était rouge, fluide et complétement

(1) M. Bertoglio.

inodore. L'utérus et son contenu furent retirés de la cavité abdominale, examinés à part dans une autre pièce du logement, et trouvés dans un état d'intégrité tel que pourraient l'offrir les mêmes organes examinés immédiatement après la mort.

Les autres détails de l'autopsie n'ont aucun rapport avec le sujet qui nous occupe, il est inutile d'en parler.

Disons tout de suite que ce fait de la marche de la décomposition putride de dehors en dedans a une valeur immense dans la plupart des questions médico-légales. Que de fois, dans notre ignorance de ce fait, nous nous sommes surpris à mettre en doute l'exactitude des résultats d'une autopsie pratiquée plusieurs jours après la mort, et consécutivement à une exhumation !...

Maintenant est-il nécessaire de prouver que les caractères de la décomposition cadavérique ne peuvent se confondre avec aucun de ceux qui appartiennent à certains cas pathologiques, comme la gangrène, par exemple?...

C'est Louis qui donnera la réponse.

«La décomposition cadavérique et la pourriture qui attaque un corps vivant ont chacune leurs caractères propres. Jamais la gangrène sèche n'a eu lieu sur un corps mort. La décomposition qui attaque les morts est toujours une gangrène humide, c'est une espèce de dissolution. Elle est bien différente de celle qui attaque les parties d'un corps vivant. Dans ce cas-ci on voit une tuméfaction, une tension et une rougeur inflammatoire qui séparent le mort du vif. La surpeau se détache de la peau et produit des vésicules remplies de sérosité.

» Dans les morts, au contraire, la peau est d'abord pâle, elle devient d'une couleur blanche grisâtre; elle prend après des nuances foncées; elle devient d'un bleu qui tire sur le vert, et ensuite d'un bleu noirâtre qu'on aperçoit à travers la peau, qui prend enfin elle-même cette dernière couleur.

» Ces observations sont faites d'après la nature elle-même; et si l'on croyait devoir attendre la décomposition des sujets, il faudrait bien distinguer ces signes : car la vie d'un homme étant d'un prix inestimable, on ne doit rien négliger de ce qui peut prévenir de donner la sépulture à un homme vivant. Quand, dans la révolution des siècles, il n'y aurait qu'une personne qui, par le défaut de ces connaissances, pût devenir la victime du sentiment que nous combattons, cela suffirait pour justifier les distinctions caractéristiques que nous avons indiquées. »

C'est là un morceau de main de maître après lequel il n'y a rien à dire.

Quant aux circonstances nécessaires à la décomposition pour s'emparer du corps de l'homme privé de la vie, elles nous paraissent pouvoir se réduire à deux principales.

La température et l'humidité.

Ainsi, exposés à un froid de zéro, les cadavres se conservent, et peuvent, à cette température, demeurer huit, neuf et quelquefois douze et quinze jours sans offrir aucune trace bien manifeste de coloration de la peau, et à peine l'odeur de relent.

Mais si la température s'élève de $+4$ à $+5$ degrés, et que le dégel arrive, souvent en quelques heures l'odeur cadavérique devient piquante, ammoniacale, et le ventre se colore.

Si un cadavre passe de zéro à une température de $+20$ à $+25$ degrés, et qu'il reste exposé à cette température pendant toute la journée, il présente souvent dès le soir même tous les phénomènes caractéristiques de la décomposition.

Pour accélérer l'apparition de ces phénomènes, et par conséquent s'assurer plus tôt de la réalité de la mort, il suffit souvent d'élever la température de la chambre mortuaire à $+20$ ou $+25$ degrés.

L'humidité est aussi une des conditions indispensables au développement des phénomènes de la décomposition.

Toutefois, de même que la température, il est nécessaire que l'humidité ne dépasse pas certaines bornes. Trop faible, elle n'a qu'une influence insignifiante ; trop grande, elle retarde au lieu d'accélérer la décomposition.

On peut en quelque sorte à volonté obtenir la mesure nécessaire d'humidité, en répandant des vapeurs d'eau dans l'atmosphère. On s'arrêterait si l'on apercevait des gouttelettes sur les corps froids placés dans le voisinage du défunt, à plus forte raison sur le défunt lui-même.

On pressent l'usage que l'on pourrait faire de ce moyen pour accélérer la marche de la décomposition sur les vieillards et les corps très amaigris.

Il est loin d'être démontré que la lumière et l'électricité, comme le prétend M. Deschamps, soient deux puissants auxiliaires de la décomposition.

Nous soutenons, nous, que la première au moins retarde la décomposition au lieu de l'accélérer. Ainsi deux cabiais de même âge, sacrifiés en même temps et de la même manière, placés l'un dans l'obscurité, l'autre au grand jour, à températures égales, le premier offre des signes évidents de décomposition putride, quand le second n'en présente encore aucune trace.

Quant à l'électricité, pour prouver son influence, on cite la rapidité avec laquelle marchent les phénomènes de la décomposition, pendant les temps d'orage. Mais cette circonstance ne pourrait-elle pas s'expliquer en tenant suffisamment compte des conditions particulières dans lesquelles se trouve l'atmosphère en pareils cas. Pour nous, cela ne fait pas l'objet d'un doute.

À toutes ces considérations générales nous ajouterons quelques détails dont l'intérêt pratique sera senti par tout le monde.

L'âge, le sexe, le tempérament du sujet : l'espèce et la nature de la maladie à laquelle il a succombé, le milieu dans lequel il se trouve placé, sont autant de circonstances qui peuvent faire avancer ou retarder les phénomènes de la décomposition.

Ainsi les enfants et les femmes, en général, se décomposent assez rapidement.

Les sujets lymphatiques ou très obèses, plus vite que ceux qui sont dans des conditions opposées.

La mort prompte, ou consécutive à une maladie aiguë, hâte la décomposition. Il en est de même de la mort causée par une hémorrhagie funeste.

Toute région lésée de quelque façon que ce soit, avant comme après la mort, est frappée plus rapidement de décomposition que les autres parties du corps.

Les œufs de la mouche carnassière, s'ils ont été déposés dans quelque partie molle et surtout humide, hâtent constamment la décomposition des cadavres.

Relativement au milieu dans lequel se trouve le corps privé de vie :

La présence de l'air atmosphérique paraît être une condition *sine quâ non* du travail de décomposition. Je dis *paraît*, parce qu'il en est qui soutiennent que ce travail peut s'opérer dans le vide.

L'air saturé d'acide carbonique semble retarder la décomposition, ce qui explique pourquoi les individus asphyxiés par la vapeur du charbon sont souvent si longtemps à présenter les premiers signes de la décomposition, quoique dans beaucoup de cas, ces individus présentent à un suprême degré toutes les conditions propres à la favoriser.

Enfin l'eau retarde la décomposition. L'employé de l'administration des hôpitaux, qui tient avec tant d'intelligence et de soins les livres de la Morgue, nous a communiqué sur ce sujet des détails qui seraient d'un prix inestimable, s'il les publiait. Ce qu'on fera probablement plus tard.

Le lecteur comprendra dans la suite de ce travail le motif qui nous a retenu si longtemps sur tout ce qui se rapporte à la décomposition cadavérique.

DEUXIÈME PARTIE.

**De la mort apparente, et des moyens de prévenir
l'inhumation en cet état.**

Si nous voulions, comme tant d'autres, sacrifiant le côté utile de notre sujet, au triste plaisir de jeter l'effroi dans les imaginations, exploiter les légendes et les gazettes, nous montrerions un homme et une femme se dévorant mutuellement les entrailles au fond du tombeau qui les reçut en état de mort apparente; — une jeune fille revenue à la vie dans le caveau sépulcral, se traînant jusqu'à la porte, où on la trouve privée de ses mains, qu'elle avait rongées pour satisfaire sa faim; — l'un revenant à la vie parce que ceux qui le portent en terre, laissent tomber maladroitement son cercueil; — l'autre parce qu'un voleur lui coupe le doigt pour lui ravir un anneau. Nous avons été appelé dernièrement pour constater la réalité de la mort d'une fort grande dame qui avait inséré dans son testament une clause spéciale pour qu'on lui coupât le doigt après sa mort. Il nous a été assuré que cette pensée lui était venue à propos du fait que nous rappelons ici. — Une autre jeune fille laissée morte le soir, et que l'on trouve le matin assise sur son séant, jouant agréablement avec la couronne virginale qui avait été mise sur sa tête...

Mais parce qu'il y a eu des contes faits à plaisir, est-ce à dire qu'il faille rejeter indistinctement tous les cas de morts apparentes reconnues avant l'inhumation, ou reconnues trop tard, ou même entièrement méconnues?... En vérité, ce serait afficher un scepticisme que l'expérience n'a que trop souvent occasion de réfuter.

Nous produirons nous-même, quand le moment sera venu, une série de faits récents si bien établis, si authentiquement constatés, que le doute à leur égard ne saurait être permis.

Mais sans parler de nous, l'histoire et la science ont enregistré dans leurs annales des cas empreints d'un tel caractère de véridicité, que les méprises relatives aux morts apparentes sont, de nos jours, l'effroi trop justifié de toutes les classes de la société et l'objet des préoccupations de tous les gouvernements.

On n'entend pas sans frissonner l'histoire de ce gentilhomme qui se ranime sous le couteau de Vésale, chargé de rechercher les causes d'une mort qui n'était qu'apparente ; ou celle du cardinal Espinosa saisissant de sa main le scalpel qui vient de lui ouvrir le ventre; ou celle enfin de l'abbé Prévost expirant dans les tortures de sa propre autopsie. Sans parler de Winslow, deux fois enseveli; de la double résurrection de la mère et de l'enfant, que Rigodeaux nous a transmise avec une exactitude saisissante, des 181 cas rassemblés par Brubier (1), et enfin de tous ceux qui se réalisent chaque année dans notre pays et presque sous nos yeux (2).

Si donc il y a des exemples trop réels et surtout trop nombreux de morts apparentes dans lesquels l'inhumation s'est accomplie, ou a été sur le point de s'accomplir, il se présente ici une double question à résoudre :

1° Quels sont les caractères qui distinguent la mort apparente?

2° Notre législation des décès est-elle propre à prévenir l'inhumation en état de mort apparente?

SECTION PREMIÈRE.

DE LA MORT APPARENTE ET DE SES CARACTÈRES.

La première remarque que fait naître l'observation des espèces diverses de morts subites,

(1) Parmi lesquels 52 inhumations prématurées, 4 résurrections pendant l'autopsie, 53 résurrections spontanées et 72 provoquées par différents moyens.

(2) M. Leguern en compte jusqu'à sept dans le court espace de huit mois.

dit Bichat, c'est que dans toutes, la vie organique peut, jusqu'à un certain point, subsister, l'animale étant éteinte. Ainsi, ajoute-t-il, l'individu que frappent l'apoplexie, la commotion, etc., vit encore plusieurs jours au dedans, tandis qu'il cesse tout à coup d'exister en dehors. On ne doit même se prononcer sur la réalité de la mort générale qu'après la cessation absolue des phénomènes de la vie organique, l'interruption des phénomènes de la vie de relation étant un signe presque constamment infidèle.

D'où il découle évidemment que la suspension des fonctions de la vie de relation peut être prise pour la mort générale, et offrir dans certains cas des difficultés de diagnostic capables de la faire confondre avec elle, même par les personnes les plus expérimentées. C'est là la mort apparente. (Voy. note B.)

Elle peut donc être définie, un état dans lequel les fonctions organiques persistent encore, quand les fonctions de la vie extérieure paraissent anéanties.

Quels sont les accidents pathologiques qui paraissent déterminer l'état de mort apparente?

Quelle peut être la durée moyenne ou approximative de cet état?

Peut-il être toujours distingué de la mort générale?

C'est ce que nous allons examiner successivement.

CHAPITRE PREMIER.

DES ACCIDENTS PATHOLOGIQUES QUI PEUVENT DÉTERMINER L'ÉTAT DE MORT APPARENTE.

Le narcotisme, la syncope, l'apoplexie cérébrale, la commotion cérébrale, l'hystérie et l'asphyxie, sont à peu près les seuls accidents pathologiques dans lesquels on ait constaté la mort apparente.

§ I. — Le narcotisme.

Le narcotisme peut et a en effet donné lieu à plusieurs cas de suspension profonde des fonctions animales. En voici un exemple observé par nous-même et que nous avons entouré de tous les détails propres à satisfaire les plus incrédules.

Madame P... venait de perdre une enfant chérie, âgée de sept ans. La douleur qu'elle en éprouva fit craindre pendant quelque temps pour sa raison. Le caractère dominant des dérangements momentanés de son intelligence était une pensée insurmontable de suicide. Pour combattre la surexcitation nerveuse et l'insomnie opiniâtre qui entretenait l'état du cerveau, il lui fut prescrit de prendre quelques cuillerées à bouche d'une potion calmante, dans laquelle

nous pûmes faire entrer sans inconvénient, après
quelque temps de son usage gradué, jusqu'à un
décigramme de chlorhydrate de morphine. La
même ordonnance était présentée à notre insu
au pharmacien, qui avait le grand tort de la remplir sans faire aucune difficulté. Madame P...
put ainsi réunir jusqu'à six potions. Elle les but
en moins de dix minutes. Les ravages du poison
furent aussi prompts que terribles. Trois confrères (1) furent appelés en même temps pour
les combattre. Les douze grains (60 centigram-
mes) de sel de morphine avaient été pris à cinq
heures du matin; c'est à midi environ que les
symptômes de narcotisme étaient arrivés à leur
paroxysme. Tout ce que la science possède de
ressources en pareil cas fut inutilement employé.
A trois heures (2), deux des médecins étaient
partis; M. Guersant, vieil ami de la famille, était
resté seul pour donner des consolations au mari
et aux parents de la défunte. Nous arrivâmes sur
ces entrefaites. Nonobstant l'assurance qui nous
fut donnée par M. Guersant lui-même, que tout
était fini, nous voulûmes juger par nous-même
de l'exactitude des détails qu'on nous donnait.
Hélas! ils ne nous parurent que trop vrais : et

(1) MM. Guersant père, Roger et Corby.

(2) Nous étions en ce moment au palais de justice, pour déposer comme expert dans une affaire de cour d'assises.

notre conviction était telle, qu'en sortant de la maison, nous affirmâmes à une amie de madame P..., qu'il n'y avait aucun espoir et que la mort n'était point douteuse.

Inutile d'ajouter que tous les moyens de s'assurer de ce triste résultat avaient été mis en pratique. Nous affirmons, pour ce qui nous regarde, avoir eu recours à une auscultation minutieuse de la région du cœur, sans que ce moyen nous eût révélé aucun symptôme de vie. Quant aux moyens employés pour rappeler madame P... à la vie, on pourra s'en faire une idée, quand on saura que les sinapismes, entre autres, donnèrent lieu à des brûlures telles (1), que dans beaucoup d'endroits, il y eut une véritable désorganisation des parties. M. Paul Guersant pourrait en parler, lui qui a donné pour cela ses soins à madame P... pendant plus de trois mois.

C'est-à-dire que madame P... était en état de mort apparente. Nous dirons dans la troisième partie de quelle façon elle revint à la vie. Qu'il suffise au lecteur de savoir, pour le moment, qu'elle est depuis devenue mère d'un enfant charmant qui la console de la perte cruelle qui

(1) Circonstance bien remarquable et que nous avons signalée ailleurs : l'effet immédiat de ces sinapismes dans les lieux d'application fut absolument nul.

l'avait jetée dans un désespoir qui faillit lui devenir si funeste.

§ II. — De la syncope.

Dès que les communications vasculaires qui tiennent le cerveau sous l'empire du cœur se trouvent interceptées, alors plus de phénomènes cérébraux apparents; plus de vie externe par conséquent. C'est là la syncope.

Qu'elle succède à une émotion trop vive, à une évacuation sanguine trop abondante; qu'elle dépende d'un polype, d'un anévrisme, ou de toute autre cause, l'affection successive des organes est toujours la même, dit Bichat; toujours ils meurent momentanément, tandis qu'ils périssent réellement dans une plaie du cœur : par exemple, dans une ligature de l'aorte. C'est toujours le cœur qui, sympathiquement affecté, cesse d'agir, et tout de suite le cerveau, faute d'excitant, interrompt son action, et avec elle tous les phénomènes de la vie extérieure. En ce moment s'établit la mort apparente. Les exemples que nous pourrions citer de morts apparentes survenues ainsi sont en fort grand nombre. Nous nous arrêterons à un seul.

On représentait, à l'Opéra-Comique, l'opéra du *Déserteur*. A la fin de la pièce, au moment où les gendarmes chargés de fusiller le déserteur

mettent le genou à terre, croisent le fusil et vont
tirer, une jeune personne qui se trouvait à la
galerie tombe dans un état de syncope qui
offrit pendant quelques minutes tous les caractères de la mort réelle, sans en excepter l'absence des battements du cœur, qui furent au
moins inappréciables pendant les deux premières minutes. Cet état se prolongea plus d'une
heure, de manière à faire croire, non pas à un
état de mort consommée, mais à une issue qui
pouvait devenir funeste. (Voyez note C.)

§ III. — L'apoplexie.

De toutes les causes déterminantes de cet accident pathologique, les violentes commotions
de l'âme semblent avoir le privilége exclusif
de donner lieu en cet état à une suspension
plus ou moins prononcée, plus ou moins longue,
des phénomènes de la vie de relation, la vie interne persistant encore d'une manière plus ou
moins appréciable.

Ce n'est pas ici le lieu d'exposer la théorie
physiologique de l'apoplexie, il suffira au lecteur de faire appel à ses souvenirs, pour comprendre tout de suite que l'état apoplectique
peut, en suspendant les fonctions des organes de
la vie extérieure, produire l'état de mort appa-

rente. L'expérience a confirmé ce que la science pouvait prévoir.

Voici, entre cent autres, une observation curieuse d'un cas d'apoplexie pris pour la mort réelle.

Dans l'hiver de 1849, par une température très douce d'ailleurs, des soldats du poste dit de l'arcade Colbert, étant en patrouille, relevèrent à l'angle de la rue Chabanais et de la place Louvois, le corps d'une femme très obèse et déjà avancée en âge. Lui trouvant tous les signes apparents de la mort, ils ne s'occupèrent point de lui faire donner des secours, et se contentèrent de transporter ce prétendu cadavre dans une salle située au-dessus du corps de garde. Le poste fut relevé à l'heure ordinaire. Le chef qui se retirait se contenta de prévenir celui qui le remplaçait, qu'il y avait au-dessus une vieille femme ramassée inanimée sur la voie publique. Le commissaire de police fut prévenu. Nous l'accompagnâmes, et, à la grande surprise de tous les assistants, nous déclarâmes que cette femme avait été frappée d'apoplexie, mais qu'elle n'était point morte. Des soins lui furent prodigués pendant qu'on faisait les recherches nécessaires pour établir son identité, et sans qu'il fût possible de rétablir l'exercice des fonctions de

la vie de relation, les organes de la vie intérieure
fonctionnèrent sensiblement pendant quatre ou
cinq jours encore, temps après lequel elle finit
par succomber.

Voici un autre cas recueilli à peu près à la
même époque et observé dans le même endroit.

Un homme, jeune encore, en proie à des
préoccupations morales très vives, avait mangé
et bu, bu surtout, jusqu'à tomber ivre-mort dans
la rue Vivienne, où il fut relevé à deux heures
après minuit par des sergents de ville, qui le
transportèrent incontinent au poste de l'arcade
Colbert. Là ils se mirent à lui prodiguer leurs
soins plus empressés qu'éclairés, pendant qu'ils
envoyaient un soldat à la recherche d'un médecin. Lorsque nous arrivâmes, le corps du malheureux jeune homme était relégué dans un coin
du corps de garde et considéré comme privé de
vie. L'erreur avait été d'autant plus facile pour
ces braves gens, que nous-même, au premier aspect, crûmes avoir affaire à un cas de mort consommée. Ce ne fut qu'après un examen attentif
que nous reconnûmes l'état de mort apparente.
Nous l'en retirâmes bientôt, et, à l'opposé de la
femme dont il a été question plus haut, il recouvra l'intégrité de toutes ses fonctions, avec une
telle facilité, que lorsque nous allâmes au jour

pour reconnaitre son état, il s'était sauvé du corps de garde pour gagner son domicile à Batignolles.

§ IV. — La commotion cérébrale.

L'ébranlement du cerveau seul, et mieux encore quand il se trouve lié à celui de la moelle épinière, peut donner lieu, sans que son organisation soit manifestement altérée, à une suspension des fonctions de la vie animale, capable de faire croire à la mort générale. Les exemples n'en sont pas rares. Le suivant offre quelque intérêt à cause du jeune âge de l'enfant qui en est l'objet.

Il y a deux ans, un petit garçon de huit ou neuf ans s'amusait à la fenêtre du premier étage de la maison n° 24, rue Daleyrac, à faire tourner en l'air sa casquette. Cette casquette, dans son mouvement de rotation s'étant éloignée de l'enfant du côté de la rue, celui-ci fit pour la rattraper un effort qui lui fit perdre l'équilibre, et il tomba la tête la première sur un trottoir dallé. La commotion cérébrale fut terrible et la vie générale parut d'abord complétement éteinte. Ce n'est qu'au bout de plusieurs minutes qu'il nous fut possible de reconnaître que la vie organique se maintenait encore, et de plusieurs heures que nous pûmes établir quelques indices de vie intérieure. L'enfant, du reste, était parfaitement remis trois jours après l'accident. (Voyez note D.)

§ V. — L'asphyxie.

Les phénomènes de l'asphyxie varient selon les causes qui la produisent. Dans toute asphyxie, en effet, la vie générale peut être plus ou moins profondément troublée, mais toutes les causes déterminantes de l'asphyxie ne produisent pas le phénomène d'une suspension complète de la vie extérieure avec persistance des fonctions organiques. Par exemple, l'asphyxie par strangulation, par submersion, par suffocation, ou par défaut d'air respirable, ne détermine pas des troubles de fonctions analogues à ceux qu'on observe dans les cas d'asphyxie par les gaz délétères, comme serait l'hydrogène arsénié ou l'hydrogène sulfuré. Dans la première, la mort générale arrive lentement et les deux vies s'éteignent rarement en même temps; tandis que dans la seconde, la vie générale se termine d'ordinaire subitement. Il ne doit donc être question ici que de la mort apparente qui peut avoir lieu dans l'asphyxie déterminée par le défaut d'air. Or, c'est, on peut le dire, l'état pathologique qui paraît jusqu'à ce jour avoir offert le plus grand nombre de cas de morts apparentes. Nous pourrions en faire connaître plus de dix appartenant à notre pratique personnelle seulement. Nous nous contenterons d'un seul, que nous choisissons de préférence parce qu'il présente un détail de médecine légale, qui a divisé et divise même encore les médecins légistes.

Deux jeunes ouvrières qui couchaient dans la même chambre et dans un lit commun, rue Marsollier, n° 8, après avoir préparé le soir à un feu de charbon de bois leur repas pour le lendemain matin, rentrèrent du corridor dans leur chambre le réchaud encore tout embrasé. Le lendemain matin on ne les vit point sortir à l'heure ordinaire. Les voisins soupçonnèrent un malheur et l'on s'empressa de prévenir le commissaire de police, qui se fit accompagner par un médecin. A notre arrivée nous trouvâmes les deux jeunes filles couchées dans le même lit, présentant tous les caractères extérieurs de la mort confirmée.

L'une, celle qui se trouvait près du mur, n'était malheureusement plus qu'un cadavre, que rien ne fut capable de faire revivre même éphémèrement.

L'autre, celle qui avait pour ainsi dire le nez sur le réchaud, fut plus heureuse. Des soins longtemps prodigués la ramenèrent à la vie, mais non à la santé, qu'elle a eue depuis profondément altérée.

Voici encore une observation qui joint à l'à-
propos le mérite d'une authenticité pour ainsi
dire juridique.

Un individu condamné à mourir par la corde
avait subi sa peine à Turin, le 14 mars 1853.
Son corps, détaché de la potence et déposé dans
une bière, avait été porté au cimetière, suivant
l'usage. Mais un éclat de toux étant parti du
cercueil, on s'aperçut que le pendu n'était pas
mort. Immédiatement il fut transporté dans la
demeure du chapelain où tous les secours lui
furent prodigués. Mais quelques heures après il
succomba.

Cet événement étrange a vivement impres-
sionné l'opinion publique. Des interpellations
ont même eu lieu à la chambre des députés, qui,
après une discussion assez vive, a adopté l'ordre
du jour suivant proposé par M. Brofferio, et auquel s'était rallié le ministre de la justice :

« La chambre, en invitant le ministère à présenter une loi qui corrige les dispositions actuelles du Code pénal au sujet de la peine de
mort, passe à l'ordre du jour. »

La *Patria*, de Turin, du 15 mars, publie au
sujet de cet événement les détails suivants :

« Les médecins chargés de pratiquer l'autopsie du cadavre du supplicié Antonio Sismondi.
afin de constater le motif par lequel l'exécution

capitale était demeurée incomplète, et la mort ultérieure du condamné, ont déclaré :

» 1° Que la mort a été occasionnée par l'asphyxie et l'apoplexie survenues à la suite de la suppression de la respiration et de la circulation du sang par l'effet de la corde ;

» 2° Que la mort n'avait pas été instantanée, parce qu'il n'y avait pas eu compression de la moelle épinière résultant soit d'une luxation, soit de la fracture d'une des vertèbres cervicales ;

» 3° Que l'exécution capitale avait été incomplète : premièrement, parce qu'elle n'avait pas produit la compression manifeste de la moelle épinière ; deuxièmement. parce que l'état de strangulation et de suspension n'avait pas été suffisamment prolongé.

» Les médecins ont ajouté que la grosseur et le peu de longueur du cou du supplicié, ainsi que le développement excessif des muscles dans cette partie du corps, avaient concouru à empêcher la luxation et la fracture des vertèbres. »

§ VI. — L'hystérie.

L'hystérie, caractérisée, comme on le sait, par une susceptibilité extrême du système nerveux, et par des attaques plus ou moins violentes dans lesquelles le phénomène le plus saillant est l'imminence de la suffocation, donne lieu quelquefois à une suspension des fonctions de la vie animale, tellement profonde, que la mort apparente en cet état a pu être confondue souvent avec la mort réelle.

L'épilepsie présente quelques caractères qui lui sont communs avec ceux de l'hystérie, au point de vue qui nous occupe. On peut en dire autant de tous les états pathologiques connus sous les noms de *léthargie*, de *catalepsie*, etc.

Voici un cas de mort apparente bien manifestement due à l'état hystérique et dont les détails sont loin d'être sans intérêt.

La fille d'un des plus honorables médecins de Paris, aujourd'hui mère de famille, et probablement guérie de sa triste maladie, a toute sa vie offert les caractères d'une susceptibilité nerveuse extrême. Dès l'âge de neuf ans, elle a été en proie à des accès hystériques dont l'intensité a été croissant jusqu'à l'âge de quinze ans. Mademoiselle X... a été d'une précocité intellectuelle et physique qui a peu d'analogues. Quelques uns de ses accès hystériques ont offert tous les caractères de l'état dit *cataleptique*. Voici quels sont les principaux phénomènes qu'il nous a été donné de constater pendant une des crises dont nous avons été témoin. La jeune personne, étendue sur son lit, est dans un état d'immobilité complète. Toutes les articulations sont souples.

La sensibilité générale paraît entièrement perdue, car elle résiste à des moyens d'excitation
très énergiques. Le corps est froid à toutes ses
extrémités. Les yeux, recouverts par les paupières, sont fixes, et leur pupille largement dilatée
est complétement immobile. La respiration est
imperceptible, et il faut une grande attention
pour apprécier les frémissements, plutôt que
les battements du cœur. De tout cet ensemble il
résulte, sans aucun doute pour nous, que si l'accès se prolongeait en cet état pendant un temps
considérable, mademoiselle X... pourrait très
bien être considérée comme réellement morte
par des personnes inexpérimentées, et inhumée
en cet état.

Telle est la note que nous avons rédigée en
rentrant dans notre cabinet et que nous trans-
crivons textuellement. Tout incomplète qu'elle
est, cette observation offre un exemple frappant
de la possibilité d'un état de mort apparente
rebelle, dans les accès hystériques.

En résumant tout ce qui a été dit dans ce
chapitre, il demeure établi, même pour les esprits les plus difficiles, que la syncope, l'apoplexie, la commotion cérébrale, l'asphyxie,
l'hystérie et le narcotisme, sont autant d'accidents morbides qui, portés à un certain
degré, peuvent donner lieu à une suspension des

fonctions de la vie animale assez prononcée pour faire croire à la mort réelle par des personnes peu exercées, et la faire soupçonner même par des médecins ayant une certaine habitude.

Du reste, la plupart des auteurs, et parmi eux Cullen surtout, affirment que, dans ces divers états, et dans la syncope particulièrement, les battements du cœur sont suspendus. Je sais bien qu'on opposera que ces auteurs n'ont connu, pour la plupart, d'autre moyen que la main pour explorer le cœur. Mais on ne fera croire à personne de bon sens, que tant de médecins distingués, que Cullen, par exemple, n'ait jamais eu l'idée si simple d'appliquer l'oreille sur le cœur. Il y a loin de là à la découverte de Laënnec, et il n'entre même pas dans notre pensée d'effleurer le mérite incontestable de ce grand observateur; mais il ne faut pas, en poursuivant un but, louable d'ailleurs, sacrifier sur sa route tout ce qui doit gêner votre marche. D'ailleurs dans vingt endroits les auteurs parlent du fait sans mentionner le moyen qu'ils ont employé pour le constater.

Qu'importe, maintenant, les cas dans lesquels, malgré la gravité des symptômes, on a pu s'assurer par l'état du cœur, que la vie n'était pas perdue sans retour. Nous sommes loin de les contester. Mais accordez-nous au moins que, dans d'autres cas, les résultats de l'investigation sont assez obscurs pour tenir en suspens un esprit quelque peu circonspect ; et dans quelques uns tellement négatifs, que si l'on ne tenait pas compte des circonstances concomitantes, on se croirait autorisé à prononcer sans arrière-pensée, sur la réalité de la mort.

Nous avons à nous occuper maintenant du temps pendant lequel les fonctions de la vie de relation sont susceptibles de rester suspendues.

CHAPITRE II.

QUELLE PEUT ÊTRE LA DURÉE MOYENNE OU APPROXIMATIVE DE L'ÉTAT DE MORT APPARENTE.

On ne s'attend pas, je pense, à ce que nous fassions entrer comme éléments, dans l'appréciation à laquelle nous allons nous livrer, de prétendus faits qu'il suffit de mentionner pour les fairejuger à leur juste valeur.

Nous ne dirons donc pas qu'un apoplectique est revenu à la vie dans son cercueil, après vingt-quatre heures d'inhumation ; qu'un noyé a repris ses sens après huit jours, et même après quinze jours de submersion ; que des femmes sont revenues à la vie après dix jours de mort apparente dans l'état hystérique ; qu'un fakir indien a pu être rappelé à la vie après dix mois d'inhumation. Non, ce sont là autant de contes qui n'ont jamais séduit que les amateurs du merveilleux, si tant est qu'ils aient jamais séduit quelqu'un, et qu'il serait temps de ne plus exhumer des vieux romans où ils se trouvent enfouis.

Notre appréciation reposera sur des données d'une exactitude qui laissera peu à désirer : et comme il est question d'ailleurs de fixer une durée approximative, ou moyenne, le lecteur ne saurait compter sur une exactitude absolument rigoureuse. Voici le résultat de nos recherches.

Sur 162 cas de mort apparente qui ont paru nous offrir plus de garanties de véridicité entre plus de 300 que nous avons parcourus, 7 se sont prolongés de 36 à 42 heures, 22 de 20 à 36, 47 de 15 à 20, 58 de 8 à 15, et 30 de 2 à 8 heures.

Ce qui donne à peu près une moyenne de quatorze à quinze heures. Mais on comprend que quand il s'agit d'un accident aussi effroyable que celui d'être confondu avec les morts quand on est encore vivant, il faut surtout prendre en considération la durée extrême, et non la moyenne, encore moins la plus courte.

Mais ce qui est surtout intéressant, c'est de connaître les états pathologiques qui donnent le plus grand nombre de cas de mort apparente, et ceux dans lesquels cet état paraît se prolonger davantage.

Or, l'asphyxie semble fournir le chiffre le plus élevé dans les 162 cas qui ont fait le sujet de nos recherches quant à la fréquence. Puis viennent successivement la syncope, l'hystérie, l'apoplexie, le narcotisme et la commotion cérébrale. Nous ferons seulement remarquer que dans cette appréciation, nous avons considéré les enfants venus au monde en état de mort apparente, comme appartenant surtout à la classe des asphyxiés.

Quant à l'intensité des cas, c'est-à-dire à la durée de chacun ; l'hystérie paraît devoir occuper le premier rang et la commotion cérébrale conserver le dernier.

Toutes ces données, on le pressent certainement, nous deviendront précieuses plus tard, quand il sera question de prévenir les inhumations des personnes qui peuvent n'être mortes qu'en apparence.

Il est important de savoir actuellement si l'état de mort apparente peut être constamment distingué de la mort générale, et subsidiairement si l'inhumation peut avoir lieu en cet état.

11

CHAPITRE III.

L'ÉTAT DE MORT APPARENTE PEUT-IL ÊTRE TOUJOURS DISTINGUÉ DE LA MORT GÉNÉRALE?

La réponse à cette question a en quelque sorte été donnée par anticipation, dans la première partie.

En effet, si comme nous croyons l'avoir suffisamment démontré, la mort générale ou réelle n'a d'autre signe absolument infaillible que la décomposition cadavérique ; la mort apparente par opposition doit être nécessairement caractérisée par l'absence de ce signe. La décomposition témoigne de la mort ; son absence doit donner la certitude de la persistance de la vie générale ou du moins de la vie organique. Décomposition et vie sont deux termes qui s'excluent réciproquement. C'est pour cela qu'on a dit avec raison, que le premier était le seul signe positif ou affirmatif de la mort, et que chacun de ceux que l'on a prétendu avoir la même signification, en étaient privés précisément parce qu'ils visaient à nier la vie plutôt qu'à affirmer la mort. Tous, en effet, prétendent à conclure de l'absence des signes de la vie à la présence de la mort ; tandis que la décomposition conclut de la présence de la mort à l'absence des signes de la vie. La conséquence rigoureuse de cette distinction est que les uns, en définitive, laissent tout en question, quand l'autre exclut par sa présence jusqu'à la possibilité du doute.

Soyons plus explicite encore, si c'est possible ; l'absence des battements du cœur, par exemple, constatée par l'auscultation, me révèle bien à la vérité l'absence d'un des signes de la vie, mais non point infailliblement la présence de la mort consommée. Il faudrait en effet pour cela, que deux choses fussent parfaitement démontrées ; savoir : 1° que la vie organique ne fût point susceptible de se continuer encore quand le cœur a cessé de battre d'une manière appréciable pour l'oreille ; et 2° que l'oreille elle-même fût toujours un instrument assez sûr, pour faire apprécier jusqu'au moindre frémissement d'un organe profond, recouvert chez certains sujets par des masses musculaires et graisseuses, capables à elles seules de dérober à l'observateur le plus expérimenté les battements du cœur, même dans son état d'intégrité.

Voyez jusqu'où nous portons l'esprit de concession ! Nous vous accorderons, si vous voulez, que la vie intérieure ne puisse persister encore plus ou moins longtemps quand le cœur a cessé de battre relativement : qui est-ce qui oserait prononcer, même dans ce cas, sur le rapport d'un sens comme celui de l'ouïe, que la vie a abandonné sans espoir de retour le sujet qui n'offre d'autre signe de mort que celui-là? J'en appelle à la conscience de tout médecin sage et consciencieux. Dieu nous est témoin de la bonne foi et du désintéressement que nous apportons dans cette question. On nous croira donc si nous déclarons que souvent nous nous sommes trouvé en face de cas d'une obscurité telle, que si nous avions réglé notre conduite sur le témoignage de notre oreille, nous eussions déclaré la mort certaine, quand elle n'était qu'apparente. C'est pourquoi nous avons appris à nous défier de l'auscultation, à ce point que si l'état de mort est un peu obscur, nous attendons toujours pour nous prononcer absolument, que d'autres signes de mort apportent leur concours à celui-là ; et il est tel cas où nous avons eu à nous féliciter d'avoir attendu l'apparition des symptômes de la décomposition, le seul caractère de mort qui à lui seul puisse offrir une sécurité parfaite.

Demander après cela si une séquestration quelconque et jusqu'à l'inhumation d'un individu en état de mort apparente peut se réaliser, c'est, en d'autres termes, demander si l'état actuel de la législation des décès est capable de prévenir dans tous les cas la séquestration et surtout l'in-humation de tout individu dont la mort ne serait qu'apparente. C'est là ce que nous avons à discuter.

SECTION DEUXIÈME.

NOTRE LÉGISLATION DES DÉCÈS EST-ELLE APTE A PRÉVENIR PARTOUT ET CONSTAMMENT L'INHUMATION EN ÉTAT DE MORT APPARENTE ?

De tout ce que nous avons dit jusqu'ici, il résulte rigoureusement :

1° Que la science n'a point encore trouvé et ne trouvera probablement jamais le moyen de distinguer avec certitude, dans tous les cas, la mort réelle de celle qui n'est qu'apparente ;

2° Que la décomposition cadavérique est au contraire le seul indice certain de la mort ;

3° Que cette décomposition a ses caractères toujours les mêmes, faciles à reconnaître même à leur début;

Et qu'enfin l'apparition de la décomposition a lieu après la mort à des époques extrêmement variables.

Or, si, d'une part, la putréfaction a ses caractères propres, toujours faciles à reconnaître avec un peu d'habitude, et que, d'autre part, elle soit le seul signe infaillible de la présence de la mort, toutes les institutions propres à empêcher qu'on inhume comme décédées des personnes encore vivantes doivent avoir en vue de faire constater la décomposition avant d'en permettre l'enterrement.

Tel est le problème à résoudre :

1° Sans que sa solution porte atteinte à la salubrité publique ;

2° Sans troubler trop profondément la législation mortuaire existante ;

3° Enfin, sans ajouter au budget de l'État un nouveau chapitre de dépenses permanentes ou même temporaires.

C'est à la solution de ce problème, si essentiellement humanitaire, que travaille depuis plus de trente ans cette Allemagne aussi sage que savante, qu'il faut si souvent consulter quand il est question d'institutions qui concernent le bien-être moral des hommes ou le respect pour leur existence.

Ici donc se place tout naturellement l'exposé des recherches que nous avons faites en Allemagne, sous les auspices du gouvernement français, avec l'appui et le zèle bienveillant de ses représentants dans les États que nous avons visités.

CHAPITRE PREMIER.

EXPOSÉ HISTORIQUE DES TRAVAUX POUR PRÉVENIR LES
INHUMATIONS AVANT DÉCÈS.

§ I. — En France.

Ce n'est pas d'aujourd'hui qu'on se préoccupe
de la question des inhumations trop promptes.
Ce triste sujet, on peut le dire, a été l'objet des
méditations de tous les vrais amis de l'humanité.
Mais tous, ou presque tous, ont borné leur
tâche soit à tracer le tableau le plus effrayant
possible des cas où des infortunés avaient trouvé
la mort au fond de leur tombeau, sans s'occuper
d'ailleurs des moyens de prévenir ces malheurs
épouvantables ; soit à indiquer les signes de la
mort certaine, sans se préoccuper de la pensée
que, dans certains états de société, ces recherches sont à peu près inexécutables ; soit enfin à
proposer des mesures ou tellement incomplètes
qu'elles entravaient les règlements existants, sans
remédier à rien, ou tellement compliquées, au
contraire, qu'elles effrayaient d'avance l'autorité
compétente en lui faisant entrevoir dans le remède lui-même un mal pire que celui qu'il devait combattre.

Notre célèbre Winslow, par le zèle qu'il déploya tant à faire ressortir les dangers des inhumations trop promptes qu'à rechercher les moyens de les prévenir, donna, sans contredit, la première impulsion aux recherches importantes qui ont été exécutées depuis le milieu du dernier siècle jusqu'à nos jours. Aucun autre plus que lui, qui avait failli le subir deux fois, ne pouvait s'élever plus éloquemment contre l'effroyable péril d'être enterré vivant. Aussi est-il avec raison regardé comme le médecin qui s'est occupé le premier d'étudier les moyens les plus propres à faire constater la réalité de la mort.

Après lui, Bruhier, Louis, Durande, Pinneau, Thiéry et beaucoup d'autres publièrent des recherches sur le même sujet. De tous ces travaux divers, les uns, comme ceux de Louis, par exemple, dissimulaient le mal pour éviter de le combattre; les autres, au contraire, le portaient jusqu'à une exagération qui devenait tout aussi préjudiciable.

En présence de ces deux extrêmes, la France pensa être sage en ne prenant aucun parti. (Voyez note E.)

§ II. — En Allemagne ; Weimar.

Cependant l'Allemagne s'émut. Hufeland, profitant habilement des écrits publiés par les médecins français, et aussi des dispositions dans lesquelles ils avaient jeté les esprits, proposa et fit adopter l'idée qui a donné naissance aux institutions qui existent aujourd'hui en Allemagne. Il est juste de dire qu'on en trouve les premières traces dans Thiéry, et que madame Necker leur donna des développements importants; que le comte de Berchtold, enfin, en fit l'objet d'un mémoire présenté à l'Assemblée nationale en 1792 (1).

(1) L'idée des obitoires n'est pas neuve en France même. J'ai en ce moment sous les yeux un arrêté de la préfecture de la Seine, daté du 21 ventôse an IX, qui porte ce qui suit :

« Art. 4. Il sera érigé dans Paris six temples funéraires, pour servir de dépôts avant le transport aux enclos de sépulture. Chacun de ces temples sera affecté à deux arrondissements.

» Art. 16. Le ministre de l'intérieur sera prié d'obtenir pour la commune de Paris, la concession de six édifices non consacrés en ce moment au service d'un culte et propres à être érigés en temples funéraires. Pour suppléer provisoirement les six temples funéraires dont la concession est demandée au gouvernement, il sera fait choix d'emplacements propres à servir de dépositoires. A chaque dépositoire il sera attaché un gardien et un homme de service. (Art. 5 et 6 du § 2 du même arrêté, des dispositions provisoires.) Jusqu'à ce que les dépositoires soient établis, les transports funèbres seront faits directement du domicile du décédé au cimetière de l'arrondissement. (Art. 15 du même para-

Quoi qu'il en soit, Weimar, patrie d'Hufeland, se préta docilement à ses projets de réforme. Munich ne tarda point à suivre son exemple. Bientôt plusieurs États travaillèrent à l'envi à se doter des précieuses institutions qu'ils possèdent aujourd'hui.

§ III. — Francfort-sur-le-Mein.

Dès cette époque, Francfort entra résolument dans la voie de réforme ouverte par le médecin de Weimar. C'était en 1823; les cimetières de cette grande cité, situés alors au sein de la ville et dans les quartiers les plus populeux, étaient de véritables foyers d'infection dont l'autorité voyait les graves inconvénients sans oser tenter de les faire disparaître. L'enthousiasme de la

graphe.) Lorsque les dépositoires seront établis, les transports funèbres seront faits du domicile au dépositoire désigné pour l'arrondissement. (Art. 16.) Les parents ou héritiers du décédé pourront néanmoins continuer à ordonner de préférence le transport direct du domicile au cimetière, avec ou sans station au dépositoire; à cet effet, ils s'entendront avec l'entrepreneur du service. (Art. 17). Les corps transportés au dépositoire y seront conservés pendant le reste du jour et transférés ensuite au cimetière. (Art. 18.) »

On objectait avec raison contre cet arrêté, qu'il n'aurait d'autres résultats que d'établir six foyers d'infection au centre de chaque arrondissement, et que ce dépôt d'un jour était une complication très grande dans les inhumations, sans aucun profit pour les cas de morts apparentes. On opposait beaucoup

population de Francfort pour les nouvelles institutions que Hufeland venait de fonder à Weimar était en ce moment porté à son comble. Le
sénat en profita habilement pour proclamer qu'il
ne consentirait à adopter des institutions semblables, qu'après le déplacement des cimetières existants, et leur transfert hors des murs de Francfort.

Le croirait-on? cette mesure si sage excita
presque une révolution qui faillit avoir des suites
pareilles à ce qui se passait, il y a peu de temps,
en Portugal, où le ministre Costa-Cabral se retirait devant un soulèvement populaire dont le
prétexte était également dans les mesures proposées par ce ministre pour prévenir les enterrements prématurés. Tandis qu'à Francfort on

d'autres difficultés qu'il serait trop long d'énumérer ici, aussi ne
fut-il jamais exécuté et il ne pouvait pas l'être. Il fut même l'objet d'un article prohibitif dans un décret impérial, daté du
18 mars 1806, et ainsi conçu : Il est défendu d'établir aucun dépositoire dans l'enceinte des villes. (Art. 13 du titre III).

Notre projet, au contraire, prévient toutes les objections qui
furent opposées alors, et n'offre que des avantages incontestables
sans obstacles sérieux. Que l'on compare ce plan si incomplet, avec
le rapport que nous présentons. Dans celui-ci, la salubrité n'a rien
à craindre et la sécurité publique tout à gagner. Aucune complication nouvelle dans le service des funérailles, loin de là ; les familles, sans que leurs sentiments d'affections soient blessés en
quoi que ce soit, pourront être délivrées au bout de quelques heures
du cadavre qui occupait une chambre souvent indispensable et
arrêtait le travail nécessaire au soutien de toute la famille.

criait à la profanation, à Lisbonne on publiait qu'un gouvernement tyrannique cherchait à rançonner les citoyens jusque dans l'autre vie. Le ministre portugais a voulu résister, et il a succombé. Le sénat de Francfort, au contraire, parut céder au moins pour un temps. Sa modération eut un plein succès; les esprits se calmèrent bientôt, et le projet fut repris.

Mais cette fois l'exécution en fut confiée à une commission composée de huit sénateurs, présidée par M. Beyl, personnage considéré pour ses lumières et les services qu'il avait rendus et qu'il rend encore à la république. Nous lui devons ici pour notre part l'expression de notre reconnaissance pour le bon vouloir dont il nous a donné mille preuves.

Sans perdre de temps, la commission s'occupa de rédiger et de faire adopter par le sénat un règlement sanitaire en vertu duquel un cimetière nouveau serait créé hors de l'enceinte de la ville, et les anciens abandonnés à condition que leur emplacement resterait inviolable et libre de toutes constructions pendant l'espace de dix ans.

A ces conditions, il fut décidé que le nouveau cimetière serait approprié aux mesures en projet.

Des statuts spéciaux, en faisant disparaître les abus des anciens règlements funéraires, devaient disposer toutes choses de façon que, sans s'écar-

ter des convenances, on pourrait prélever largement tous les frais nécessaires à l'exécution des
institutions nouvelles.

Cependant M. Beyl parcourait les États où
naissaient imparfaites les institutions dont il allait
bientôt lui-même doter sa patrie.

Il y rentra enfin riche des observations qu'il
avait recueillies. Il se mit aussitôt à l'œuvre, et,
sous ses ordres, d'après les plans de M. Rumpf,
on ne tarda pas à voir s'élever le monument que
Francfort montre avec une juste satisfaction aux
étrangers qui viennent la visiter (1).

Nous allons essayer d'en donner une description aussi exacte que possible.

A un kilomètre de la ville, sur une hauteur en
vaste esplanade qui permet de distinguer la
chaîne des monts Taunus, se déploie en forme
de carré long le corps des bâtiments qui servent
en quelque sorte de vestibule au magnifique cimetière qui décore, on serait tenté de le dire, la
ville de Francfort. Le portail d'entrée est d'un
grand style et présente une vue imposante. Un
grand portique, éclairé d'en haut au moyen de
verres de couleur, fait communiquer les deux
ailes de l'édifice. La chapelle, les appartements
du directeur et les logements des employés sous
ses ordres, sont à droite en entrant par le grand

(1) Voyez planches 1, 2 et 3.

portail. Ils n'offrent rien d'assez intéressant pour nous arrêter.

Nous passerons de suite à l'aile gauche, qui comprend seule tout ce qu'il nous importe de connaître.

De chaque côté d'une vaste pièce, dite *salle de veille*, et dans le sens de sa longueur, se trouvent disposés huit châssis vitrés correspondant à autant de cellules, placés à hauteur convenable pour permettre de plonger par la vue dans chacune de ces cellules dont le sol est d'un mètre environ moins élevé que celui de la salle. Au-dessus de chaque châssis numéroté, on voit un timbre, dit *timbre d'alarme*. Ce timbre communique avec l'intérieur de la cellule par un cylindre creux traversant la cloison ; il est mis en jeu par un poids relativement fort lourd et qui n'est retenu que par une targette dont la détente est d'une sensibilité parfaite. La rapidité du mouvement de descente de ce poids, le métal particulier du timbre, le marteau qui le frappe, et probablement aussi l'imagination, tout contribue à faire de ce signal de détresse quelque chose d'effrayant, dont l'analogie se rapporte singulièrement au genre de danger qu'il doit annoncer. Nous avouons, pour notre compte, n'avoir jamais fait jouer cet appareil sans éprouver un saisissement involontaire.

Dans la *salle de veille* se trouve le *contrôleur*, que nous comparerons à une de ces pendules en caisse qui se voient assez communément chez les paysans de l'Auvergne ou dans la cuisine des fermiers de la Champagne. Cet appareil est destiné, comme son nom l'indique, à contrôler tous les instants de la vie du *gardien veilleur*. En voici la description :

Imaginez un cadran de pendule ordinaire autour duquel s'enchâsse un autre cadran mobile. A chaque division du premier correspond sur le second une ouverture circulaire fermée par une petite plaque de tôle de couleur variée. La caisse qui renferme l'appareil est fermée au moyen d'une serrure dont la clef est toujours en la possession du médecin directeur. Sur le flanc de cette caisse, à droite, on voit saillir une sorte de manivelle sur laquelle doit aller peser de demi-heure en demi-heure le gardien préposé. Sans cette précaution, l'ouverture circulaire du cadran mobile resterait fermée au lieu où elle correspond à une des divisions horaires de la pendule et trahirait ainsi la négligence du veilleur.

Avant de sortir de la *salle de veille,* nous ferons remarquer qu'il ne s'y trouve ni lit, ni table, ni chaise, rien enfin qui puisse favoriser le repos ou même le travail.

Poursuivons.

Dans le même sens que cette salle de veille et à l'autre extrémité des cellules mortuaires, règnent deux vastes couloirs dans lesquels s'ouvrent toutes ces cellules. Il suffira d'en décrire une seule; car toutes sont pareilles (1).

Toutes les cellules n'étant jamais occupées à la fois, il a fallu un calorifère spécial pour chacune. La forme est un carré long de 1 mèt. 65 centim. de large, sur 4 de long et 6 de haut. Le sol formé de dalles et les cloisons de briques sont d'une propreté parfaite et sans la moindre trace d'humidité. Au milieu est une table fixée dans le sol, elliptique, de métal de fonte, légèrement concave, disposée en plan incliné, dans le sens de l'extrémité la plus large à la plus étroite, offrant en ce dernier point un orifice qui répond à une cuvette mobile placée à la paroi inférieure. Trois étriers de chaque côté se rapprochent ou s'éloignent à volonté de la table à laquelle ils sont soudés par leurs pieds.

Inutile de dire que ces étriers supportent le cercueil, que l'inclinaison de la table favorise l'écoulement des liquides, que l'orifice signalé en permet le passage dans la cuvette, et qu'enfin la mobilité des étriers permet un écartement en rapport avec les dimensions du cercueil qu'ils doivent supporter.

(1) Voyez planche 4.

Le système de ventilation ne laisse rien à désirer. A chaque extrémité existe un soupirail en
communication avec un vaste souterrain. Au
milieu de la cellule se balancent librement quatre
ficelles terminées chacune par une lettre indiquant les quatre points cardinaux. Ces ficelles
correspondent avec la coupole, et en permettant
de donner accès au vent qui souffle, entretiennent
un courant d'air continuel.

Deux anneaux fixés dans l'une des cloisons
retiennent un appareil qu'il est temps de décrire.

Il se compose de cinq dés à coudre de laiton,
pareils de forme sans l'être de grandeur. Leur
extrémité fermée est munie extérieurement d'un
petit crochet mobile. Chaque dé tient à une
ficelle qui, après un trajet de 35 centimètres, se
réunit sans se confondre avec quatre autres ficelles
semblables, pour passer toutes ensemble à travers
un anneau, se séparer encore de nouveau pour
ne former enfin qu'un seul système qui va se
confondre à son tour avec un autre tout pareil
pour traverser ensemble, dans un cylindre mé-
tallique, la cloison qui sépare la cellule de la salle
de veille. C'est en ce point qu'atteignant le timbre
placé au-dessus du châssis, les deux systèmes de
ficelles se rattachent à la targette qui retient le
poids dans l'immobilité.

Rien n'est négligé pour obtenir un jeu aussi

parfait que possible de tout cet appareil. Ainsi, les dés sont journellement nettoyés, les ficelles sont d'une souplesse entière et privées d'élasticité au moyen d'une préparation particulière. Leur isolement, comme leur réunion dans les anneaux, sont calculés avec une précision toute mathématique. Enfin, le passage à travers la cloison est ménagé de façon à rendre sensible le moindre jeu de chaque ficelle.

Maintenant introduisons un sujet dans la cellule que nous avons supposée vide jusqu'à ce moment (1). Le calorifère allumé s'il y a lieu; la table et ses annexes, l'appareil, les murs et jusqu'au sol, tout ayant été nettoyé ou lavé : le cercueil est placé sur les étriers, la tête du côté de la porte, en face par conséquent du châssis qui répond à la salle de veille. Le corps étendu dans sa bière comme il le serait dans un lit, les mains juxtaposées, sans être croisées, sur une planchette placée en travers et répondant à la région épigastrique ; on procède à l'application de l'appareil après l'avoir essayé plusieurs fois. La toilette faite à chaque doigt (2), il est coiffé du dé qui lui correspond, placé dans l'extension et étalé sur la planchette.

(1) Voyez planche 5.

(2) Cette toilette consiste à rogner les ongles et à dessécher la pulpe du doigt pour qu'il retienne mieux le dé.

C'est alors qu'on déploie les vêtements riches, comme dentelles, soieries, etc., des fleurs en abondance entourent le cercueil ; les joyaux de prix, les vases, les flambeaux ornent la cellule que parfument les essences précieuses ou simplement la liqueur chlorurée (1). Tout cela s'exécute sous les yeux du directeur qui se retire ensuite emportant la clef, passe dans la salle de veille pour y régler le contrôleur, fixer la targette du timbre, donner ses instructions au veilleur, et rentrer enfin dans ses appartements où il est à demeure permanente et dont il ne sort que pour affaires dans le cimetière, ou pour faire au veilleur des visites fréquentes et toujours inattendues.

La prévoyance a fourni l'intérieur de la maison des *cadavres*, comme disent les Allemands (*Leichenhaus*), de toutes les choses qui peuvent être d'une utilité réelle ; comme aussi l'expérience de ce qui a été fait à l'étranger dans des établissements analogues, ayant profité à la commission dite du cimetière, toutes les choses regardées comme inutiles ont été supprimées. Ainsi, près des cellules est la chambre dite de *vivification*, munie de lits appropriés à leur destination et toujours prêts à servir. A côté, la

(1) On voit par là combien il était nécessaire de perfectionner la ventilation, quand on voulait autoriser de pareils abus.

pharmacie approvisionnée de tout ce qui peut être nécessaire; la salle de bains et enfin la cuisine.

Supposons actuellement, si on le veut bien, une résurrection; admettons, par exemple, que le sujet que nous venons de mettre en cellule revienne à la vie : dans l'intention des Allemands, qui n'est que la réalisation des idées de Hufeland, le mouvement le plus léger d'un ou de plusieurs doigts se fait sentir sur le dé, qui le transmet à la ficelle, qui le communique au timbre, lequel soudain sonne l'alarme, met sur pied le gardien qui prévient le médecin. Celui-ci arrive en toute hâte, se précipite dans la cellule indiquée, enlève de son cercueil le ressuscité, le porte dans la chambre de vivification et lui administre tous les secours nécessaires.

Si son retour à la vie n'est qu'un dernier rayon qui vienne à s'éteindre bientôt, l'infortuné mourant aura eu au moins la consolation de sentir un dernier adoucissement apporté à son agonie. Si, plus heureux, il devait revenir à la santé, il lui serait facile de la retrouver dans l'asile même de la mort, et de ne le quitter que pour reparaître au milieu des vivants, tant cet asile est parfaitement pourvu de tout le nécessaire; mais dans aucun cas il n'est permis au directeur d'ébruiter l'événement sans avoir pris l'avis de la Commission.

Rien n'est négligé, il faut le répéter, pour obtenir les plus heureux résultats en cas d'accidents. Le médecin est toujours un homme instruit ; le gardien, du moins aujourd'hui, est aguerri (1) et exercé ; la propreté brille partout ; l'air est pur, malgré le voisinage du cimetière ; l'approvisionnement est souvent renouvelé ; les améliorations signalées sont aussitôt introduites par la commission qui se prête à tout avec empressement.

Si, après avoir fait connaître la marche suivie en cas de retour à la vie, nous passons à ce qui se pratique d'ordinaire, voici ce que nous dirons : Le sujet exposé, d'après la demande expresse de la famille, reste dans sa cellule sous la surveillance du gardien et la responsabilité du directeur, jusqu'à ce qu'il se présente des signes certains de la décomposition commençante. Ces signes s'offrent d'ordinaire dans le cours du troisième jour de l'exposition ; néanmoins il n'est pas sans exemple de les voir n'apparaître que bien plus tard. M. Schmitt (2) se plaît à citer à cet

(1) C'est avec intention que nous employons cette expression. Le spectacle des morts a toujours quelque chose d'effrayant, même pour les hommes les plus braves d'ailleurs : on verra bientôt un exemple des nombreux inconvénients que peuvent faire naître le défaut d'habitude et le manque de sang-froid, chez les veilleurs préposés à la garde des morts.

(2) Le directeur du cimetière.

égard l'observation relative à une jeune fille de
dix-neuf ans, morte d'une pleuro-pneumonie aiguë, qui, après huit jours d'exposition pendant
les fortes chaleurs de l'été de 1840, persévérait
encore dans un état de conservation parfaite. La
consistance des globes oculaires, ainsi que la
limpidité de la cornée transparente, le coloris
de la face, l'énergie de tous les sphincters, la pu-
reté des formes, la souplesse des membres, l'a-
platissement de l'abdomen et sa teinte normale,
tout enfin semblait annoncer un cas de mort
apparente, et on ne négligea aucun des moyens
propres à réveiller la vie, s'il en restait encore.
Il en coûtait affreusement à la tendresse des
parents de consentir à livrer définitivement au
tombeau ce corps que la mort semblait vouloir
respecter indéfiniment. Enfin le neuvième jour,
sans aucun indice précurseur, presque brusquement, l'impitoyable mort révéla sa présence par
des signes si affreux qu'il fallut précipitamment
dérober le corps aux regards des parents.

Reprenons.

Lorsque le médecin a reconnu les signes de la
décomposition, il donne avis à la famille que tel
jour, à telle heure, on procédera à l'inhumation
définitive. D'ordinaire, un ou deux membres ré-
pondent à cette invitation, et tout se passe dans

l'intérieur, sans pompe, sans bruit, mais avec toute la décence voulue.

Je ne puis néanmoins laisser passer sans critique bien des abus, des imperfections ou des inconvénients assez importants; j'ai, ce semble, racheté d'avance par mon approbation en général les réflexions critiques que je me permettrai sur les détails.

Et, pour commencer, disons qu'il serait mieux de ne pas loger le directeur et les gens sous ses ordres, de manière à ne leur faire respirer que l'air d'un cimetière, et ne leur laisser d'autre vue que celle des tombeaux. Nous n'oserions pas assurer qu'il ne faille pas attribuer à ces circonstances la dartre contagieuse qui défigure en ce moment les six ou sept enfants de M. Schmitt.

En second lieu, une seule chapelle pour une ville où il y a plusieurs cultes peut ne donner satisfaction à aucun. Par exemple, les réformés enterrent sans la présence de la croix ; les luthériens la portent en tête du convoi funèbre ; les catholiques, dans les mêmes circonstances, séparent rarement le Christ de la Vierge, sa mère. Si les israélites, parqués de leur vivant, ne l'étaient pas encore après la mort, et qu'on leur permît la sépulture commune, ce serait une nouvelle complication qui justifierait encore davantage notre observation.

Nous voudrions encore que les fenêtres communiquant des cellules à la salle de veille fussent pourvues de rideaux d'une étoffe et d'une couleur convenables, afin d'orner un peu la nudité de cette salle, et surtout pour éviter aux visiteurs qui sont le plus souvent des parents ou des amis de l'un des sujets exposés, la vue de ceux qui ne leur sont rien.

Que n'aurions-nous pas à dire au sujet du contrôleur ? Ce n'est pas assez d'un contrôle de demi-heures ; il peut se passer beaucoup de choses pendant un temps aussi considérable, sans que le veilleur en soit averti ; s'il se trouvait plongé dans un sommeil d'autant plus profond qu'il a été repoussé et vaincu pendant plus longtemps ; et ce veilleur lui-même, faute de pouvoir le recruter à Francfort dans l'ordre de personnes que j'indiquerai pour la France, je voudrais qu'on ne le fît pas débuter dans l'exercice de ses pénibles fonctions sans l'avoir préalablement habitué au spectacle de la mort. On obtiendrait ce résultat en accordant au veilleur en exercice un adjoint pour le remplacer en cas de maladie, sans lui enlever la responsabilité de ses fonctions (1). Ces réflexions nous sont suggérées par deux faits

(1) A Francfort l'exposition étant facultative, il arrive souvent qu'il se passe plusieurs semaines sans qu'il y ait un seul sujet en cellule. Comme aussi il n'est pas rare, comme cela avait lieu pen-

sur lesquels nous demandons la permission d'appuyer à cause de l'utilité pratique dont ils sont remplis, en vue des projets d'organisation qui sont le but de ce travail.

Il y a quelques années à peine que le service de l'établissement se fait avec la régularité que nous y avons admirée. Les premiers règlements, que nous avons en ce moment sous les yeux, étaient loin de répondre suffisamment à tous les détails d'intérieur. Ils ont été profondément modifiés depuis, et sont, nous le croyons, ce qu'il y a aujourd'hui de plus satisfaisant, dans toute l'Allemagne, en fait de législation funéraire. C'est pour cette raison que nous les avons plus particulièrement médités et que nous donnons, à tout ce qui s'y rapporte, une étendue de développement disproportionnée avec l'exposition rapide que nous ferons de tout ce qui regarde, sur le même sujet, les autres États que nous avons visités. C'est, d'ailleurs, en empruntant à tous, mais à Francfort surtout, ce qu'ils ont de bien, et en élaguant ce qu'ils ont d'imparfait pour y substituer quelque chose de mieux, que nous parviendrons à élaborer pour la France un projet d'organisation plus complet que tout ce qui existe partout ailleurs.

dant notre séjour, que les expositions se succèdent sans interruption pendant un temps assez long, un mois par exemple.

Mais ne perdons pas de vue les deux faits dont nous avons promis l'histoire; n'eussions-nous d'autre motif que de ne pas priver le lecteur du seul sourire que nous trouverons occasion de faire naître dans un travail constamment lugubre.

Un corps était en cellule depuis plus de deux jours : c'était celui d'une femme de trente-un ans environ. La nature de la maladie à laquelle elle avait succombé, ainsi que le temps déjà considérable écoulé depuis la mort, avaient singulièrement accéléré les phénomènes putrides et contribué à développer outre mesure le ballonnement abdominal. L'inhumation venait d'être décidée pour le lendemain. En attendant, le sujet restait en cellule et le veilleur à son poste. Ce veilleur, nouvellement investi de ses fonctions et d'ailleurs tranquille sur l'état du corps dont il avait la garde, sommeillait selon toute apparence, quand tout à coup le timbre carillonnant de son bruit le plus effrayant, l'effroi saisit notre homme, le retient immobile et aussi pâle que le mort qu'il surveillait. Le directeur, entendant le bruit du timbre, du cimetière où il se trouvait en ce moment, accourt, se précipite dans la salle où il voit le gardien en état d'évanouissement (1).

(1) Le médecin pensa d'abord que le gardien s'étant senti pris d'un malaise subit avait mis un des timbres en mouvement pour appeler du secours pour son propre compte.

Ses soins le rappellent promptement à la vie ; il recouvre la parole ; les souvenirs reviennent en même temps ; il peut enfin expliquer la cause de son état. Courir dans la cellule signalée, peut-être trop tard, hélas ! enlever le sujet de son cercueil, le porter dans la chambre de vivification, l'étendre sur le lit, s'épuiser en soins inutiles pour chercher à obtenir un signe de vie ; tout cela s'exécuta avec une promptitude plus facile à imaginer qu'à dire ; mais telle toutefois qu'elle semblait avoir ravi au directeur la faculté de la réflexion. Enfin, il devint trop évident qu'il n'y avait pas trace de sensibilité, et le médecin se livrait d'autant mieux à cette persuasion, qu'ainsi que nous l'avons dit, la teinte de certaines parties du corps, l'odeur particulière à la putréfaction, ne permettaient pas de mettre en doute la réalité de la mort ; cependant il était encore bien moins permis de douter d'un mouvement quelconque des mains du sujet, puisque, d'une part, le poids du timbre était descendu jusqu'au bout de sa course ; que, d'autre part, le veilleur n'expliquait pas autrement sa frayeur et l'accident qu'elle avait déterminé ; et qu'enfin le médecin lui-même avait distinctement entendu. Le sang-froid revenu, on reconnut avec un peu d'atten-tion que le ventre, distendu peu auparavant par une prodigieuse quantité de gaz, s'était presque

brusquement affaissé par suite d'un relâchement
du sphincter anal, ou même par le simple progrès de la putréfaction (1). Il devint évident dès
lors que les mains placées sur l'abdomen avaient
suivi son mouvement de retraite, et tirant sur
l'appareil avaient ainsi provoqué le jeu du timbre. C'est depuis ce moment qu'on a placé une
planchette en travers du cercueil à la hauteur
de l'épigastre. Les mains sont déployées sur cette
planchette, sans être croisées, et rien de pareil
n'a plus été observé.

Le second fait est tout récent, puisque nous en
avons été témoin.

Toutes les personnes mortes, ou réputées telles, n'étant pas exposées dans les cellules, comme
nous aurons à le dire plus tard, il arrive souvent
que plusieurs jours, quelquefois plusieurs semaines, se passent sans qu'il y ait d'exposition.
Le veilleur est alors en congé, pour nous servir
de l'expression reçue ; mais il arrive assez souvent aussi que les expositions se succèdent sans

----

(1) Ce phénomène est commun à une certaine époque de la
décomposition : une pression, même légère, sur un abdomen tym-
panisé surmonte avec grande facilité la résistance du sphincter
de l'anus, et les gaz font éruption immédiatement. La putréfaction plus avancée fait disparaître lentement le ballonnement du
ventre par des espèces de fissures qui s'établissent dans les interstices musculaires.

interruption pendant trois, quatre, six semaines. Ce cas était précisément celui qui se présentait lors de notre séjour à Francfort. Voilà donc un homme réduit à être privé de sommeil pendant près de vingt-trois jours et autant de nuits. Pour quiconque a senti une fois en sa vie l'irrésistible besoin du sommeil, le fait paraîtra incroyable ; il est pourtant de la plus parfaite exactitude ; c'est pour cela que je le signale aux physiologis-tes. Je passerai, si l'on veut, que cet homme, dans toute la force de l'âge, d'ailleurs maigre, sec, pâle et nerveux, ait volé, qu'on me permette le mot, quelques minutes de repos dans l'inter-valle d'une demi-heure à l'autre ; mais on me permettra de faire remarquer qu'un sommeil ainsi morcelé, pris à la dérobée et sous l'influence de la préoccupation d'être trahi par l'inflexible contrôleur, est en réalité un sommeil plus fati-gant que réparateur. Ce veilleur a pourtant été sans reproche jusqu'au dix-septième jour, où le contrôleur le dénonça au directeur comme cou-pable d'avoir dormi de quatre à cinq heures du matin. Enfin il tomba malade, et l'était encore à notre départ. Nous tenons de lui-même que la privation de sommeil lui devient de moins en moins pénible à supporter ; et que, si à cette pri-vation le règlement n'en joignait une autre plus pénible pour lui, celle de fumer, il se croirait

sûr de résister trois mois de suite (1). Y a-t-il au
monde une existence plus singulière, pour ne
rien dire de plus, que celle de cet homme passant sa vie entre des morts dans le sépulcre, et
d'autres près d'y entrer? Inoccupé, obligé de résister sans cesse au plus impérieux de tous les
besoins, disent les physiologistes, le sommeil (2);
de sacrifier le plus doux et le plus innocent de
tous les penchants, celui de fumer, sans pouvoir
même quitter son poste pour répondre aux *exigences les plus naturelles ;* n'ayant enfin d'autre
spectacle que celui des tombeaux d'un cimetière,
ou de la hideuse mort grimaçant sur les visages

(1) Pour ceux qui connaissent à quel point l'habitude de fumer
est répandue en Allemagne, le langage du veilleur n'aura rien de
surprenant. Il n'est pas rare d'y rencontrer des mendiants solli-
citant l'aumône la pipe à la bouche, comme si ce besoin passait,
à leurs yeux, pour être plus impérieux que celui de manger.

(2) Nous avions même cru, jusqu'à ce jour, que le supplice de
la mort par privation de sommeil n'avait jamais été appliqué, tant
il a été jugé affreux, lorsque nous avons appris que M. Lynton
venait de communiquer le fait suivant à la Société asiatique anglaise : « Un négociant chinois nommé Hian-ly, accusé et convaincu d'avoir tué sa femme, a été condamné à périr par la privation absolue de sommeil. L'exécution a eu lieu à Amoy en juin
1850. Le condamné a été placé dans une prison, sous la surveillance de trois gardiens qui se relevaient d'heure en heure, et qui
l'empêchaient de prendre aucun sommeil le jour et la nuit. Il a
vécu ainsi pendant dix-neuf jours, n'ayant pas dormi une seule
minute. A commencer du huitième jour, ses souffrances étaient
si pénibles qu'il demandait comme une grande faveur qu'on le fît
périr par strangulation. »

découverts des cadavres confiés à sa vigilance.

Reprenons maintenant la suite de nos réflexions critiques.

L'appareil destiné à donner l'éveil en cas de retour à la vie ne serait utile que dans la supposition de mort apparente survenue pendant l'état de santé.

Les dés, par leur forme et la matière dont ils sont faits, ne peuvent atteindre qu'imparfaitement le but qu'on se propose. En effet, les doigts qu'ils coiffent remplissent rarement d'une manière parfaite leur capacité au point d'y adhérer parfaitement. Quand cela aurait lieu, au surplus, dans le moment de l'application, le volume de chaque partie du corps diminuant en général sensiblement pendant les premiers temps de la mort, les doigts en s'effilant ne tarderont pas à glisser et à abandonner les dés de l'appareil. C'est dans le but d'échapper à cet inconvénient, qu'on fait ce qu'on appelle la toilette des doigts, dont nous avons déjà fait mention. Nous avons trouvé quelques établissements où l'on a pensé faire mieux en substituant, aux dés fermés, des dés ouverts pouvant pénétrer aussi avant qu'il est nécessaire pour fixer solidement les doigts. Cette modification laisse tout autant à désirer, et nous indiquerons quelque chose de mieux quand nous en serons à exposer nos propres idées.

Il y a évidemment une distance trop grande du point d'application de l'appareil au timbre d'alarme; ce qui nécessite une longueur démesurée des ficelles et d'autant plus de force pour agir sur la targette.

Mais une lacune à combler dans un établissement que l'on s'applique à perfectionner de jour en jour, c'est la construction de cellules pour les enfants, et d'appareils modifiés conformément aux proportions que l'on donnerait à ces cellules, et aussi à l'état particulier des petits sujets qui y seraient exposés.

Faut-il maintenant que nous exprimions notre pensée tout entière à l'égard de l'appareil et de ses usages? Il est imparfait, nous l'avons fait voir, et de plus, ne le fût-il pas dans son espèce, il n'atteindrait encore le but proposé que dans les cas tels que ceux de syncope, de léthargie profonde, où la mort apparente surprenant l'homme en état de santé, peut l'abandonner de même. Alors la force vitale trouverait toujours assez d'énergie pour agir sur l'appareil et en tirer bon parti.

Mais les cas où il serait très probablement inutile sont ceux, bien autrement nombreux, dans lesquels le sujet exposé, après avoir lutté dans une longue agonie contre la mort qui l'oppresse, tombe, avant de lui céder pour toujours, dans un état d'anéantissement syncopal ou même

hystérique, assez long pour simuler la mort ;
quelquefois tellement profond qu'il peut résister
à tous les stimulants connus. C'est dans ces cas
où le rayon de vie qui persiste est en quelque
sorte à l'état latent, que le mourant, quand il
vient à le signaler, ne le fait probablement pas
par les mouvements des doigts ou des mains,
mais tout au plus par un *nuage* au front, un léger
écartement des paupières, quelques imperceptibles mouvements thoraciques, quelques battements du cœur qui ne retentissent même pas jusqu'à l'artère radiale. Que feront ici, je vous le
demande, vos dés, vos ficelles, votre timbre, tout
v otreappareil, en un mot? Je sais bien qu'il n'en
reste pas moins prouvé que l'institution prévient
les inhumations avant la mort consommée, et
c'est déjà avoir atteint un résultat immense, le
seul probablement qu'on puisse se proposer avec
la certitude de l'atteindre; mais si à ce résultat
on pouvait encore joindre le précieux avantage
d'être prévenu du plus léger signe de vie que
peut donner un exposé, ce serait avoir obtenu,
ce semble, la perfection sur ce sujet. Cette partie
est à faire à peu près tout entière; c'est elle qui
nous occupera bientôt.

Cependant poursuivons.

A Francfort, il est facultatif d'exposer dans
l'établissement ou de garder dans la maison

mortuaire la personne décédée. Dans ce dernier cas, aussitôt après le décès présumé, avis en est donné à l'autorité compétente, en même temps que de l'intention de garder le corps jusqu'à entier accomplissement des formalités imposées par la loi (1). L'autorité, ainsi prévenue, avertit à son tour le médecin spécialement désigné, pour qu'il ait à visiter, dans les trois jours, la personne indiquée. Si la décomposition suivait de près la mort, ainsi qu'il arrive quelquefois à la suite de certaines maladies, ou sous l'influence d'une température très élevée, le médecin vérificateur hâte sa visite, et l'inhumation s'exécute selon qu'il le prescrit. D'ailleurs, on ne peut procéder à l'enlèvement du corps qu'après que le médecin a déclaré par écrit l'existence de la décomposition cadavérique. Nul n'est exempt de remplir cette formalité, dût-elle entraîner un séjour du corps au delà des trois jours, et plusieurs visites du vérificateur. Les juifs qui, dans ce pays républicain, sont presque en tout mis hors la loi commune pendant la vie, y rentrent sous ce rapport après la mort, puisque leur cimetière n'ayant point d'établissement d'exposition, ils sont obli-

_____

(1) Nous tenons à la disposition de l'autorité la collection des divers règlements funéraires en usage dans les principaux États de l'Allemagne. Il y a dans cette collection de précieux documents dont on pourra faire un très utile emploi chez nous.

gés de garder les morts à domicile ou de les exposer dans l'hôpital qui leur est particulier, jusqu'à ce que les règlements aient reçu leur entier
accomplissement.

Dans le premier cas, celui où le décédé doit
être exposé, comme ci-dessus, aussitôt la mort
présumée, on en donne connaissance à l'autorité
en même temps que de l'intention d'exposer le
défunt en cellule. Douze heures après cette déclaration, si on le croit opportun, il est permis
de procéder aux funérailles exactement comme
si elles devaient se terminer immédiatement par
l'inhumation. Mais, arrivé au cimetière, le cercueil, recouvert par une simple gaze vers son
extrémité la plus large, à l'endroit de la face, est
momentanément déposé dans la chapelle où
s'achèvent les cérémonies religieuses. Après quoi
l'assistance se retire, et le corps, dans son cercueil découvert, est porté en cellule, déposé convenablement, pourvu de l'appareil, recouvert de
ses plus beaux vêtements, entouré de fleurs,
embaumé, parfumé, et enfin confié à la double
surveillance du veilleur et du directeur, jusqu'à
ce que ce dernier juge opportune l'inhumation
définitive.

Tels sont, sinon à la lettre, au moins dans ce
qu'ils ont de plus important, les règlements qui
président aux inhumations dans la république

de Francfort. Leur sagesse est admirable sous beaucoup de rapports, et acquiert un prix nouveau par la comparaison avec ce qui se passe en d'autres lieux. Je ne quitterai pourtant pas le territoire de la république sans signaler le mauvais état de l'établissement d'exposition du bourg de Sachsnausen. Les cellules sont malpropres, l'appareil mal entretenu et la ventilation est incomplète.

§ IV. — Autres États allemands.

Nous avons peu à dire sur le grand-duché de Bade. Il n'y a point encore d'institutions en exercice ; mais on peut prédire qu'elles deviendront des modèles, à en juger par le zèle de l'administration, l'instruction des médecins chargés de présider à leur organisation, la perfection avec laquelle sont tenus tous les établissements d'utilité publique dans ce beau pays ; enfin par l'étendue, la situation, la distribution et les proportions architecturales des édifices où doivent être placés les établissements préventifs de l'enterrement avant la mort. Mannheim, Heidelberg, Carlsruhe, ont enlevé notre admiration. Mannheim surtout promet de dépasser tout ce qui existe jusqu'à présent en Allemagne, par la grandeur des proportions et la perfection de tous les détails d'organisation intérieure. En attendant, là comme partout, ou à peu près partout en Allemagne, la législation funéraire prévient, autant qu'il est en elle, les inhumations précipitées, en exigeant qu'on n'y procède que quarante-huit, cinquante ou soixante heures après la mort déclarée devant l'autorité compétente (1).

En fait d'établissements analogues à celui de Francfort, Hesse-Darmstadt, Hesse-Hombourg, Hesse-Cassel, Nassau, la Prusse rhénane, n'ont rien ou à peu près rien. En m'exprimant ainsi, j'ai en vue Mayence, où nous devons nous arrêter quelques instants.

§ V. — Mayence.

Là, tous les corps doivent être exposés dans deux vastes salles destinées, l'une aux adultes, l'autre aux enfants. L'exposition dure jusqu'à ce que la décomposition soit parfaitement caractérisée. Un médecin vient chaque jour la constater. Les sujets sont enlevés de la maison mortuaire vingt-quatre heures après la mort présumée, et des salles d'exposition à une époque

---

(1) Bonn, Cologne, Worms, Spire, etc., qui manquent d'établissements, ne négligent rien d'ailleurs pour prévenir les accidents, et je tiens de MM. les docteurs Harless, Nass, etc., professeurs à l'Université de Bonn, des renseignements qui prouvent que dans ce pays le respect pour la vie de l'homme va jusqu'à une exagération qui serait ridicule en tout autre cas.

qui, à en juger par ce que nous avons vu, est tellement reculée, que pour éviter un accident heureusement fort incertain, on détermine, ou du moins on s'expose à déterminer une infection miasmatique capable de nuire à la santé des employés, et de livrer immédiatement à la mort le sujet exposé qui viendrait à donner signe de vie. On ne nous taxera pas d'exagération si nous disons que dans la salle des enfants s'en trouvaient cinq au moment de notre visite, dans un état de décomposition tellement avancée, que les formes, le teint et jusqu'à la consistance des tissus étaient entièrement perdus. Dans la salle des adultes, c'était encore pis. Une femme était là, dans un état qui permettait à peine d'en supporter la vue. Ballonnement énorme, bouffissure générale de tous les tissus, qui avait entièrement effacé les formes, et enfin, le vert livide, propre à la putréfaction avancée, avait tellement envahi toutes les parties du corps, qu'un visiteur ordinaire n'eût pas été, sans effroi, témoin d'un spectacle pareil. Qu'on s'imagine l'horrible puanteur qui doit s'exhaler de ce vaste *charnier humain*. Un pareil état de choses est cent fois pis que l'absence complète des moyens préventifs de l'inhumation avant la mort. Tout individu mort à demi terminerait promptement sa vie en pareil lieu. L'effroi qui le saisirait en jetant les yeux autour de lui, l'air empoisonné qu'il respirerait, arrêteraient bien vite tout retour à la vie. On ne saurait trop s'élever contre l'exposition en commun, autant à cause des inconvénients qu'elle peut avoir pour les exposés eux-mêmes, que parce qu'elle oblige les personnes visitant une dernière fois celui qui leur fut cher, au spectacle affreux de le trouver étendu à côté ou au milieu de masses putrides, conservant à peine quelquefois un reste de forme humaine. Que n'aurions-nous pas à dire de cet appareil grossièrement fabriqué, machinalement appliqué, dont les pièces dures de jeu, incomplètes et sans proportions respectives, cèdent à peine à l'action d'une main d'adulte et résisteraient sans aucun doute à celle d'un mourant, et surtout d'un enfant? En outre, ce sont ici de véritables cordes que l'on passe autour du poignet, au lieu des ficelles souples et délicates de l'appareil de Francfort. Nous préférerions mille fois à cette espèce de parodie grossière et indécente, ce que nous avons trouvé établi dans un très grand nombre de villes : une salle de dépôt dans l'hôpital pour les corps dont les familles seraient dans l'impossibilité de les garder, avec obligation pour les autres de les conserver dans le domicile mortuaire, jusqu'à ce que satisfaction entière ait été donnée aux règlements.

Berlin, et beaucoup de villes de Prusse, pratiquent, comme Mayence, l'exposition en commun, avec obligation de déposer tous les corps sans aucune exception. On retrouve encore là tous les inconvénients attachés à cette double pratique. Mais au moins on évite tous ceux qui sont du fait des employés. L'examen des corps est fait avec exactitude et intelligence, les appareils sont soignés et bien confectionnés, les gardiens intelligents et pénétrés de leurs devoirs ; les inhumations opérées à l'apparition du premier signe caractéristique de la mort certaine.

Munich revendique, à juste titre, après Weimar, l'honneur d'avoir formé la première institution d'après les plans et les idées de Hufeland. L'établissement se compose, indépendamment de toutes les attenances propres au personnel, comme à Francfort, de deux vastes compartiments, dont l'un, pour les classes supérieures, est divisé en cellules munies de tout ce que nous avons décrit au chapitre de Francfort ; l'autre compartiment, destiné aux indigents, n'est qu'une salle unique où l'on reçoit pêle mêle tous les sujets que l'on garde exposés sous la surveillance d'un veilleur toujours présent. Je n'ai pas à m'étendre pour le moment sur ce qu'il peut y avoir d'indifférent ou de blâmable dans cette distinc-

tion des salles qui semble porter jusque dans le
domaine de l'autre vie les satisfactions accordées
à l'orgueil dans celle-ci. Je ferai voir plus tard
qu'il serait possible de faire tourner ce travers
du riche au profit du pauvre, et de l'introduire
comme élément financier dans les réformes à
établir en France.

§ VI. — Autriche.

Jusqu'à ce jour, l'Autriche n'a pris qu'une part
fort secondaire au grand mouvement de réforme
funéraire qui travaille toute l'Allemagne. Il est
juste pourtant de dire que l'Autriche avait pris
une sorte d'initiative à cet égard dès le temps de
l'impératrice Marie-Thérèse. Cette princesse,
frappée du nombre considérable d'inhumations
trop promptes qui lui étaient signalées annuellement comme ayant été réalisées ou sur le point
de l'être, ordonna que les enterrements n'eussent
plus lieu désormais que quarante-huit heures
après la mort. Plus tard, elle reconnut que ce
délai était même insuffisant et le porta jusqu'à
soixante heures (V. *Histoire de Marie-Thérèse*). Aujourd'hui voici comment les choses
se passent à Vienne : il n'y a pas de maisons d'attente près des cimetières, mais il y en a dans les
hôpitaux pour les décédés dans ces établissements, et l'on y reçoit les morts en ville, lorsque

les familles en font la demande. En tous cas, on ne procède à l'enterrement que soixante-douze heures après le décès déclaré par *le médecin qui a traité le malade*. Ceci mérite d'être attentivement remarqué.

En cas d'embaumement ou d'autopsie, on attend trente-six heures après la déclaration du décès.

La Hongrie réclame avec raison des institutions qui fassent naître la sécurité dans les esprits effrayés tous les ans par les récits de morts apparentes en grand nombre, suivies ou non d'inhumation trop prompte. L'état d'épuisement habituel dans lequel vit le paysan de ces vastes contrées explique suffisamment la fréquence des cas où un décès jugé certain n'est qu'apparent (1).

Maintenant, il doit être établi pour nos lecteurs, comme il l'était déjà pour nous, qu'à Francfort-sur-le-Mein appartient jusqu'ici le mérite de posséder les meilleurs règlements funéraires et l'établissement le moins imparfait pour

(1) La misère profonde qui désole l'Irlande au moment où nous écrivons, multiplie affreusement les erreurs au sujet des morts apparentes. Les journaux de Dublin ont dépeint dernièrement le spectacle épouvantable d'une famille entière qui, épuisée par la faim, avait été jugée en état de mort réelle avant de l'être, et sur le point d'être ensevelie et inhumée (*Journ. de Dublin* du 15 au 20 janvier 1847).

prévenir les enterrements prématurés. Nous leur avons fait successivement parcourir les États d'Allemagne où les établissements qui nous occupent sont en voie de construction et s'annoncent déjà comme devant égaler, sinon surpasser, ceux existants qui laissent le moins à désirer. Les États où nous n'en avons trouvé que de fort imparfaits, ceux enfin où nous n'en avons pas trouvé du tout, mais même dans ces derniers il existe des mesures préventives qui laissent loin derrière elles, par leur sagesse, celles que les meilleures administrations locales en France ont élaborées et mettent journellement en pratique dans l'intérêt de la sécurité publique.

§ VII. — Considérations générales sur l'Allemagne.

Si maintenant vous me demandez, lecteurs, ce qu'ont produit les institutions existantes dans les localités où nous les avons trouvées établies ; ou, en d'autres termes, si l'on cite des cas dans lesquels il soit manifestement prouvé qu'elles ont été utiles soit en signalant un cas de mort apparente, soit surtout en empêchant d'enterrer comme décédée une personne encore vivante !..

Je répondrai que, selon moi, la question consiste bien moins à savoir si ces institutions ont empêché, qu'à établir qu'elles peuvent empêcher les inhumations avant la mort certaine. En effet, un accident possible qui ne s'est pas réalisé depuis un temps dans un lieu et sur un chiffre donné de décès, peut se produire en ce même lieu, en peu de temps et sur un chiffre égal, non pas une, mais plusieurs fois ; ce qui suffit pour justifier, que dis-je, pour nécessiter l'établissement des institutions préventives. Cette réponse devrait satisfaire l'esprit le plus positif, s'il veut tenir compte de la nature du mal qu'il s'agit de combattre ou de prévenir ici. Le malheur d'être enterré vivant est affreux, à ce point que l'homme le plus familiarisé avec la mort n'ose la regarder en face (1), et que la justice humaine, au sein de la civilisation moderne, n'a jamais osé en faire le supplice des plus grands scélérats (2).

Toutefois je ne laisserai pas passer, sans y répondre catégoriquement, une question qui, malgré qu'elle emprunte plus à la curiosité qu'à l'intérêt pour le sujet lui-même, n'en est pas moins la première préoccupation qui se présente à l'esprit qui médite sur le point qui nous occupe.

(1) Voici ce qu'écrivait le général L..., au rédacteur de l'ancien journal *l'Ordre*. » J'ai vu, je crois, la mort sous toutes ses faces. Elle ne m'a jamais fait peur. Pourtant j'avoue que je frémis à l'idée de la trouver au fond d'une fosse de cimetière. »

(2) Les Anglais n'enterrent les personnes qualifiées qu'au bout de trois jours et après que les experts ont certifié que la mort n'a été produite ni par le fer ni par le poison.

J'aurai donc recours à la statistique en l'appuyant sur des faits officiels.

L'exposition étant facultative à Francfort, la moyenne par an des personnes exposées est de 127 environ; l'établissement existe depuis 23 ans, soit 2,921. A Sachsnausen, 25 par année; depuis 23 ans, soit 575. A Mayence, l'exposition a lieu depuis 11 ans; la moyenne est égale au nombre des décès qui est de 1,050 environ par année, soit 11,550. A Munich, le chiffre annuel est de 1,300 à peu près depuis 21 ans, soit 32,500. Total général : 46,546.

Si une vérité acquiert du prix par la difficulté qu'on rencontre à l'obtenir, celle que je vais faire connaître a le mérite d'avoir été péniblement confessée. Il nous a paru, en effet, qu'il en coûtait beaucoup aux directeurs, et même aux villes, fières de leurs établissements, d'avouer qu'il ne s'était encore offert aucun cas d'inhumation prématurée où l'institution préventive ait eu occasion de faire ses preuves. Cette susceptibilité est, selon nous, mal placée, puisque, comme nous croyons l'avoir démontré, l'utilité, la nécessité même d'une institution doivent se mesurer bien moins sur ce qu'elle a fait que sur ce qu'elle est capable de faire.

Quoi qu'il en soit, il est établi que, sur un chiffre de 46,546 décès, il ne semble pas qu'il y ait en un seul cas de mort apparente. Ce fait est consolant pour l'humanité tout entière ; de plus, il sert à réduire à leur juste valeur un grand nombre de prétendus cas d'inhumations trop promptes, annoncées avec tant de bruit par les feuilles publiques. Enfin, il est propre à tranquilliser les personnes trop pusillanimes, qui quelquefois hâtent leur mort à force de s'effrayer, en redoutant de la subir au tombeau.

Pourquoi faut-il que nous ayons maintenant à détruire une partie de ces résultats bien plus rassurants, comme on va le voir, en apparence qu'en réalité !

En effet, ce nombre de 46,546 qui, au premier abord, paraît favorable au peu de fréquence des cas de mort apparente, et par là même contraire, ce semble, aux institutions préventives des inhumations inopportunes ; ce nombre perd singulièrement de sa valeur sous ce rapport, quand on réfléchit d'un côté sur l'insuffisance des moyens employés à révéler les morts qui ne sont qu'apparentes : car il est vrai de dire qu'en général la personne exposée avant la mort consommée n'a plus qu'une faible lueur de vie, incapable de rayonner jusqu'aux extrémités des doigts, comme si en pareil cas les mains de l'infortuné allaient s'essayer à jouer du piano, disait un homme de beaucoup d'esprit qui a l'heureux don d'égayer les choses les plus tristes.

D'un autre côté, qu'est-ce que ce chiffre de 46,546 comparé à celui qui représente la mortalité pendant vingt-cinq ans d'un État comme la France par exemple, où il meurt annuellement bien près de 800,000 individus et, en vingt-cinq ans, plus de 20 millions? Comparé surtout à celui de la mortalité du monde habité qui dépasse 30 millions par an et 800 millions en vingt-cinq ans? D'où il résulte que le nombre 46,546 ne favorise guère qu'une chance de 1 contre 18,000 environ ; il n'y a donc pas grand parti à en tirer pour la rareté des cas de mort apparente et contre les moyens à établir pour les reconnaître et empêcher les inhumations trop promptes.

Nous terminerons ces considérations, toutes de statistique, en faisant remarquer que, dans les localités où l'exposition est facultative, on nous a cité plusieurs cas de mort apparente dans lesquels l'inhumation n'avait pas été prématurée, grâce à la sagesse des règlements qui ne l'autorisent qu'après un délai double au moins de celui qui est reçu en France; mais, comme ces cas ne sont revêtus d'aucun caractère officiel, puisqu'ils se seraient présentés hors de l'établissement d'exposition, nous n'avons pas cru devoir en faire une mention détaillée, et maintenant même nous n'en parlons qu'incidemment dans un travail qui ne renferme et ne doit renfermer que des faits marqués au coin de la plus parfaite authenticité.

On nous saura gré, nous n'en doutons pas, de nous être appesanti sur une question qui était depuis longtemps dans la pensée du lecteur.

Nous demeurons donc convaincu, avec l'espoir de voir notre conviction partagée, que les établissements d'Allemagne, celui de Francfort par-dessus tous, sont infaillibles comme moyens de prévenir les inhumations anticipées; mais, en même temps d'une valeur bien secondaire en tant que susceptibles de déceler la mort apparente. Sous ce dernier rapport, il reste donc à perfectionner beaucoup de choses; peut-être serons-nous assez heureux pour y réussir, tout en exposant le plan d'une réforme de la législation mortuaire, qui fasse disparaitre de notre France jusqu'aux récits de malheurs qui plusieurs fois, chaque année, viennent jeter l'effroi dans les familles et retiennent loin de notre beau pays les étrangers pusillanimes qui, dans l'appréhension d'y trouver la mort, redoutent par-dessus tout d'être inhumés après le délai de vingt-quatre heures (1).

(1) Cette crainte fondée ou non est généralement répandue en Angleterre, en Allemagne et ailleurs, et ce n'est pas aller au-

Tel est, au moment où nous écrivons, l'état de l'Allemagne au point de vue de sa législation mortuaire et des institutions préventives des inhumations trop promptes ; il reste sans doute encore beaucoup à faire. Le problème n'est nulle part parfaitement résolu. En beaucoup d'endroits, les iustitutions sont encore dans l'enfance; en d'autres, elles sont tellement imparfaites qu'elles auraient besoin d'une réforme presque entière; ailleurs, elles ne fonctionnent pas encore, mais partout il y a ou tendance au mieux, ou créations nouvelles, ou tout au moins projets ; et, depuis plusieurs années, on n'y entend plus parler de ces effroyables accidents d'enterrements avant la mort qui autrefois épouvantaient trop souvent les populations de ce vaste pays.

§ VIII. — Considérations générales sur la France.

Cependant que fait la France ? La France, si prompte d'ordinaire à réaliser les théories généreuses au profit de l'humanité !... Elle maintient sa législation des décès à peu près telle que la lui légua la Convention qui, comme on sait, mettait à faire les lois autant de précipita-

---

delà de la vérité que de porter à deux mille par an, les Allemands qui, sous l'influence de ces préoccupations refusent de nous visiter. Je ne fais qu'exprimer ici la pensée de plusieurs personnages haut placés dans l'administration ou dans la diplomatie.

14

tion que de dédain pour la vie de l'homme; législation tellement inhumaine, pour le dire en passant, qu'elle fait hâter le départ des étrangers qu'avaient attirés la beauté de notre pays autant que la séduction du caractère si vivement hospitalier de ses habitants, et retient éloignés ceux plus craintifs encore qui ne peuvent se faire à l'idée qu'on puisse procéder à une inhumation après vingt-quatre heures, sans s'exposer à enfouir comme mort un être encore vivant (1).

Toutefois, essayons de démontrer la nécessité d'une révision de nos lois mortuaires, en faisant ressortir leur état d'imperfection dans quelques articles essentiels.

« Aucune inhumation ne sera faite, dit l'article 77 du Code civil, ne sera faite sans une autorisation, sur papier libre et sans frais, de l'officier de l'état civil qui ne pourra la délivrer qu'après s'être transporté auprès de la personne décédée pour s'assurer du décès, et que vingt-quatre heures après le décès, hors les cas prévus par les règlements de police. »

Il semble au premier abord que cet article laisse facultatif pour chacun de garder dans la

(1) Encore une fois, nous avons trouvé ces sortes de préventions extrêmement répandues, surtout parmi les femmes à l'étranger, et en général dans cette classe de personnes pour lesquelles les voyages sont prescrits comme mesure hygiénique.

maison mortuaire le défunt après le terme de
vingt-quatre heures. Or, cela n'est pas, et ne peut
pas être : en effet, pour en agir ainsi, il faut avec raison s'astreindre aux réglements de police, exactement comme pour les cas d'inhumation avant le
terme légal ; vingt-quatre heures sont donc le
terme rigoureux aux yeux de la loi (1). Voyons s'il
est également le délai vers lequel la nature, se ren-
contrant avec la loi, avertit d'une manière certaine que la dépouille de l'homme vient de rentrer sous l'empire absolu des lois physiques, ou,
en d'autres termes, que la mort s'est manifestement emparée de sa proie. Il est clair, en effet,
que le temps choisi en quelque sorte par la nature pour manifester en général la présence de
la mort, doit être celui que doit fixer la loi ; de
telle sorte que la meilleure loi mortuaire serait
ici, comme en beaucoup d'autres choses, celle
qui exprimerait plus juste l'ordre de la nature.

(1) Voyez, je vous prie, ce qui arrive chaque jour. Pour ne
pas s'exposer à une sépulture anticipée on garde souvent un
décédé pendant plusieurs jours, sans déclarer le décès à la mairie.
Un de nos confrères a gardé chez lui, pendant une semaine, le
corps de sa jeune femme qui lui en avait fait la demande for-
melle, et n'est allé déclarer la mort que quand il ne lui a plus été
possible de la révoquer en doute. Il est arrivé à ma connaissance
plusieurs fois que des corps ont été conservés à domicile jusqu'à
ce que des voisins, incommodés par ce voisinage, aient fait inter-
venir l'autorité.

Enterrer quand la nature l'ordonne, tel est, en un mot, ce que doit se proposer toute législation funéraire dont la prudence doit être en pareille matière, le premier devoir.

Or, s'il est vrai que la nature ne s'exprime avec infaillibilité sur la présence de la mort que par celle de la décomposition cadavérique, le seul moyen d'être sûr que l'on n'enfouit point un vivant parmi les morts, est d'attendre que le corps offre des signes positifs de décomposition.

Nous avons prouvé, par des faits irrécusables, que les cas de morts apparentes, suivis ou non de l'inhumation, sans être aussi communs qu'on le suppose en général, n'en étaient pas moins des malheurs souvent constatés, et peut-être plus souvent méconnus. Or il est digne de remarque que le retour à la vie dans les cas observés a eu lieu presque toujours après vingt-quatre heures de mort présumée. C'est, après trois jours de mort apparente dans un cas d'apoplexie, que la jeune fille dont parle A. Lusitanus revint à la vie. C'est dans un cas semblable, et juste après vingt-quatre heures, que le prétendu défunt, mentionné par Z. Lusitanus, donna signe de vie dans son cercueil au moment d'être mis en terre. Sans parler de ces cas qui ne résistent pas à la critique la plus facile, comme le jeune homme de Platon, qui resta douze jours en état de mort apparente, la femme de Plutarque qui revint à la vie huit jours après sa mort présumée, le noyé de Kunckel retiré vivant après huit jours de séjour dans l'eau, ou Télésio, qui y serait restée en vie pendant trois jours, à bien plus forte raison le prétendu asphyxié de Pechlin, revenant à la vie après avoir passé sept semaines au fond de l'eau (1). Ce sont là des exemples qui, même en les supposant prouvés, ce dont ils sont bien loin, sont trop rares pour pouvoir être pris en considération par le législateur. Mais je pourrais multiplier presque indéfiniment les exemples récents ou anciens de retour à la vie, ayant eu lieu soit spontanément, soit occasionnellement entre la vingtième et la soixantième heure de la mort présumée (2). En voici un que je crois pouvoir citer autant pour son à-propos que parce que la personne, encore pleine de vie, peut le confirmer dans tous ses détails (3). Madame de P..., d'un tempérament éminemment nerveux, à l'âge de dix-huit ans, et dans le courant de la même année, éprouva deux accès hystériques qui la laissèrent dans un état de mort apparente, pendant

(1) Une dame anglaise resta huit jours en léthargie, et fut réveillée par le son des cloches. (*Journ. des savants*, 1746.)

(2) Voyez le relevé que nous avons fait au commencement de cette seconde partie.

(3) Ele est morte depuis.

lequel sa sépulture fut deux fois décidée. La première fois, l'état de mort dura vingt-quatre heures, pendant lesquelles on employa en vain tous les stimulants connus. La seconde fois, à sept mois de distance, sans cause connue, madame de P... présenta, pendant quarante heures, tous les signes de la mort réelle, jusqu'à la roideur cadavérique. Plusieurs médecins de Lyon, dont quelques uns vivent encore, furent appelés pour donner leurs soins, et opinèrent pour la mort réelle. Les supplications d'une des sœurs de la prétendue défunte firent retarder les derniers apprêts funéraires. Pendant ce temps, la morte ressuscitait. Cette dame a toujours affirmé avoir eu la conscience de tout ce qui se disait autour d'elle sans pouvoir en produire la manifestation, sans même le désirer, tant elle semblait se complaire en cet état (1). Nous avons puisé à des sources authentiques, en Allemagne, quatorze cas de mort apparente, dans lesquels la vie ne s'est montrée, malgré tout ce qu'on a pu faire, qu'après plus de vingt-quatre heures.

Voici encore une observation que nous tenons

(1) Brucelles, de Poitiers, qui resta pendant deux jours dans un état de mort apparente, présenta exactement la même circonstance que madame de P....., il entendait les sanglots de ses enfants, les dispositions préliminaires de son enterrement, sans pouvoir donner signe de vie.

à placer ici, parce qu'elle a été citée par un auteur qui ne nous semble pas avoir été exactement renseigné : Le 26 novembre 1846, la femme d'un fermier de la commune de Lansac, près de Bourez-sur-Gironde, âgée de soixante et quelques années, malade (1) depuis un mois environ, fut inhumée, par un temps sec et froid, après un intervalle de *vingt-sept heures* entre la déclaration qui en fut faite à l'autorité et la cérémonie. Laissons parler le curé de Lansac, avec lequel nous avons entretenu une correspondance à ce sujet (2). « Je dis, monsieur le docteur, que cette femme n'était point morte lorsqu'on l'a enterrée, et voici comment nous nous en sommes aperçus : A peine le sacristain avait-il jeté quelques pelletées de terre sur le cercueil (3), qu'il crut entendre

(1) Le médecin n'a point défini la maladie.

(2) En général, pour tous les faits de ce genre, nous nous adressons aux curés de préférence aux maires qui, dans beaucoup de communes rurales, ne sont point assez instruits pour nous envoyer des explications claires et précises tout à la fois, comme il nous les faut. Les médecins, la plupart du temps, n'ayant été appelés ni à la mort, ni pendant la maladie, nous n'avons rien à leur demander.

(3) Les journaux qui ont raconté le fait, l'ont arrangé à leur fantaisie comme ils le font toujours. Mais ici ils ont admis des détails absurdes. Ainsi, selon eux, deux ou trois heures après que la fosse eut été recouverte, le sacristain en passant près du cimetière, crut entendre des gémissements sourds qui semblaient venir de dessous terre. Alors on creuse la fosse et on en retire le

quelque bruit. Il n'en continua pas moins son opération; mais, le même bruit se renouvelant sans cesse, il s'assura qu'il partait de la fosse. C'est alors qu'il vint me chercher en toute hâte. J'arrivai avec quatre personnes, qui, comme moi, entendirent frapper deux ou trois coups bien distincts. Après nous être tous ensemble penchés sur la fosse et avoir prêté une oreille attentive pendant trois minutes environ, j'ordonnai à l'instant même d'enlever le cercueil, qui fut de suite porté à l'église. Ces formalités durèrent à peu près un quart d'heure. Le cercueil ouvert, nous trouvâmes cette femme *chaude* et les membres flexibles. Nous n'avons rien fait pour la rappeler à la vie; il n'y avait personne qui en connût les moyens (1). » Indépendamment du délai de vingt-sept heures écoulées depuis la mort présumée, qui était celui que nous voulions surtout faire ressortir en citant cette observation, la let-

cercueil qu'on veut déposer dans une maison du village, mais aucune ne veut le recevoir, de peur que sa présence ne soit un présage de malheur. (*Le Droit* du 3 décembre 1846.)

(1) « Au reste, monsieur le docteur, continue monsieur le curé de Lansac, je vous prie de ne pas trop vous arrêter à ce que disent à ce sujet les journaux de Bordeaux ou ceux de la capitale, car c'est très inexact. » Indépendamment des détails absurdes que nous avons indiqués, les journaux ajoutaient que cette femme avait rendu le dernier soupir étendue ;dans le pressoir d'un cuvier, au moment même où le médecin prescrivait les premiers secours.

tre du curé de Lansac nous fournit l'occasion,
que nous ne devons pas laisser échapper, de faire
remarquer deux choses : la première, c'est que
la mort n'avait pas été constatée par un médecin;
la deuxième, c'est qu'il ne se trouvait personne,
pas même le curé, qui sût administrer les moindres secours en pareil cas. Celui-ci a cela de
commun, d'ailleurs, avec tous ceux du même
genre. Nous y reviendrons bientôt.

Nous avons recueilli en Allemagne quatorze
observations de morts apparentes dans lesquelles
la vie ne s'est montrée, malgré tout ce qu'on a
pu faire, qu'après plus de vingt-quatre heures.
Il nous arrive de divers pays et de plusieurs personnes des récits que nous ne consignons pas ici,
autant pour ne pas étendre démesurément notre
travail, que parce que, manquant de moyens pour
les contrôler, nous aimons mieux nous taire que de
nous exposer à être inexact. Toutefois, comme le
délai légal de vingt-quatre heures est un des vices
principaux de notre législation mortuaire, et
que c'est d'abord sur lui que doit porter la révision que nous demandons, nous ne saurions trop
insister sur les preuves qui établissent son insuffisance. Qu'on nous permette donc de citer encore quelques observations. Nous ne prendrons
dans notre volumineux recueil que celles dont
nous avons vérifié la parfaite exactitude. La pre-

mière qui tombe sous nos yeux a été recueillie, et nous était adressée, le 10 décembre 1848, par M. Keyser, doyen de la Faculté de médecine de Montpellier. Elle concerne un homme qui fut frappé « d'apoplexie foudroyante, caractérisée par la perte complète de la sensibilité et des mouvements, avec suspension, *pendant plus de vingt-quatre heures*, de la circulation et de la respiration. On crut à une mort réelle. Le cadavre supposé fut enveloppé d'un drap, et l'on se disposait à l'ensevelir, lorsque la circulation et la respiration commencèrent à se rétablir, et le malade donna des signes de vie. Mais le lendemain, ajoute notre honorable correspondant, les symptômes d'apoplexie se caractérisèrent de plus en plus, et la mort définitive en fut la suite. »

M. le docteur Lembert, vérificateur des décès dans le 7ᵉ arrondissement, nous adressait, le 25 octobre 1848, l'observation suivante : « Je me transportai sur un mandat de la mairie du 7ᵉ arrondissement, délivré d'après la déclaration des parents, faite la veille, rue Cloche-Perche, pour constater la mort d'un enfant à la mamelle. A mon arrivée, je trouvai un enfant réduit au dernier degré du marasme; il était emmailloté. Quoique cet enfant ne parût plus respirer, il ne me sembla point que la vie l'eût complétement abandonné; je jugeai seulement qu'il était dans un état d'extrême faiblesse voisine de la mort, et que le maillot dont il était enveloppé pouvait bien, par la gêne qu'il apportait aux mouvements de la poitrine, avoir amené cet état asphyxique. Je fis incontinent déshabiller l'enfant devant moi. A peine les dernières bandes étaient-elles levées, que la poitrine se dilata et que l'enfant se mit à respirer. A partir de ce moment, et malgré son extrême faiblesse, l'enfant vécut encore pendant douze heures. »

Le 24 décembre 1841, M. le docteur Lecoupeur, à Rouen, faisait revivre pendant huit ou dix heures, à l'aide du galvanisme, deux petits enfants jumeaux nés avant terme, et qui, *depuis plus de vingt-quatre heures*, étaient considérés comme morts et déclarés comme tels à la mairie.

Le 10 juin 1847, M. Gonzalez Alvern, procureur près la cour d'Oviedo (Espagne), meurt subitement dans la matinée. Le soir, son corps est mis dans le cercueil, porté dans l'église Saint-Sébastien, et placé sur une table. Les obsèques devaient avoir lieu le lendemain : c'est ainsi que les choses se pratiquent en Espagne. Qu'on juge de l'étonnement des personnes qui entrèrent dans l'église les premières, en voyant la bière renversée par terre. Le couvercle était soulevé du côté de la tête, et le cadavre avait les mains

et le visage couverts d'égratignures encore san-
glantes, la bouche et les oreilles remplies de sang.

Le 16 décembre 1842, une sage-femme de
Paulan (Hérault) est réputée morte, son décès
déclaré et constaté. *Trente heures* environ s'é-
taient écoulées quand on a procédé aux funérailles. C'est pendant le trajet de l'église au cimetière que la prétendue défunte a donné signe de
vie. Les soins nécessaires lui ont été administrés,
et elle a survécu encore quelques jours à ce triste
événement.

Qui est-ce qui n'a pas entendu parler de ce
singulier procès porté devant le tribunal de
Nantes en 1842? Un homme réputé mort, son
décès, déclaré et constaté, est mis en bière. Son
état léthargique se dissipe pendant la cérémonie
religieuse. Le curé réclame ses honoraires et le
remboursement des frais de la cérémonie. Refus
de la part du ressuscité, sous le prétexte qu'il n'a
point commandé une cérémonie qui, d'ailleurs,
n'a point été achevée. Il s'était écoulé plus de
vingt-quatre heures entre le début et la fin de la
léthargie, qui faillit avoir des suites si funestes
pour le prétendu mort.

Il nous arrive de de tous côtés, nous le répé-
tons, des récits que nous ne consignons pas ici,
autant pour ne pas étendre outre mesure notre
travail, que parce que, manquant de moyens

suffisants pour les contrôler, nous préférons nous taire que de nous exposer à être inexact. C'est d'ailleurs plus qu'il n'en faut pour établir les dangers qu'entraîne avec lui ce terme légal de vingt-quatre heures. Ajoutons qu'il offense à la fois l'humanité et la justice.

L'humanité, en livrant la vie de l'homme aux chances épouvantables de se terminer dans les entrailles de la terre ; en ravissant à la tendresse d'un époux, d'un père ou d'un ami l'objet de son affection la plus chère ; en dédaignant en quelque sorte les avertissements du Créateur lui-même, qui nous montre dans certaines classes d'animaux (1) la vie susceptible de sommeiller pendant plusieurs mois au point que ces animaux se laissent mutiler sans donner signe de vie. Qui vous assure que l'infortuné que vous saisissez pour l'ensevelir avant que la nature ait dit son dernier mot, ne puisse revivre encore assez long-temps pour faire pratiquer à son égard la sainte vertu de charité, ou pour la pratiquer lui-même par des legs en faveur du malheur ou des asiles consacrés à l'indigence ?

La justice, en lui ravissant la victime d'un attentat, le corps du délit qui l'eût mise peut-

______

(1) L'anguille des gouttières, le rotifère, le tardigrade, reviennent à la vie après une mort apparente de plusieurs mois, pourvu qu'on les humecte de quelques gouttes d'eau. (Julia Fontenelle).

être sur les traces d'un empoisonneur. Sur ce sujet, nous possédons des documents assez précis pour former notre conviction personnelle, mais pas assez authentiques pour les dénoncer à l'opinion publique. Il en résulte pour nous, que trop souvent il se commet dans les petites localités des crimes qui échappent à la justice, protégés qu'ils sont par l'inexpérience et quelquefois l'insouciance de l'officier de l'état civil, d'une part: et, d'autre part, par l'insuffisance du délai imposé par la loi aux inhumations.

Entre vingt-cinq ou trente cas d'inhumations trop promptes dans lesquelles la justice est intervenue et que nous avons recueillis dans les dernières années, en voici un tout récent, tout palpitant d'intérêt et parfaitement propre à prouver en faveur de la thèse que nous soutenons ici.

La femme Audonnet, âgée seulement· de vingt et un ans, éprise d'un amour adultère pour Jugy, du même âge qu'elle, forma avec ce dernier l'exécrable projet de donner la mort à son mari. Elle dormait à côté de lui, quand Jugy s'avance au signal convenu. Laissons parler ici l'un des auteurs de cet effroyable drame.

« Marie, dit Jugy, se laisse glisser du lit, reçoit de mes mains le mouchoir destiné à l'accomplissement du crime. Aussitôt je saisis le malheureux Audonnet plongé dans le sommeil, je le jette violemment à terre, je m'étends sur lui ; et tandis que d'une main je tâche de paralyser ses mouvements, et que de l'autre je m'attachais à ses organes génératifs en les *labourant* avec un couteau, la femme passait le mouchoir autour du col de son mari et appliquait toutes ses forces à la constriction de ce lien. » Dans les douleurs de cet affreux martyre, aux cris de pitié par lesquels l'infortuné demande merci à ses bourreaux : « Non, pas de merci, répond-elle, il y a assez longtemps que tu m'en fais, chétif ! je te tiens à mon tour ! » Puis au moment où les convulsions de l'agonie font grincer les dents du malheureux qui s'éteint : « Il veut me mordre, dit ce monstre femme. Quand cela sera-t-il fini ? demande-t-elle à Jugy, je serre pourtant bien le mouchoir. »

Cependant il faut faire disparaître les traces du crime. Tous deux se saisissent du corps de la victime, lui par les bras, elle par les pieds, et vont le porter à une mare dans laquelle il disparaît tout entier. Puis on apporte les sabots pour faire croire à une mort volontaire, des cendres sont répandues sur le sang qui a inondé la chambre, et le tout est lavé et balayé dans le foyer. Jugy rentre dans la maison paternelle, reprend sa place dans le lit de son vieux père, et se leve à deux heures du matin comme à son ordinaire, sans que personne se soit aperçu de rien.

Cependant que faisait Marie?

Vers trois heures, au moment où le jour commence à poindre (1), elle va successivement frapper à la porte de ses voisins, à celle de sa belle-sœur, les supplie de l'accompagner à la recherche de son mari qui a quitté son domicile depuis *une heure*. annonçant des projets de suicide. « C'est à l'issue d'une querelle de jalousie, dit-elle, que mon mari, après m'avoir battue avec une coguée, a tourné sa fureur contre lui-même et a tenté de se mutiler. Puis il est sorti et une heure s'est déjà écoulée, heure d'angoisses et de frayeur pour moi, durant laquelle j'ai vainement attendu sans le voir revenir. »

Sur son invitation, tous l'accompagnent pour faire des recherches autour de la maison après avoir successivement et en vain fouillé différentes meules de foin, elle les conduit près d'une petite mare ou pêcherie, où elle leur fait remarquer une paire de sabots déposés sur la berge : « Ah! voilà bien ses sabots, dit-elle; le malheureux s'est noyé. » En effet, à l'aide d'une perche ayant la forme d'un crochet, on parvient

____

(1) C'était le 6 juillet 1853.

à retirer de l'eau un cadavre vêtu seulement d'une chemise, et qui est tout de suite reconnu pour être celui du malheureux Audonnet. On ne fut frappé d'abord que de la mutilation; et cette mutilation, quelque grave qu'elle fût, ne suffisait pas à expliquer la mort : on l'attribua donc à l'asphyxie par submersion. Mais cette mort avait-elle été volontaire, ou n'était-elle pas plutôt le résultat d'un crime commis par une main étrangère? La rumeur publique s'arrêtait à cette dernière hypothèse.

Nonobstant, on procéda à l'inhumation du cadavre quelques heures après qu'on l'eut retiré de la pêcherie, sans autre examen préalable et sans qu'on eût pris souci d'informer la justice.

Cependant les doutes les plus graves surgissent de tous côtés. L'impassibilité de Marie en face du cadavre de son époux au moment où il avait été retiré de la mare, les invraisemblances, les contradictions, les variations apportées dans ses récits; le souvenir de sa conduite passée, ses relations adultères bien connues, tout semble se réunir pour faire naître la pensée d'un crime, et d'un crime qui n'a pas été l'œuvre d'un seul coupable : le nom de Jugy vient se mêler dans toutes les bouches à celui de la veuve Audonnet.

La justice s'émut alors; et comme la seule

blessure remarquée, plutôt que constatée, ne suffisait pas pour expliquer la mort, il devenait important de rechercher si un examen plus attentif n'amènerait pas la constatation d'autres violences.

Le corps de l'infortuné Audonnet était confié à la terre depuis plus de quarante-huit heures. On lui demanda de révéler les secrets qu'elle pouvait couvrir. L'exhumation du cadavre fut ordonnée. Grâce au concours imprévu de nombreuses circonstances, il était encore dans un état de conservation qui a pu permettre aux hommes de l'art de constater l'existence de tous les indices révélateurs d'une mort violente. Le crime est devenu manifeste, et les deux criminels ont pu être frappés par la justice.

Mais admettant qu'elle eût été éveillée quelques jours plus tard, le corps du délit n'eût plus permis de constater le crime, et les criminels eussent joui de l'impunité.

En effet, dans la plupart des petites communes rurales, il n'y a ni docteur en médecine ni officier de santé : la constatation des décès est entièrement laissée à l'appréciation du maire ou de son adjoint. Or voici comment les choses se passent généralement ; je n'avance ici que ce que je puis prouver.

Dans les campagnes (1), tout le monde se connaît. Une personne tombe malade, le bruit s'en répand, et bientôt tous le savent. Elle meurt ; la nouvelle ne tarde pas à devenir publique et ne surprend personne. Avis en est donné au maire qui délivre le permis d'inhumer, sans se conformer à la loi, qui veut qu'il s'assure par lui-même de la réalité du décès. Et pourquoi s'y conformerait-il ? Il est incompétent, à moins qu'il ne soit médecin. S'il ne l'est pas, il faudrait qu'il fît appeler celui de la ville ou de la commune la plus voisine. Mais qui l'indemnisera ? Et d'ailleurs pourra-t-il toujours exécuter sa visite et faire sa constatation avant l'expiration des vingt-quatre heures.

Les choses étant ainsi, supposons seulement le cas qui se réalise trop souvent, où des héritiers avides et impatients de posséder, saisissant à propos l'occasion d'une maladie survenue naturellement (je n'admets même pas qu'ils la provoquent), plongent le malade, déjà épuisé par l'âge et les infirmités, ou seulement par la durée

(1) Dans les campagnes, à peine le mourant a-t-il expiré qu'on l'ensevelit encore chaud afin d'avoir moins de difficulté. On craint, de plus, chez les pauvres gens, que le corps se vidant ne perde le lit sur lequel il est étendu. Le corps est mis en bière, celle-ci clouée quelques heures après la déclaration, quelquefois avant. (Julia Fontenelle.)

de la maladie, dans un état de narcotisme facile
à obtenir, et qui, même incomplet, tous les médecins le savent, peut permettre d'ensevelir et
même d'inhumer un mourant sans qu'il donne
signe de vie aux yeux des assistants ; toujours, bien
entendu, dans le cas du délai de vingt-quatre
heures. Nous avons mille raisons pour une de croire
que, dans beaucoup de cas de résurrections prétendues, survenues accidentellement ou sans cause
connue avant l'inhumation définitive, les choses
s'étaient passées ainsi que nous venons de le dire.

Il est d'ailleurs à remarquer que, dans une
infinité de circonstances, des parents, des amis,
des hôteliers, impatients de se débarrasser d'un
sujet agonisant depuis longtemps déjà, et voué
à une mort inévitable, vont déclarer son décès
plusieurs heures avant qu'il soit consommé, et
peuvent ainsi gagner sur la loi la moitié au moins
du temps qu'elle prescrit comme délai. A bien
plus forte raison agiront de la sorte de criminels
héritiers, impatients d'enfouir leur victime pour
s'assurer l'impunité, et jouir à leur aise du fruit
de leur crime. Les déclarations anticipées (1)
ne sont pas rares dans les campagnes, encore

(1) On ne manque presque jamais d'anticiper de cinq, six, dix
heures, sur le moment de la mort, afin de se débarrasser d'un
homme, au risque de l'enterrer vivant. (Julia Fontenelle.) Thiéry
et Desessarts rapportent des faits fort remarquables à ce sujet.

moins dans les villes, et surtout à Paris. La loi
n'a pas prévu ce genre de délit. Dans les villages
où la constatation des décès n'a pas lieu officiellement, tout cela peut passer inaperçu.
Dans les lieux où elle se pratique avec le plus
de soin, comme Paris par exemple, le vérificateur arrive au domicile mortuaire, et trouve encore vivante la personne déclarée décédée. Si,
soupçonnant une intention coupable, il veut
réprimander, car c'est tout au plus ce qu'il peut
faire, on ne lui répond pas, ou on lui répond
qu'on s'est trompé, ou même que la personne
était dans un état de mort apparente dont elle
vient de sortir. Le médecin s'en retourne, et la
fausse déclaration reste impunie. Mais admettons
que le vérificateur fût arrivé un peu plus tard,
il eût trouvé le moribond trépassé, et le but que
s'étaient proposé les auteurs de la déclaration
anticipée eût été atteint. Si cependant, dans ce
dernier cas, la visite du médecin a eu lieu, par
exemple, dix, douze ou quinze heures après la
déclaration, comme cela peut très bien se faire;
alors ce ne sera même plus après le délai déjà
si insuffisant de vingt-quatre heures que se fera
l'inhumation, mais, en réalité, après quatorze,
douze ou neuf heures du décès constaté. En vérité, quand je pense d'un côté à l'incertitude de
la plupart des signes de la mort, à la difficulté

qu'on éprouve si souvent à les reconnaître, à l'influence de l'habitude sur les hommes les plus capables et les plus consciencieux ; de l'autre côté, au nombre si considérable de cas où la mort reste apparente accidentellement ou même naturellement pendant douze, quinze, vingt et trente heures, l'effroi me gagne malgré moi en écrivant ces lignes. Je me représente tous les crimes qui peuvent être impunément commis, tous les infortunés qui peuvent être ensevelis vivants (1).

Si l'on me dit que toutes ces difficultés disparaîtraient, et que toute crainte serait dissipée en faisant coïncider le moment de la déclaration avec celui de la vérification, je répondrai d'abord que cette concession me donnerait déjà gain de cause, puisqu'elle serait un aveu indirect de l'insuffisance du terme de vingt-quatre heures ;

(1) Dans le plus grand nombre des localités, il suffit, pour obtenir un permis d'inhumer, de se présenter au nombre de deux et de signer une déclaration portant que le décès a eu lieu à telle heure, qui n'est jamais la vraie, et qui est constamment avancée de plusieurs autres. Sur cela un permis est délivré et le curé vous enterre mort ou vif. (Julia Fontenelle, n° 227.) Une multitude de personnes sont ainsi enterrées et un nombre infini de suicides et d'empoisonnements passent inaperçus. (Id.) Buchillot empoisonne son beau-père, sa belle-mère, sa belle-sœur, les décès ne sont point vérifiés, leur cause passe inaperçue, et le crime n'est soupçonné que lorsque son auteur s'est soustrait à la justice. (*Écho français*, 30 septembre 1833.)

ensuite je dois dire que l'impossibilité de fixer
positivement l'heure de chaque vérification in-
troduirait dans le service des inhumations un
défaut d'uniformité capable de faire naître les
plus graves abus. Mais vînt-on à bout par là de
lever les difficultés pour les grands centres de
population, elles resteraient les mêmes pour les
campagnes. Habitués à vivre au sein des grandes
villes, et le plus souvent à Paris, les écrivains
réformateurs oublient trop facilement la France,
la France rurale surtout. Les abus que nous combattons ici frappent sur les campagnes principalement : dix fois pour une, les enterrements avant
la mort ont eu lieu, ou ont été sur le point d'a-
voir lieu dans les petites localités. Paris doit à la
sollicitude toute paternelle de son administration
actuelle et aux immenses ressources de toutes
sortes dont elle dispose, des modifications légis-
latives qui, sans être toujours et absolument préventives des inhumations intempestives, doivent
néanmoins les rendre extrèmement rares. J'excepte les hôpitaux où, sous ce rapport, tout se
passe, relativement au sujet qui nous occupe,
avec une incurie qui affecte péniblement tout
observateur ami de l'humanité.

Au surplus, la critique la plus directe de l'article 77 du Code civil est dans la conduite même
de l'administration de la ville de Paris. En effet,

il a fallu successivement le modifier, le torturer
en quelque sorte, le commenter à ce point, qu'il
est permis de dire que, pour Paris, c'est à peine
s'il en reste la clause des vingt-quatre heures :
clause fatale dont tout le monde demande la ra-
diation d'un Code qui régit la moitié des États de
l'Europe.

§ IX. — Considérations générales sur Paris.

Suivez plutôt avec nous l'administration dans
la voie de progrès où elle est entrée depuis le
préfet Frochot jusqu'à nos jours. Dès le principe
ou à peu près (1), on s'aperçut que la vérification des décès par l'officier de l'état civil était
illusoire ; il fut remplacé par un homme de l'art.
Plus tard, ce n'est plus à dater de l'heure indiquée par le déclarant comme étant celle de la
mort, que l'on fait partir le délai légal, mais
bien du moment même de la déclaration. Plus
tard encore viennent les dispositions réglementaires, qui, assimilant en quelque sorte à l'inhumation elle-même toutes les dispositions préliminaires de l'inhumation, en prescrivent la pratique
jusqu'à l'expiration du délai de vingt-quatre

(1) En remontant plus haut nous avons déjà trouvé l'occasion de
parler des six temples funéraires pour servir de dépôt avant le transport aux enclos de sépulture, chacun affecté à deux arrondissements (art. IV de l'arrêté du préfet de la Seine, du 21 ventôse
an ix. Cet article n'a jamais reçu son exécution.

heures. Plus tard, enfin, l'obligation imposée au médecin vérificateur d'annoter toutes les observations jugées utiles à la justice, à la police médicale, à la science et à l'hygiène publique; puis, successivement, la création d'un comité d'inspection pour la vérification des décès, et celle de quatre médecins inspecteurs; sans parler ni des prescriptions concernant le décès des jeunes enfants au-dessous de sept ans, ou de ceux qui, déclarés mort-nés, ont souvent été reconnus comme ayant vécu sept, vingt, vingt-six, quarante-huit heures, et même quatorze jours; ni de celles relatives au moulage des corps, à l'embaumement, à l'autopsie, etc., aux décès par suite de variole ou d'autres maladies reconnues contagieuses. C'est en dire assez pour prouver à la fois, et les vices de notre législation des décès, et les préoccupations louables de la municipalité parisienne en vue d'assurer la sécurité des familles. Elle pense avec raison que *l'on ne peut entourer de trop de précautions le lit de tout homme réputé décédé, et dont le décès peut quelquefois n'être qu'apparent.* Elle voudrait que l'on ne rendît le corps à la terre qu'après la certitude absolument acquise de la mort. Si toutes les mesures proposées et exécutées dans ce but ne l'ont pas atteint avec infaillibilité, il est vrai de dire que leur ensemble constitue ce que nous avons de moins imparfait jusqu'à ce jour en France. Le projet que nous exposerons bientôt en forme le complément nécessaire.

Cependant que prouvent les préoccupations de la ville de Paris, toutes les modifications introduites par elle depuis plus de quarante ans dans la législation des décès? Sinon, d'une part, la réalité des cas de mort apparente, la possibilité des inhumations en cet état, ses efforts pour les prévenir; et, d'autre part, l'aveu implicite de son impuissance à cet égard, tant que la loi ne sera pas devenue l'interprète de la nature, en ne reconnaissant comme signe certain de la mort que celui qu'elle se charge de révéler, c'est-à-dire la décomposition cadavérique.

Mais si Paris, malgré tout ce qu'il a fait pour empêcher les inhumations avant décès, n'en est pas et ne s'en croit pas encore absolument à l'abri, voyez ce qui se passe dans les campagnes, dans les prisons, dans les hôpitaux. Là ni visite de médecin vérificateur, ni inspecteur des décès, ni prescriptions concernant les opérations préliminaires de l'enterrement; rien de particulier aux enfants mort-nés ou réputés tels, aux décès par suite de maladies contagieuses... Un homme présumé mort est incontinent caché sous ses draps, puis enlevé de son lit, enseveli, mis en bière, sans que l'autorité de la loi ou les règle-

ments de l'administration locale viennent contrôler, punir ou dénoncer l'œuvre de la routine,
de l'insouciance, de l'ignorance, et quelquefois
le fait d'une intention coupable (1).

Eh quoi! lorsque tant de difficultés inhérentes
à la constatation d'un décès peuvent mettre en
défaut le médecin le plus éclairé et le plus
consciencieux, lorsqu'une erreur de cette nature
peut donner lieu à un malheur à jamais irréparable, et lorsqu'enfin l'expérience de tous les
jours est là pour proclamer que la crainte de
pareils malheurs n'est que trop fondée, nous
négligeons les moyens de les rendre impossibles.
Paris seul semble prendre à cœur de les prévenir,
tandis que la plus grande partie de la France,
dépourvue des mesures les plus élémentaires en
cette matière, se trouve exposée à voir réaliser
la plus épouvantable de toutes les tragédies

(1) Du reste, tous ces abus ne sont pas particuliers aux campagnes. On les trouve pour la plupart au centre de Paris. On se
figurerait difficilement le degré d'incurie et d'aveuglement d'une
partie de la population parisienne, malgré toutes les instructions
pleines de sagesse que l'administration répand à profusion.
Ainsi, par exemple, nous avons trouvé, et d'autres médecins que
je pourrais nommer, ont trouvé des infortunés encore chauds,
la poitrine chargée de crucifix pesant jusqu'à *deux kilogrammes*,
et la face entièrement cachée sous les couvertures du lit, doublées
sur elles-mêmes de manière à en former jusqu'à *six*.

trente ou quarante fois par an (1), et des crimes affreux commis avec impunité (2).

Les progrès de l'hygiène publique ont chassé pour jamais de notre vieille Europe tous les fléaux qui la désolèrent en d'autres temps : un seul résiste encore, et pourtant son extirpation coûterait bien moins qu'aucune des précautions sanitaires adoptées autrefois par les différents peuples. Les lazarets, par exemple, ont été mille fois plus dispendieux que ce que nous avons à proposer contre le fléau des enterrements avant la mort. C'est le moment de le prouver.

§ X. — Projet de réforme législative.

Ne perdons pas de vue la conclusion que nous avons rigoureusement déduite de tous les développements donnés jusqu'à ce moment.

Nous posons donc comme principe évident, qu'il n'existe qu'un seul signe certain de la mort réelle : la décomposition cadavérique.

(1) Ce n'est certainement pas exagérer, car, si d'un côté les feuilles publiques rapportent des cas de mort apparente inventés à plaisir, il y en a un bien plus grand nombre dont elles ne parlent point, et qui ne sont que trop réels. Ainsi, en moins de six mois, nous avons eu connaissance de trois cas bien constatés dans lesquels l'ensevelissement avait même eu lieu, et dont aucun journal n'a fait mention : du moins que nous sachions.

(2) Si l'on en juge par le nombre de ceux qui ont été présumés après l'inhumation des victimes, les criminels qui ont pu échapper à la vigilance de la justice doivent être plus nombreux qu'on ne pense.

D'où il suit naturellement que toute mesure essentiellement préventive de l'inhumation avant la mort doit constater la présence de ce signe sur un corps avant son enterrement.

C'est ici, je le sais, que m'attendent les esprits prévenus, les imaginations promptes à tout exagérer, les hommes même les plus positifs en science administrative. Je les entends dire qu'il s'agit toujours de constructions dispendieuses, de nouveaux rouages administratifs, de réformes radicales dans une législation avec laquelle on est depuis longtemps habitué. De grâce, que l'on nous suive, et nous avons l'espoir d'établir aux yeux de tous que, *sans grever d'un centime le budget de l'État, sans introduire la moindre complication administrative, sans réformer plus d'un seul article du Code*, on peut dissiper cette appréhension d'être enterré vivant qui glace d'épouvante les plus aguerris, et menace, véritable épée de Damoclès, la tête du roi comme celle du berger.

Mais il est vrai que nous aurons à faire une guerre d'extermination à cet article 77, qui à lui seul fait presque tout le mal que nous travaillons à détruire. Au demeurant, n'est-il pas déjà à peu près sans autorité dans les villes qui, comme Paris, ont à cœur la sécurité des citoyens. A Strasbourg, par exemple, les médecins vérificateurs fixent le jour et l'heure de l'inhumation. A Tours, elle ne peut avoir lieu que vingt-quatre heures après la vérification du décès. Les arrêtés ministériels, les circulaires administratives, les annexes réglementaires, les commentaires multipliés, étouffent en quelque sorte l'esprit comme la lettre de cet article, en même temps qu'ils en proclament l'application funeste. En un mot, ici on l'élude impunément, là on l'applique sans discernement; ailleurs il multiplie sans fin les mesures secondaires, sans en produire aucune d'essentielle. Partout enfin il manque de ce caractère d'autorité absolue qui distingue toute loi bien faite : nous n'avons donc tous qu'à gagner à le faire disparaître du projet d'organisation que nous soumettons au gouvernement.

Des données précises, des documents puisés en Allemagne et en France auprès des médecins vérificateurs des décès, mais surtout auprès des médecins directeurs des établissements préventifs, nous mettent dans le cas de pouvoir affirmer que dans les soixante-douze heures qui suivent la mort réelle, les premiers signes évidents de la putréfaction cadavérique se manifestent dans l'immense majorité des cas (1). Seulement il est

____

(1) J'ai déjà eu occasion de parler des résultats de mes propres observations, suivies pendant deux hivers consécutifs, et por-

vrai de dire que très souvent ces premiers signes,
pour être distingués avec sûreté, exigent une
observation attentive. Mais dans les cas de ce
genre, la vue et l'odorat se contrôlent mutuellement, l'habitude vient à leur secours, et il est
rare qu'un observateur un peu exercé ne saisisse
pas d'emblée, en quelque sorte, des signes de
décomposition imperceptibles pour tout autre.
Nous avons été témoin à Mayence de la sagacité
vraiment surprenante avec laquelle les gardiens
découvrent ces premiers signes de décomposition. Tant il est vrai qu'en beaucoup de
choses la pratique peut, non pas égaler la
science, mais en tenir lieu. Quoi qu'il en soit, il
est établi pour nous que le nombre des cas où
les signes de la décomposition manquent à
soixante-douze heures de la mort accomplie
n'est pas plus considérable que celui où elle se
déclare avant vingt-quatre heures. D'où il suit
que là où les vérifications de décès se font dans
les soixante-douze heures qui suivent la déclaration, elles n'occasionnent des visites ni plus souvent répétées, ni plus souvent exceptionnelles,
que dans les pays où elles sont prescrites dans
les vingt-quatre heures. Il y a, à cet égard, com-

tant sur près de 200 cadavres livrés aux travaux anatomiques,
dans les pavillons de la Faculté de médecine. Elles confirment
pleinement ce que nous avançons ici.

pensation. Dès lors, les médecins vérificateurs n'auraient ni plus ni moins à faire dans le premier cas que dans le second.

Le terme de soixante-douze heures serait donc, dans notre manière de voir, fondé sur l'expérience, et, par conséquent, celui où la loi, en l'adoptant, se rencontrerait avec la nature. C'est donc celui qui devrait être préféré. Il satisfait à toutes les exigences et répond à toutes les susceptibilités. Les États où nous l'avons trouvé établi en Allemagne le regardent pour ainsi dire comme la limite fixée par la nature elle-même entre la vie et la mort, tant elle se prononce manifestement à cette époque dans les cas ordinaires. Au contraire, les localités où nous avons trouvé, non pas le terme de vingt-quatre heures, car il n'existe nulle part, mais ceux de quarante-huit et même de soixante heures, se plaignent de leur insuffisance pour donner naissance dans la majorité des cas à la décomposition certaine.

Y pensez-vous? me dit-on, votre projet est une utopie. Garder un corps pendant soixante-douze heures, est d'une très grande difficulté partout, et d'une impossibilité presque démontrée pour les grands centres de population (1).

(1) Ce n'est pas une objection que nous nous faisons ici à plaisir. Elle nous a été adressée assez souvent et par des person-

Or, non seulement je ne reconnais pas d'impossibilité, mais je prétends réduire les difficultés à une valeur telle que les moyens, pour les surmonter, n'auront même pas besoin de se modifier dans leur application aux grandes villes, et seront uniformément les mêmes pour toute la France, en se développant, bien entendu, selon la population.

En effet, il serait facultatif de garder ou non au domicile mortuaire les personnes réputées décédées. Dans l'un et l'autre cas, avis en serait donné à l'autorité compétente au moment de la déclaration du décès. Dans le premier, tout se passerait pour les funérailles comme aujourd'hui. Seulement, il ne serait permis d'y procéder qu'après soixante-douze heures, à partir de la déclaration, sauf les cas prévus par les règlements de police.

Le second cas implique à lui seul toutes les difficultés, et partant, la plus grande partie de la réforme à proposer. Toutes ces difficultés sont plus apparentes que réelles, comme il arrive toujours quand il s'agit de substituer l'inconnu à ce qui existe.

nes placées assez haut dans l'administration, pour que nous nous soyons senti plus d'une fois pris d'un découragement profond. Il nous a fallu une foi aussi ardente que la nôtre dans la valeur de nos idées de réforme, pour lutter pendant tant d'années contre les difficultés que nous avons rencontrées.

Il y aurait à l'entrée de chaque cimetière un local qui, dans sa plus grande simplicité, se réduirait à une chambre pour une garde et une ou deux cellules pour recevoir le dépôt d'un ou de deux corps. Dans une armoire se trouverait tout ce qui est de première nécessité en cas de signe de vie. Pour une somme de quatre à cinq cents francs on peut avoir un local de la sorte. Quelle est la commune qui ne peut dépenser cette somme une fois pour toutes. Une femme réunissant les qualités nécessaires serait le gardien. Elle serait logée et recevrait un prix modique toujours payé par les familles, et réglé d'avance par le conseil municipal. Est-il, je le demande, est-il au monde un moyen plus simple pour prévenir un malheur plus affreux?... Continuons. Le sujet confié à sa surveillance vient-il à donner signe de vie, la garde accourt tout d'abord à son secours, puis la sage-femme de l'endroit est appelée. Cependant le médecin arrive et prodigue ses soins au ressuscité. Ainsi se passeraient les choses pour les grandes et heureusement très rares circonstances. J'ai admis deux cellules seulement, car dans une commune de 800 ou 1,000 âmes, par exemple, il meurt seize ou dix-huit personnes, sur lesquelles huit ou neuf tout au plus seront exposées. Comme deux peuvent l'être en même temps, deux cellules sont nécessaires.

Dans les cas ordinaires, soit que le décédé
reste dans la maison mortuaire, soit qu'on l'expose dans l'établissement, le médecin aura tout
le temps nécessaire pour faire sa visite, et la mort
celui de manifester sa présence d'une manière
certaine. De telle sorte qu'un crime, s'il existait,
pourrait être découvert; et la mort, si elle n'é-
tait qu'apparente, vérifiée avec certitude avant
l'inhumation.

Encore une fois, ou je me fais illusion, ou ces
mesures sont d'une facilité d'exécution à saisir
les esprits les plus prévenus.

A présent je laisse sans le remplir, car on y
suppléera facilement, tout l'intervalle qui sépare
la dernière des communes de France de la cité
la plus populeuse, et j'arrive d'emblée à Paris.

Le chiffre de la mortalité est, en moyenne,
de 75 par jour; le chiffre le plus élevé a été
de 355 : j'excepte, bien entendu, l'époque du
choléra. Je prends donc le chiffre 355 pour point
de départ. Sur ce nombre, il y a 80 décès environ qui appartiennent aux hôpitaux; reste 275.
L'exposition étant facultative, je suppose que la
moitié soient exposés, ce qui est à peine probable en considérant ce qui se passe dans certaines
villes d'Allemagne, et aussi en tenant compte des
affections de famille et des exigences de l'amour-
propre. Le chiffre extrême des expositions pourra

donc dès lors s'élever à 138, qui, réparti entre trois cimetières, donne pour chacun 46 expositions par jour. En y réfléchissant un peu, on verra que tout est exagéré ; je l'ai fait avec intention, eu égard à ce que les exposés d'un jour occupent pendant plusieurs les cellules où ils ont été placés.

Mais allons même jusqu'à affronter le chiffre énorme de 1,500, qui s'est réalisé pendant le choléra de 1832 ; car enfin c'est surtout pour des cas de ce genre qu'il faut se montrer prévoyant, puisque, d'une part, la mort peut être d'autant moins réelle qu'elle a été plus subite ; et que, d'autre part, frappant surtout sur la classe peu aisée, le chiffre des expositions sera considérablement augmenté. Seulement, faisons remarquer tout de suite que, presque constamment, les épidémies précipitent les signes positifs de la décomposition, et que, de plus, elles se déclarent en général sous une température assez élevée. Nous prions qu'on tienne compte de cette double circonstance, et nous continuons.

Raisonnant sur le nombre 1,500, comme chiffre temporairement extrême de la mortalité quotidienne à Paris, nous disons qu'il est permis, sans s'écarter de l'exactitude rigoureuse, de porter à 500 le nombre des décès dans les hôpitaux, hospices ou prisons de tout genre, puisque ces maisons sont peuplées de malheureux plus ou moins souffrants, d'incurables, de vieillards, d'enfants; en un mot, de la partie la plus débile de la population, et qu'il est démontré que les épidémies sévissent surtout contre elle. Du nombre 1,000 restant, je ne retranche que 4 dixièmes, en considération de la classe malaisée et généralement étroitement logée, qui est frappée avec une sorte de préférence dans le cas que nous supposons ici. Restent donc enfin 600 exposés à répartir entre les trois cimetières, ou 200 pour chacun; or chaque cellule occupe un espace de 1 mètre 30 centimètres de largeur; largeur totale, pour les 200 cellules, 260 mètres. Dans notre projet, les cellules, au lieu d'être disposées de chaque côté dans le sens de la longueur de la salle de garde, seraient disposées circulairement autour de cette salle, qui aurait par là même cette forme. La surveillance est ainsi plus facile, plus générale simultanément, plus prompte et plus sûre. On obtient ainsi presque tous les avantages de l'exposition en commun sans en avoir aucun des inconvénients. Si donc on adopte ce mode de construction, on évitera les difficultés de l'emplacement, quoique la construction en longueur, telle que nous l'avons vue à Mannheim, favorise admirablement les proportions architecturales; mais ici il s'agit d'être utile et sérieux avant tout : l'élégance, si elle n'est pas déplacée, n'est au moins qu'accessoire (1).

Sans qu'il soit besoin d'aller plus avant dans le plan relatif à la construction d'un édifice comprenant 200 cellules, on admettra facilement que, dans des circonstances exceptionnelles comme celle dont il s'agit ici, toutes les difficultés puissent être levées, soit par la construction d'une vaste salle commune permanente en réserve pour des cas prévus, soit même par une salle provisoire faite à la hâte et à peu de frais.

Reprenons notre projet sur un plan conforme à l'état de la mortalité ordinaire, sans donner d'autres suites à celui concernant les circonstances tout à fait exceptionnelles. Il suffit de l'avoir indiqué comme susceptible d'une réalisation facile.

Prenant donc le nombre de quarante-six cellules comme capable de suffire largement aux besoins de la mortalité quotidienne ordinaire, nous y conformerons tous les détails d'organisation dans lesquels nous allons entrer.

Deux *salles de veille* de forme circulaire ; vingt-trois cellules rangées autour de chaque salle ; une des divisions pour les hommes et

(1) Au surplus, quand on a vu une prison cellulaire modèle, on peut juger des ressources infinies de l'art moderne, et s'en remettre à l'habileté de nos architectes pour lever les obstacles qui pourraient surgir de notre plan.

l'autre pour les femmes ; dans chacune un certain nombre de cellules appropriées pour les enfants de l'un et de l'autre sexe ; chaque cellule communiquant par sa porte avec un vaste couloir, et par une fenêtre immobile avec la salle de veille. Cette fenêtre inclinera dans l'intérieur de la cellule sous un angle de soixante degrés avec la cloison. La face du sujet exposé placée immédiatement sous le vitrage, les pieds tournés vers la porte. Cette disposition présente le double avantage d'avoir la face extrêmement rapprochée de l'œil du *veilleur*, qui pourra ainsi reconnaître les moindres transformations qu'elle serait susceptible de subir, et de raccourcir singulièrement les communications entre l'appareil de sûreté et le timbre d'alarme, qui pourra dès lors être mis en mouvement par la moindre traction. L'appareil dit de *sûreté* se compose de deux systèmes de cinq doigts de gant de gomme élastique, un pour chaque main. Chaque doigt se trouvera ainsi enveloppé dans toute sa longueur de manière que le moindre jeu d'une ou de plusieurs de ses articulations se fasse sentir sur le timbre par le moyen d'une ficelle goudronnée qui, eu égard à la disposition du corps, n'aura pas plus de 50 centimètres de longueur au lieu de 3 mètres au moins, comme dans les établissements d'Allema-

gne (1). L'appareil dit *contrôleur* se divisera par
dix minutes au lieu de l'être par demi-heure,
comme à Francfort. Il y aura à proximité des cellules : 1° une chambre dite de *vivification* où se
donneront les soins en cas de signe de vie ; 2° une
salle de bains ; 3° une pharmacie avec tout ce
qui est de première nécessité dans les circonstances prévues ; 4° enfin une cuisine munie
des objets nécessaires (2).

Les soins et les traitements dont on use envers
les sujets exposés sont les mêmes pour tous sans
distinction de rang ni d'état. Néanmoins les cellules pourraient être classées en corrélation avec
les convois des pompes funèbres. Nous parlerons
des avantages à retirer de cette disposition.

Le directeur de l'établissement est un docteur
en médecine qui y est exclusivement attaché, et
ne peut s'en absenter sous aucun prétexte, sans se
faire remplacer temporairement par un suppléant. Il a toute la responsabilité et veille à
tout. Il est juge des cas où un corps présenté

(1) Nous n'avons pas besoin de dire que tous ces détails sont
bien plutôt des données qu'une solution définitive d'un problème
aussi compliqué que celui dont nous nous occupons. Nous serons bientôt en mesure, d'ailleurs, de donner quelque chose que
nous croyons être un complément nécessaire de tout ce que nous
exposons ici.

(2) Et quelques autres détails de moindre importance et que
nous ne mentionnerons même pas ici.

pour l'exposition est susceptible de compromet-
tre la santé des employés, et il est fait à l'égard
de ce corps suivant ce qu'il aura décidé. Il est
également juge de l'opportunité de l'inhumation,
sans que, dans aucun cas, il puisse y faire procéder avant d'avoir constaté les signes de la
décomposition. Il permet ou refuse l'accès près
du corps exposé en cellules. Quoique l'entrée
dans les salles de *veille* et la vue sur les cellules
soient toujours accordées aux parents, le directeur peut interdire l'une et l'autre, s'il le juge
convenable. Dans aucun cas il n'est prélevé de
rétribution sur les visiteurs. Le médecin directeur tient un registre sur lequel doivent être
inscrits le nom, l'âge, l'état, la dernière maladie,
le jour et l'heure du décès, de l'entrée dans
l'établissement, de l'inhumation, etc....

En cas où un sujet exposé viendrait à mettre
le timbre d'éveil en mouvement, ou seulement
si le veilleur remarquait une légère teinte d'ani-
mation sur la face, une aspiration, un mouvement des paupières, le directeur s'occupe
promptement de ce qui est prescrit en pareille
circonstance : mais dans aucun cas il ne doit
ébruiter l'événement sans en avoir référé à qui
de droit (1).

(1) A Francfort, la moindre indiscrétion serait probablement
suivie de la révocation,

Il visite fréquemment, et toujours inopinément, le jour comme la nuit, les gardes de service dans les salles de veille. Quand il se présente un corps, il indique la cellule qu'il doit occuper, l'y fait introduire, procède à tout ce qui se rapporte à la sûreté du défunt en cas de signe de vie, et ne le quitte qu'après avoir pris toutes les précautions requises.

Des sœurs de Saint-Vincent de Paule ou de tout autre ordre, comme celui de Bon-Secours, par exemple, sont chargées de la surveillance des cellules sous les ordres du médecin directeur, qui a soin de les instruire des devoirs qu'elles ont à remplir. Elles sont au nombre de *six*, se relèvent de trois en trois heures, et ne peuvent s'absenter une minute de leur poste sans se faire remplacer.

Actuellement, abordons le chapitre de la dépense.

Elle peut se diviser en dépense de premier établissement et en dépense annuelle ; ou, en d'autres termes, frais d'organisation et frais d'administration.

1° Frais d'organisation. Ils comprennent la construction et l'ameublement de l'établissement. La construction comprend à son tour un péristyle, deux chapelles, les logements de tous les employés, deux compartiments de vingt-trois cellules avec leurs salles de veille, une chambre de vivification, une pharmacie et une cuisine.

D'après les hommes compétents que nous n'avons pas manqué de consulter sur un sujet auquel nous sommes complétement étranger, pour faire les choses dignement, comme il convient à une cité comme Paris, il ne faut pas moins de 200,000 francs : soit donc 600,000 francs pour les trois cimetières.

Le matériel, l'ameublement des employés, ne s'élèveront pas au delà de 15,000 francs : soit 45,000 francs. Total, 215,000 francs pour chaque cimetière, ou 645,000 francs pour les trois. Tel est le chiffre très près d'être exact des frais de premier établissement.

2° Frais d'administration. Ils ont pour objet l'entretien du matériel et les honoraires du personnel de l'établissement. Les dépenses concernant l'entretien du matériel ont une importance si minime, qu'elles ne peuvent donner lieu à aucune difficulté : nous nous étendrons seulement sur ce qui regarde le personnel.

Nous avons dit qu'il se composait d'un médecin directeur et de six gardiens.

Le médecin, devant être exclusivement attaché à l'établissement, et ne pouvant, sous peine de destitution, donner des soins au dehors, serait logé, chauffé, éclairé, avec un traitement fixe de 4,000 fr.

Nous avons proposé, pour surveiller les cellules, des sœurs de Saint-Vincent ou de l'ordre dit de *Bon-Secours ;* elles seraient au nombre de six pour chaque établissement, et recevraient, indépendamment du logement et de tout ce que nous avons indiqué pour le directeur, une somme de 700 fr. pour chacune.

Il y aurait, en outre, un médecin intérimaire pour remplacer un des trois directeurs pour les cas d'absence, nécessairement assez fréquents ; il aurait droit à un traitement fixe de 2,000 fr.

En relevant toutes ces dépenses, on trouve 8,200 fr. pour chaque établissement, ou 26,000 fr. pour les trois, en y comprenant le traitement du médecin intérimaire.

Si nous ajoutons à cela une somme de 6,000 fr. pour faire face aux frais du matériel pour chaque année, nous aurons, pour représenter les dépenses d'administration, un chiffre total annuel de 32,000 fr.

Cherchons maintenant les moyens de les combler, ainsi que les 645,000 fr. de frais d'organisation.

Je pourrais me dispenser de toute discussion sur ce sujet et m'en remettre entièrement à la générosité de l'administration municipale, toujours prête à seconder la réalisation des idées humanitaires ; mais j'ai à cœur d'établir combien il serait facile de lui épargner ce nouveau sacrifice.

Deux moyens se présentent, tous deux directs en quelque sorte, tous deux aussi sûrs que prompts ; mais l'un, plus compliqué, entraînerait avec lui des détails de comptabilité qui amèneraient de nouveaux frais que nous n'avons pas prévus dans notre projet : il consisterait à prélever sur les familles une rétribution, pour chaque décès, proportionnelle à la classe du convoi. Nous ne nous y arrêterons pas davantage.

L'autre moyen, aussi simple que productif, présenterait l'immense avantage de ne peser que sur un privilége (1), et ne viendrait pas grever d'un nouveau droit les familles, déjà si largement exploitées dans ces tristes circonstances. C'est donc à lui que nous accorderions la préférence ; voici en quoi il consiste :

L'entreprise des pompes funèbres fait remise aux fabriques de 71, 56 o/o sur les commandes qui lui sont faites. Cette remise enrichit les fabriques sans appauvrir l'entreprise, puisque *ses profits se cumulent et s'augmentent au point de faire en quelques années un millionnaire d'un patron spéculateur.* Il est évident que l'adjudication des pompes funèbres pourrait être sou-

(1) Depuis que ceci est écrit, l'entreprise des pompes funèbres a été de nouveau adjugée, et il se pourrait que le nouveau cahier des charges ne fût pas entièrement en rapport avec ce qui est dit ici.

mise à des conditions plus onéreuses sans cesser
d'être encore très profitable à l'adjudicataire.
Nous proposerions donc de faire face aux frais
de premier établissement au moyen d'annuités
provenant d'une double retenue sur les droits des
fabriques et sur ceux de l'entreprise des pompes
funèbres. La dépense serait comblée dans
quelques années, et l'on rentrerait ensuite dans
les errements habituels, si on le jugeait convenable. Nous livrons ces idées aux méditations
d'esprits plus compétents ; nous les livrons surtout à la sagesse du conseil municipal, qui a fait
si souvent ses preuves quand il s'est agi de
prendre l'initiative en fait de philanthropie.
Nous passons aux frais d'administration.

Le moyen le plus naturel pour y faire face
est celui employé à Francfort, et qui consiste à
prélever une légère rétribution sur chaque corps
exposé et pour chaque jour d'exposition. Bien
entendu que l'exemption des frais funéraires
entraîne de droit celle de la rétribution. Toutefois, pour éviter une préoccupation nouvelle
aux familles et un rouage de plus à l'administration, nous proposerons une modification importante à ce procédé. La voici :

Toutes les déclarations de décès à Paris se
font aux mairies respectives du domicile des
défunts. L'employé qui reçoit la déclaration ré-

clame en même temps un droit de 20 francs
au-dessus de sept ans, et de 10 francs au-dessous
de cet âge, pour tous les individus, à l'exception
de ceux inscrits aux bureaux de bienfaisance.
(C'est le produit de ce droit qui procure à l'administration de la ville de Paris le moyen de
faire enterrer gratuitement les indigents.) Or,
dans tous les cas où le déclarant demanderait
l'exposition, il serait exigé en sus de la taxe pré-
citée un droit d'exposition en rapport avec la
classe du convoi, et l'exposition elle-même aurait
lieu à son tour dans une cellule correspondant
à cette classe ; car on n'a pas oublié que nous
avons admis une classification des cellules analogue à celle des convois. Il y aurait là une
source de produits plus que suffisants pour parer
aux frais administratifs.

En effet, en admettant que sur le nombre
total des expositions annuelles il s'en trouve
seulement cinq mille susceptibles de payer le
droit d'exposition, si l'on porte à 10 francs
seulement la moyenne de cette taxe, on aura
50,000 francs : chiffre qui dépasse de 18,000
francs environ celui auquel nous avons fait
monter en les exagérant les dépenses annuelles
des trois établissements.

L'indigent aurait ainsi gratis, et le riche ache-
terait pour 10 francs la satisfaction si douce de

ne déposer un parent ou un ami dans sa dernière demeure qu'après avoir acquis la certitude qu'il ne pouvait plus compter parmi les vivants.

Je sais toutes les objections que l'on peut faire au projet que j'expose ici. La décomposition cadavérique, me dit-on, dont vous faites le seul signe certain de la mort, n'est elle-même certaine qu'à plusieurs conditions, entre autres à la condition d'occuper une étendue considérable. C'est une erreur, cela a déjà été démontré (1). Je fais sur ce point un appel à l'expérience des hommes spéciaux qui ont observé les signes de la décomposition : tous s'accordent à dire que dès que certaines parties de la peau abdominale se nuancent en blanc mat, et presque en même temps en bleu, il n'y a pas à douter, la décomposition cadavérique est évidente. Nos propres observations, répétées un très grand nombre de fois et suivies avec toute l'attention que nous avons pu y apporter, nous autorisent à signaler la région de l'aine (l'aine droite de préférence), comme le point du corps où la décomposition putride se fait d'abord remarquer. C'est là que nous cherchons toujours la teinte particulière que nous venons d'indiquer, et ce

(1) Je crois que tout ce qui a été dit dans la première partie, au sujet de la décomposition cadavérique, ne laisse plus de prise aux objections que l'on serait encore disposé à nous adresser.

n'est pas s'écarter sensiblement de la vérité que de dire qu'elle s'y montre évidemment entre la quarante-huitième et la soixante-douzième heure après la mort réelle, dans l'immense majorité des cas, toutes les fois que le thermomètre ne descend pas au-dessous de — 18 degrés centigr. Au surplus, fallût-il attendre au delà de soixante-douze heures les premiers signes de la décomposition, outre que les cas en seront fort rares, il est vrai de dire que le mal, s'il y en a, sera sans importance, puisque tant qu'elle ne se déclare pas, le défunt n'est d'aucun inconvénient pour le vivant. En effet, d'un côté, il n'exerce aucune influence délétère sur son voisinage ; et, d'un autre côté, dans l'hypothèse des établissements d'exposition, ceux qui gardent le corps dans la maison mortuaire sont censés être logés dans des conditions qui leur permettent de le faire sans inconvénient sensible. J'ai dit ailleurs que je regardais comme démontrée l'évidence de la décomposition cadavérique dès son début ; je persiste plus que jamais dans cette opinion. Surtout si aux caractères qui la révèlent directement je rattache ceux qui l'accompagnent toujours, tels que le ramollissement des yeux, le refroidissement, l'injection au moins erratique de certaines parties des téguments, et principalement l'odeur dite cadavéreuse. Il ne s'agit pas de cette odeur qui se présente localement dans certaines maladies dès avant la mort ; je parle de cette odeur *sui generis*, comme disent les chimistes, qui, quand elle se joint à certains caractères même équivoques de la décomposition cadavérique, la décèle constamment.

Nous ne relèverons pas la difficulté tirée des sommes nécessaires pour la construction des établissements d'exposition et leur administration ; nous avons déjà fait voir que, dans les communes de peu d'importance eu égard à la population, ces dépenses sont minimes. Elles s'élèvent à la vérité avec l'importance des localités, jusqu'à Paris, où elles acquièrent leur maximum de développement ; mais nous avons indiqué comment on pouvait y faire face sans grever ni l'État ni les communes, et nous ne craignons pas d'avancer ici que les conseils municipaux rencontreront partout des adhésions spontanées qui seront fructueuses au delà des besoins, tant est vivement désirée et impatiemment attendue la réforme législative concernant les inhumations !

Mais où trouver des hommes qui voudraient se charger de la fonction de surveiller des cadavres, si ce n'est dans cette classe d'individus manquant tout à la fois de l'instruction, de la sensibilité et du zèle nécessaires pour remplir de pareils devoirs ?...

En Allemagne, on trouve ces hommes, et l'on ne s'en plaint généralement pas. Mais j'ai prévenu cette difficulté en indiquant, pour remplir ces fonctions, des religieuses chez lesquelles la sensibilité, l'instruction et le zèle ne font jamais défaut. Ce sont là des fonctions essentiellement du domaine des femmes en général, et de celles consacrées en religion particulièrement.

Oui; mais les personnes que vous indiquez ne perdront-elles pas bientôt ces qualités par la rareté même des cas où elles auront à se produire?...

En vérité, avec une argumentation pareille, nous défions qu'on puisse jamais établir aucune institution d'aucune sorte. A coup sûr, celle qui nous occupe en ce moment est de toutes la moins susceptible de se laisser gâter par l'habitude. En effet, le spectacle de la mort a beau se présenter sans cesse, sans cesse il réveille en nous le sentiment de notre mortalité; et chacun sait que lorsque ce sentiment se réveille dans le calme et la solitude, il nous domine d'abord et nous absorbe bientôt au point de ne laisser que bien peu de prise à l'habitude, à moins de prendre pour elle cette espèce d'étourdissement que fait naître l'observation soutenue, ou la forfanterie, qui affecte de jouer avec ce qui effraie le plus au monde. Les pieuses et saintes filles chargées de surveiller la mort le feront en vue de l'autre vie, et leur zèle trouvera là un stimulant toujours assez puissant : elles auront, en outre, les visites du directeur, le contrôle supérieur du comité d'inspection et les inspecteurs eux-mêmes.

On demande enfin, dans un langage plein de dédain pour l'espèce humaine, on demande si, pour un malheur possible, et qui, en supposant qu'il se réalise, peut n'atteindre qu'un moribond, un enfant débile ou un vieillard dans la décrépitude, c'est bien la peine de faire tant de frais et de s'entourer de tant de précautions ?

Nous avons ailleurs fait ressortir les chances nombreuses d'inhumations avant la mort sous l'empire d'une législation des décès telle que la nôtre, et aussi eu égard au chiffre annuel de la mortalité pour toute la France. Pour ne parler que de Paris en ce moment, qu'il nous suffise de consigner ici que, suivant un calcul (1) que tout porte à croire exact, pendant la période de 1830 à 1840, la moyenne des décès a été de 25,000 par année ; c'est-à-dire qu'à Paris seulement il s'éteint une existence toutes les 20 minutes à peu près. Quelle chance effrayante pour une méprise à jamais irréparable dans cette masse de décès ! N'oublions pas d'ailleurs que l'erreur, quand elle est reconnue, l'est presque toujours fortuitement,

1) Celui de M. Cochut.

accidentellement, et notre imagination sera épouvantée par la pensée des victimes sans nombre que la terre a pu engloutir vivantes. Quoi! vous présentez avec un scepticisme dédaigneux, comme à peine probable, un malheur qu'un homme honorable (1) vous prouve avoir été sur le point de se réaliser, à sa connaissance, 46 fois en douze ans, et dont l'accomplissement n'a manqué que par suite de retards dans les derniers apprêts funéraires ou d'accidents tout à faits fortuits! Mais ceux dont on a précipité l'inhumation (2); ceux que rien n'est venu troubler dans leur cercueil, ceux-là se sont réveillés au fond de leur sépulcre! Quel en est le nombre!... qui le sait!.. Et le décès de tous ces infortunés avait pourtant été officiellement constaté (3)!...

Vous avez regret à tant de précautions pour un enfant débile ou un vieillard décrépit! à l'instar de ce farouche législateur (4) qui ne laissait la vie qu'à ceux qui y entraient vigoureux et sains, voudriez-vous donc condamner à la mort, et quelle mort! tout ce qui n'a ni jeunesse ni santé? Mieux vaudrait cent fois imiter ce sau-

(1) M. Leguern.

(2) Sans sortir de la légalité toutefois.

(3) Ou du moins il a dû l'être, car nous affirmons pour la seconde fois qu'il ne l'est pas toujours dans les campagnes.

(4) Lycurgue.

vage qui égorge son vieux père sous le prétexte
de le délivrer des infirmités de son âge! Enfin,
qu'est-ce que cette parcimonie hideuse qui semble considérer quelques sommes sans importance au-dessus de la vie d'un homme, que dis-je,
de milliers d'hommes, parce que dans l'hypothèse ils ne sont ni vigoureux ni jeunes (1)?

Toutes les difficultés que l'on oppose sont de
cette force; elles ne sauraient prévaloir plus
longtemps contre l'établissement des mesures
propres à prévenir les enterrements avant la
mort. Le délai de 72 heures sera adopté comme
la seule modification législative qui soit en accord avec la nature et qui réponde à toutes les
susceptibilités. Il n'est d'ailleurs qu'un retour aux
usages de l'antiquité; notre introduction en fait
foi. Moïse prescrivait de garder les cadavres
pendant *trois jours* (2). D'après Hérodote, il était
défendu aux Égyptiens d'enterrer leurs morts
avant le quatrième jour du décès. Les Perses
avaient porté encore plus loin la durée de l'exposition. Les Romains revêtaient le corps de ses
plus beaux habits, et l'exposaient sous le vestibule de la maison mortuaire pendant l'espace de
trois jours, le confiant à la surveillance d'un gar-

(1) Latapie, Des funérailles chez les anciens (Quintillien).

(2) Voyez d'ailleurs la valeur de cette hypothèse d'après les
deux exemples qui suivent, pris entre beaucoup d'autres. F. Bour-

dien chargé de chasser les mouches et de s'assurer s'il ne donnait pas signe de vie (1). Avant les Romains, les Grecs pratiquaient l'exposition du défunt pendant 72 heures. En un mot, tous les peuples ont cherché à se prémunir contre les chances de l'inhumation avant le décès, et de tout temps les signes de la décomposition à son début ont été regardés comme le signal du moment où il devient nécessaire d'isoler pour jamais les morts des vivants.

En conséquence, nous proposerions à l'autorité compétente un projet qui modifierait ainsi qu'il suit la législation existante sur les décès.

§ XI. — Résumé du projet de révision de la législation des décès.

Article 1er. Aucune inhumation ne sera faite sans une autorisation, sur papier libre et sans frais, de l'officier de l'état civil, qui ne pourra la délivrer qu'après la constatation du décès par *un homme de l'art*, et que *soixante-douze heures* après la déclaration du décès, hors les cas prévus par les règlements de police.

Art. 2. Il sera construit près de chaque cimetière un établissement destiné à l'exposition des

dot, déjà cloué dans son cercueil, en est retiré vivant et poursuit sa carrière pendant quarante-six ans, plein de vigueur et de santé. — Picard de Maillerais revient à la vie après trois jours de mort apparente, et ne meurt en réalité que seize ans après.

(1) Idem.

corps jusqu'à expiration du délai fixé par l'article précédent (1).

Art. 3. L'exposition sera facultative.

Art. 4. En même temps que la déclaration du décès, il sera donné avis à l'autorité compétente, par la famille, de son intention de garder ou d'exposer le défunt.

Art. 5. Si la famille déclare vouloir garder le corps dans le domicile mortuaire, la vérification du décès aura lieu dans les soixante-douze heures, et l'inhumation après ce terme (2).

Art. 6. Si la famille exprime l'intention de livrer le corps à l'exposition, il pourra être procédé à la vérification du décès *douze heures* après la déclaration, et aux funérailles dans les vingt-quatre heures.

Art. 7. Tout corps exposé restera en cet état jusqu'à constatation de la présence des signes de la décomposition.

Art. 8. Il sera donné avis à la famille du jour et de l'heure de l'inhumation définitive de tout corps soumis à l'exposition.

---

(1) Larrey se proposait d'établir une chambre d'attente aux Invalides. (Julia Fontanelle.)

(2) Il reste toujours sous-entendu que dans certains cas prévus par les règlements de police, l'inhumation pourra avoir lieu à une époque plus ou moins rapprochée de la mort, ainsi que cela se pratique maintenant dans les cas, par exemple, où la putréfaction se déclare très promptement.

§ XII. — Mesures relatives aux autopsies.

Il me reste actuellement à combler une lacune
faite avec intention pour ne pas interrompre
l'enchaînement des diverses parties qui constituent mon travail. Il s'agit des autopsies en général, et de celles pratiquées dans les hôpitaux
plus spécialement.

Il semble, au premier abord, que rien ne doit
être plus facile que de faire pénétrer dans ces
établissements la réforme réglementaire dont
nous venons d'esquisser le projet. Là se rencon-
trent néanmoins des difficultés que nous n'avions
point prévues. La plus sérieuse nous est suscitée
au nom de la science ; nous la discuterons avec
tout l'intérêt dont elle est digne.

L'anatomie pathologique, ce flambeau de la
thérapeutique, ne peut s'éclairer elle-même et
progresser qu'à la condition d'explorer après la
mort les traces de la maladie qui l'a déterminée.
Or, ces traces seront retrouvées d'autant mieux
marquées qu'on les recherchera en un moment
plus rapproché de celui où la mort est survenue.
Le terme légal de vingt-quatre heures, insuffisant
aux yeux de l'humanité, est déjà pour la science
un délai trop long en beaucoup de cas (1) ; que

(1) Pour nous servir des expressions de M. Cruveilhier, dans
l'entretien que nous avons eu avec lui sur ce sujet, « ne signifient

sera-ce donc , s'écrient d'avance ceux de nos confrères qui connaissent le plan de notre travail, que sera-ce quand il faudra que la science suspende ses investigations pendant une période double ou triple ?

Serions-nous donc ici dans la désolante alternative de sacrifier la science aux intérêts sacrés de l'humanité , ou l'humanité à la science ?... Non, heureusement !

Ombres vénérées de Bruhier, de Morgagni, de Winslow, de Bichat , de Nysten, de Hufeland, de Thouret (1), de Julia Fontanelle, dites-nous si dans vos travaux pour délivrer la terre du fléau des inhumations précipitées, les droits de l'humanité ne furent point sans cesse associés dans votre pensée à ceux de la science dont vous fûtes les amants si passionnés et quelquefois les martyrs ?

« *La peur* inspira seule ces travaux entrepris au déclin d'une vie épuisée longtemps avant sa fin par l'excès de l'étude. » Ce langage, presque inconvenant, est celui de beaucoup de médecins

rien du tout en général, quand on les pratique vingt-quatre heures après la mort. »

1) Thouret avait remarqué, en exhumant les corps au cimetière des Innocents, que beaucoup étaient dans des situations qui donnaient lieu de croire qu'ils avaient été enterrés vivants. Il en fut si frappé, qu'il en fit l'objet d'une clause particulière dans son testament relativement à son inhumation.

fort estimables d'ailleurs. Eh quoi ! ceux qui épuisent leur vie à rechercher les signes de la mort, et la trouvent enfin pour eux-mêmes en face du cadavre qui servait à leurs études, vous osez les soupçonner d'une pusillanimité puérile ! Non, quand ces martyrs de la science ont avoué leur impuissance à déterminer avec certitude la présence de la mort, ils l'ont fait avec la conviction qu'ils ne portaient aucune atteinte aux progrès de l'anatomie pathologique.

Telle était déjà notre conviction en quittant le sol de cette Allemagne illustrée par tant de célèbres anatomistes. Afin de nous assurer jusqu'à quel point nous étions dans le vrai, nous nous sommes mis à recueillir en France, à Paris surtout, les avis des plus célèbres praticiens. Tous, il faut le dire ici bien haut, tous appellent de leurs vœux une réforme capable de concilier, à la satisfaction générale, les intérêts de la société avec les nécessités de la science, qui, en définitive, tourne toujours à son profit.

Or, nous pensons avoir approché du but dans le projet suivant.

On peut ranger dans trois catégories tous les cas relatifs aux autopsies cadavériques.

1° Ceux qui se rapportent à la médecine légale ; 2° les autopsies pratiquées à la demande des familles ; 3° toutes les ouvertures de corps exécutées dans les hôpitaux.

1° Les circonstances dans lesquelles la justice fait appel à la médecine légale sont relatives à des personnes ayant succombé soit à des plaies de diverses natures, soit à l'empoisonnement, soit même à la simple mort subite, quelle qu'en soit la cause (1).

Dans tous ces cas il est loin d'être sans importance que l'examen nécroscopique ait lieu en un moment rapproché de celui de la mort. Néanmoins, les formalités légales à remplir, le temps d'ordinaire considérable qui s'écoule avant que la justice soit informée, les précautions dont elle entoure les autopsies qu'elle requiert, enfin l'état actuel de la science, sont des garanties suffisantes pour prévenir toute espèce d'opération sanglante sur un corps qui ne serait pas complétement inanimé, comme aussi pour fournir les données nécessaires à la constatation d'un crime s'il y avait lieu. Il n'y a donc dans ce premier cas rien à changer à ce qui se pratique aujourd'hui.

2° Il arrive souvent que la famille qui vient de perdre un de ses membres désire être fixée bien

(1) Toutes les asphyxies, quelle qu'en soit la cause, les apoplexies, etc., rentrent dans ces diverses classes.

positivement par une autopsie sur la nature de la maladie qui a déterminé la mort, soit pour s'assurer du caractère héréditaire qu'elle peut avoir, soit, comme nous l'avons vu plusieurs fois, pour se prémunir contre la malveillance qui peut, tôt ou tard, éveiller des soupçons odieux sur la cause réelle de la mort (1).

Dans ces graves circonstances, il y a à concilier les intérêts d'une prévoyance justement conçue avec ceux de l'humanité, en n'exposant pas, comme dans le cas de l'abbé Prévost, une personne encore pleine de vie à la perdre au milieu des angoisses de sa propre autopsie.

On y arrivera sûrement en se conformant aux mesures suivantes :

1° A moins de signes de décomposition évidents, il ne pourra être procédé à une autopsie que dix-huit heures après la déclaration du décès.

2° Dans tous les cas, l'autorité compétente devra être préalablement avertie.

3° Dans tous les cas également, l'autopsie ne

(1) Une jeune fille meurt presque subitement à la suite d'une perforation spontanée de l'estomac. Sa mère passait pour être très dure à son égard. On la croyait si malheureuse, qu'il échappa à quelqu'un, en présence du cadavre, de dire tout haut qu'elle s'était empoisonnée. De là à dire qu'on l'avait empoisonnée, il n'y avait pas loin. La famille décida un examen nécroscopique, qui mit fin à tout en révélant la cause de la mort.

pourra avoir lieu qu'en présence d'un officier de l'état civil, et après une consultation entre le médecin qui a traité la dernière maladie, le médecin vérificateur des décès et un troisième laissé au choix des deux premiers.

4° Si le médecin vérificateur se trouve être en même temps celui qui a traité la dernière maladie, il ne sera considéré que sous ce dernier rapport, et il deviendra nécessaire d'appeler le médecin vérificateur le plus voisin.

Si l'on se plaint de ce que l'exécution des mesures que nous proposons ici doit entraîner les familles dans beaucoup de frais et d'embarras, nous répondrons d'abord qu'on ne peut entourer de trop de garanties un acte de cette importance; en second lieu, que les familles qui se trouvent dans le cas en question ont généralement l'aisance, sinon l'opulence, et enfin que pour celles qui seraient dans l'indigence, les médecins se montreront, selon leur habitude, aussi désintéressés que dévoués dans l'exercice de leur noble et sainte profession.

Abordant enfin la question des ouvertures de corps dans les hôpitaux, nous ferons remarquer avant tout que, malgré les recherches auxquelles nous nous sommes livré à ce sujet, il nous a été impossible de trouver un seul cas de mort apparente prise pour la mort réelle, et suivie d'accidents, dans aucun des hôpitaux de Paris (1).

Est-ce à dire pour cela que l'erreur y soit impossible? Non, sans doute. Dès lors, rien ne doit être négligé de ce qui peut la prévenir. La vie du pauvre sera respectée à l'égal de celle du riche, et le corps d'un indigent qui succombe dans la salle d'un hôpital, gardé avec les mêmes précautions que celui de l'opulent qui expire dans son palais, jusqu'à ce que la mort les ait frappés l'un comme l'autre du sceau manifeste de la décomposition.

Il n'est pas un cœur sensible qui ne soit attristé à voir la manière indécente, pour ne rien dire de plus, avec laquelle on traite le malheureux qui meurt dans un hôpital. Il a à peine rendu le dernier soupir, que son cadavre, encore chaud, est précipitamment enlevé du lit mortuaire pour être jeté sur les dalles humides d'un pavillon isolé, où il attend pendant vingt-quatre heures la visite suprême du médecin qui doit venir interroger la mort.

Rien n'est facile pourtant comme l'exécution d'une mesure propre à mettre un terme à cet état de choses, et qui se résumerait dans le projet suivant :

1° Il y aura dans chaque hôpital ou hospice

____

(1) M. Velpeau nous a confirmé dans notre opinion à ce sujet.

un obitoire ou salle d'exposition en commun, dans laquelle seront déposés tous les corps jusqu'à ce qu'ils soient réclamés par les familles ou transportés dans le pavillon des autopsies.

2° Chaque corps sera muni des appareils de sûreté adoptés dans les établissements près des cimetières, et tous ensemble placés sous la surveillance d'une ou de plusieurs sœurs.

3° Sauf les cas de décomposition anticipée bien manifestes, les corps devront séjourner au moins quinze heures dans l'obitoire.

4° Ce délai expiré, un corps ne sera livré à l'autopsie qu'après avoir été soumis à l'examen simultané du médecin dans le service duquel le défunt a succombé, et d'un autre médecin du même hôpital, ou, à son défaut, du médecin vérificateur de la localité.

Telles sont les mesures instamment réclamées par une philanthropie éclairée, et que la science ne saurait désavouer. Nous en avons pour garants ses interprètes les plus renommés; leur assentiment nous est assuré, et ce que nous proposons ici n'est que le résumé fidèle de nos entretiens répétés avec un grand nombre des médecins les plus recommandables par l'honorabilité autant que par le savoir.

§ XII. — Revue générale.

Encore un mot et nous finissons.

Ce serait se tromper étrangement que de croire que dans notre plan, les *obitoires* ou *maisons d'attente* reposent d'une manière absolue sur la décomposition cadavérique, comme caractère infaillible de la présence de la mort. Non, la mort, dans l'immense majorité des cas, nous l'avons dit, n'a pas besoin, pour se révéler avec évidence, d'être toujours soumise à cette épreuve extrême. Elle a d'ordinaire son cortége de symptômes au milieu duquel on la distingue avec autant d'assurance qu'on le ferait d'une maladie bien tranchée se présentant avec ses caractères dits pathognomoniques.

A nos yeux, les *obitoires* sont une mesure complémentaire de celle de la constatation des décès, une garantie contre une erreur possible, et enfin un service sans prix rendu à la population des grandes cités et à celle des campagnes en même temps.

Expliquons-nous.

N'est-il pas d'une indécence révoltante, pour ne rien dire de plus, de laisser un cadavre séjourner pendant trente heures, et quelquefois plus, au milieu d'une famille et dans un espace souvent si étroit, qu'en bonne hygiène il devrait à peine suffire à une seule personne en santé.

Écoutez plutôt.

J'ai vu à Paris le cadavre d'un pauvre concierge, père de trois enfants, séjourner pendant un jour et une nuit au milieu de ses enfants qui jouaient, riaient, se disputaient et se frappaient sous les yeux de leur pauvre mère en pleurs. Le plus jeune mangeait et dormait couché sur le lit où gisait le corps déjà en état de putréfaction sensible. Ce spectacle, que je n'oublierai de ma vie, se passait dans un espace si étroit, que pour m'y arrêter, il a fallu en faire sortir momentanément la sœur du défunt ; si peu éclairé, qu'à midi on n'y distinguait les objets, même volumineux, qu'avec quelque difficulté ; et enfin si humide, que l'un des murs dégouttait l'eau.

J'ai vu, pendant l'épidémie du choléra de 1849, rue d'Amboise, n° 4, le cadavre d'un restaurateur séjourner dans une petite chambre de l'entre-sol pendant trente-deux heures, au milieu de sa femme et de ses deux grandes filles, toutes trois frappées de l'épidémie. C'est dans ce réduit, sous les yeux et presque au contact de ces trois infortunées, que le défunt a été enseveli, déposé et cloué dans son cercueil.

J'ai vu dans un pauvre hameau des montagnes du Puy-de-Dôme, cinq enfants, leur père et l'aïeul, passer plus de 36 heures à côté du corps inanimé de la jeune mère, morte en donnant le jour à son sixième enfant. Ce que j'ai vu se réalise chaque jour cent fois, mille fois, dans les campagnes et dans les grands centres de population. A Lyon, par exemple, un des médecins de l'état civil dans cette grande cité m'assurait, il y a peu de temps, avoir été trop souvent témoin de spectacles au moins aussi navrants.

L'institution des *obitoires* serait donc un bienfait inappréciable pour les pauvres gens logés si souvent en famille nombreuse, dans une pièce unique et d'ordinaire fort rétrécie. De plus, elle donnerait une satisfaction entière à cette crainte si souvent mal fondée, mais enfin toujours respectable, de l'inhumation avant la mort. Elle permettrait en outre, à la justice, de trouver à toute heure et en lieu convenable, les victimes du crime quand elle le soupçonne. C'est plus qu'il n'en faudrait pour en justifier et surtout en hâter l'établissement.

Notre conviction intime est que rien ne peut en tenir lieu avec un avantage égal, et que cette institution peut seule compléter une législation des décès telle que la France la désire. Elle prévaudra tôt ou tard, nonobstant la mauvaise volonté des uns et les préventions des autres ; elle prévaudra inévitablement, parce qu'elle est seule le remède radical à ce fléau des enterrements prématurés dont la seule idée glace d'effroi.

Nous avons cherché à éviter les établissements mortuaires, tout en ne laissant pas sans remède le mal que nous combattons. En vérité, nous n'avons rien trouvé de satisfaisant.

Peut-être pourrait-on exiger de chaque propriétaire de maison dans les grandes villes, une pièce spécialement destinée à recevoir le corps de toute personne décédée dans cette maison. Partout ailleurs on pourrait établir dans un lieu désigné, près de l'église par exemple, comme cela se pratique dans quelques provinces d'Espagne, un local approprié à sa destination. C'est là que seraient déposés, sur le vu d'un certificat de l'autorité du lieu, les corps qui ne pourraient pas décemment être laissés au domicile mortuaire jusqu'au moment de l'inhumation.

Cette idée sérieusement mûrie apporterait peut-être remède à une partie du mal, mais à coup sûr ne le détruirait pas. Si l'on veut même notre pensée tout entière, nous dirons que ce serait là une de ces demi-mesures qui, dans leur application, aboutissent presque toujours à faire ressortir le mal bien plus qu'à le guérir. Quoi qu'il en soit, nous la livrons aux méditations du législateur. Pour nous résumer, nous dirons :

1° Qu'une constatation des décès par les médecins dans toute la France est la première et la plus urgente des mesures à introduire dans une nouvelle législation des décès ;

2° Que cette constatation est excessivement difficile, sinon impossible, sans une prolongation du délai de vingt-quatre heures entre la déclaration et l'inhumation, comme cela a lieu aujourd'hui ;

3° Enfin, que cette prolongation elle-même rend absolument nécessaire l'établissement des obitoires.

En un mot : constatation des décès sous la responsabilité des médecins; prolongation du délai entre la mort déclarée à l'autorité et l'inhumation ; maisons de dépôt : voilà trois choses qui, à nos yeux, s'enchaînent d'une façon tellement rigoureuse, que décréter l'une sans les autres, serait paralyser d'avance les résultats d'une mesure générale, si impatiemment attendue de tous.

Telle est notre conviction, basée sur des méditations et des travaux soutenus pendant un grand nombre d'années. Puissions-nous la faire partager à tous ceux qui nous liront.

TROISIÈME PARTIE.

Semblable au soleil, dont les premiers et les derniers rayons ne sont encore ni le jour ni la nuit, la
vie s'établit et s'éteint sans manifester avec évidence le point de départ et le terme précis de sa
course. La mort, en se substituant à la vie, procède en certains cas avec une lenteur et une sorte
de déguisement qui ont été plus d'une fois funestes, en portant à délaisser comme décédées
des personnes qui ne l'étaient pas encore.

Occupons-nous donc de cet état de vie latente
que nous nommerons *mort intermédiaire*, à l'instar de Thierry, et des moyens de prévenir le
délaissement des malades en cet état.

CHAPITRE PREMIER.

DE LA MORT INTERMÉDIAIRE.

Vers la fin des maladies organiques qui doivent se terminer inévitablement par la mort ; dans
les cas d'épuisement sénile ; dans ceux plus fréquents d'atonie générale consécutive à des états
morbides de longue durée et destinés à un issue

funeste, le malade s'éteint lentement, à *petit feu*, pour employer l'expression vulgaire ; la vie s'échappe en lueurs intermittentes et qui deviennent de plus en plus pâles et distancées jusqu'au moment enfin où le dernier rayon, se réfugiant en quelque sorte au centre d'un organe profond, cesse pour jamais de vivifier la périphérie.

Alors, pour les personnes placées près du malade, et quelquefois pour un observateur même exercé, la mort peut paraître consommée, quand elle est encore incertaine.

Et comment ne pas s'y tromper, lorsque les signes qui la révèlent d'ordinaire se trouvent pour la plupart réunis ? Le froid a gagné les extrémités, envahissant rapidement l'abdomen et la face ; les paupières se sont affaissées ; le cœur a cessé de battre sensiblement et ne retentit plus jusqu'au pouls ; la respiration, devenue intermittente, ne ternit plus la glace ; et depuis longtemps déjà la figure a pris l'aspect particulier dit *hippocratique*. Lorsqu'on considère que tout ce cortége apparaît à la fin d'une agonie longue, consécutive à une maladie réputée incurable, sans autre issue qu'une fin plus ou moins prochaine, comment, encore une fois, ne pas prendre le change en pareil cas, et ne pas considérer comme déjà trépassé l'infortuné qu'on s'accoutumait depuis longtemps à voir sur le seuil de la tombe ?

Dominé par cette impression, on s'éloigne, abandonnant à lui-même l'agonisant qui aurait si grand besoin d'une goutte d'eau pour rafraîchir ses lèvres desséchées par la fièvre. Heureux encore quand on ne lui rejette pas sur la face le drap qui le recouvre!... car alors, l'air venant à manquer à une poitrine déjà impuissante, la mort pénètre par une asphyxie rapide, et tout est fini.

Et qu'on ne nous objecte pas que les personnes placées près des malades à leurs derniers moments ont pour elles, ou l'expérience qui sait distinguer la vie de la mort, ou la tendresse qui y supplée par sa persévérance.

L'erreur est ici tellement facile, le temps paraît si long, et le spectacle est si déchirant, qu'il n'y aurait en effet que le dévouement le plus tendre, capable de tenir la place assez longtemps pour s'assurer du moment où la mort n'est plus incertaine. Mais les personnes les plus chères au mourant s'éloignent le plus souvent à l'approche du moment suprême (loin de nous la pensée d'un reproche), des mercenaires restent seuls, et rien ne les retenant plus après la mort présumée, le mourant est livré à l'isolement : témoin, en rouvrant la paupière, de l'abandon dont il est l'objet, s'il a la conscience de son état; et s'il en est privé, torturé peut-être par la fièvre, sans aucun soulagement. Il peut donc mourir enfin dans les angoisses morales ou physiques, 20, 30, 60 minutes et quelquefois plus, avant le terme naturel de sa maladie; et le vérificateur, quand il en vient un, trouve un cadavre que l'on s'empresse de livrer à l'ensevelisseuse, sans même soupçonner que le malheureux trépassé avait été délaissé comme mort avant de l'être en réalité.

Et qu'on ne dise pas que nous faisons des tableaux à plaisir, que le mal est loin d'être aussi grave que nous le représentons, et qu'enfin les exemples sont plus rares que nous voudrions le faire croire.

On verra plus tard que nous n'exagérons rien, et que si l'enterrement en état de mort apparente est plus rare qu'on ne le pense généralement, l'ensevelissement, ou tout au moins l'abandon avant la mort consommée, est au contraire plus commun qu'on ne le croit.

Mais n'anticipons pas.

Nous nommerons *mort intermédiaire, cet état dans lequel la vie générale, plutôt épuisée que finie, simule la mort absolue.*

Thierry, que je sache, est le premier et, je crois, le seul qui ait signalé cet intervalle, si souvent méconnu, de l'agonie à la mort consommée; mais il l'a fait de manière à indiquer à d'autres une tâche à remplir, plutôt qu'il ne l'a remplie lui-même. Cette dette contractée par Thierry, nous allons nous efforcer de l'acquitter.

En général, toute mort consécutive à une maladie n'est à son début qu'une mort imparfaite. La nature, dans ces cas, semble vouloir imposer à la mort un certain temps pour achever son œuvre. La durée en est communément très courte, et le plus souvent en raison inverse de celle de la maladie. On peut en fixer le commencement à la fin de l'agonie, et la fin à l'état de mort confirmée.

Mais on conçoit sans peine combien doivent être difficiles à saisir les deux points extrêmes de cette espèce de halte que paraît faire la mort avant d'achever sa victime.

Essayons de répandre quelque lumière dans cette obscurité.

La lutte de toute une vie contre les agents extérieurs qui l'ont sans cesse attaquée ne s'achève pas d'ordinaire sans donner lieu à une série d'efforts violents, qui produisent un spectacle dont les plus aguerris ne peuvent pas toujours soutenir la vue. Cette crise suprême a reçu le nom d'*agonie*.

Depuis tant d'années déjà que nous vivons en quelque sorte avec la mort, il n'est pas étonnant que, sans être plus brave que tant d'autres, nous ayons trouvé dans l'habitude la force nécessaire pour assister de sang-froid à ce terrible spectacle de l'agonie.

Elle est loin, d'ailleurs, d'offrir des phénomènes constamment les mêmes.

Nous avons sous les yeux, en traçant ces lignes, un jeune homme de vingt-huit ans, phthisique, arrivé à sa dernière heure (1). L'expectoration est tarie; si vous lui faites articuler quelques mots pendant que l'oreille est appliquée sur le thorax en arrière, vous aurez à un degré rare le phénomène de la voix de mirliton à la base, et celui de la voix de polichinelle au sommet. La percussion est raisonnante comme sur un vase vide.

Tout son être semble lutter contre la mort qui l'étouffe. Depuis plus de huit jours, l'orthopnée à laquelle il est constamment en proie l'oblige à la station assise. En ce moment même il est sur son séant, comme pour faire bonne contenance jusqu'à la fin du combat.

Vous le verriez les lèvres et toute la face bleues, le sang dégouttant des narines, le nez effilé, ses ailes dans un état de mouvement continuel, la parole saccadée et caverneuse, la poitrine haletante, la tête fléchie sur le thorax, l'œil animé, l'ouïe surexcitée; repoussant les odeurs,

(1) M. Mor..., 14, rue Frochot, l'agonie a commencé en présence de M. Andral, appelé en consultation.

demandant de l'air, de l'eau, du vin, qu'on le place à droite, à gauche, sur le dos ; s'agitant, se couchant, se relevant, se couchant encore..... Voilà cinq minutes d'immobilité absolue, tout paraît fini et la mort consommée.

Cependant l'oreille apprécie encore les bruits du cœur ; la sensibilité n'est pas tout à fait éteinte.

Huit minutes plus tard, le froid est général, le pouls nul, l'auscultation la plus minutieuse ne révèle plus rien à la région du cœur, tous les signes de la mort paraissent réunis, et pourtant l'infortuné vient de produire un mouvement de commissure des lèvres et des ailes du nez. Nous venons de réveiller un reste de sensibilité. Une minute plus tard, même phénomène. Au même moment nous retrouvons des frémissements au cœur. Ils disparaissent. Voilà cinq minutes que nous ne retrouvons plus aucun reste de vie. Tout à coup arrivent à la fois un suintement sanguinolent aux narines, de la salive spumeuse à la bouche, un gaz fétide et des matières alvines semi-liquides par le fondement.

En revenant sur cette observation, nous voyons que de la fin de l'agonie à la mort parfaite, il s'est écoulé un temps considérable pendant lequel tous les phénomènes de la vie générale ont été interrompus au point de simuler la

mort certaine, quoique en réalité elle ne le fût
pas encore.

Il nous a fallu beaucoup d'attention et de persévérance pour découvrir quelques traces de
vie, et il n'est pas douteux qu'un témoin ordinaire de l'affreuse agonie du jeune Mor... ne se
fût hâté de s'éloigner au moment où elle a commencé à se confondre avec la mort.

Cette observation nous a aussi fourni l'occasion de faire une remarque qu'il est bon de placer ici.

Quelque temps après la mort certaine, quand
nous appliquions l'oreille sur la région du cœur,
nous percevions bien distinctement une sorte
de crépitation humide, ayant la plus grande
analogie avec les frémissements du cœur lui-
même et pouvant certainement être confondue
avec eux. Mais à mesure que l'oreille presse
moins sur le thorax, cette crépitation est elle-
même moins appréciable : et elle cesse de l'être
si l'oreille est seulement appliquée sans compression. On voit, du reste, que ce phénomène
est dû à la présence des liquides dans la cavité
thoracique.

Hier, nous avons pu faire observer ce même
phénomène à un confrère appelé en même temps
que nous auprès de M. B..., rue de Choiseul,
mort subitement d'une rupture du cœur, ou de

l'un des gros troncs artériels. La mort datait d'une demi-heure, et une auscultation superficielle eût certainement fait naître l'idée que la vie n'était pas entièrement éteinte.

Nous venons de citer avec quelques détails un cas dans lequel les derniers phénomènes de l'agonie ont présenté une ligne de démarcation bien tranchée avec les premiers symptômes de la mort générale.

Voici au contraire une observation qui n'offre rien de pareil, et dans laquelle l'état de mort générale apparente a duré près de deux heures.

Madame de S..., à l'âge de vingt-cinq ans, d'une constitution frêle et éminemment lymphatique, était depuis dix-huit jours atteinte d'une fièvre typhoïde, avec forme adynamique très prononcée. Son état, jugé désespéré depuis le quinzième jour de la maladie, se prolongea, contre toute attente, jusqu'à la fin du dix-huitième; dès le dix-septième au soir, tous les phénomènes précurseurs de la mort très prochaine existaient. Les deux religieuses qui passèrent la nuit près de madame S... s'assurèrent plus de dix fois de son état de vie ou de mort. Le dix-huitième jour, à dix heures du matin, voici quel était l'état de la mourante.

Les membres inférieurs étaient froids, nonobstant tout ce qu'on avait pu faire pour les

réchauffer Le *facies hippocratique* était parfait;
le pouls inappréciable; la cornée recouverte
d'une toile glaireuse qui avait été remarquée dès
la veille. Cependant l'examen de la région du
cœur permettait de constater des battements
d'une certaine énergie relativement à l'état général. Quatre heures plus tard, les mêmes phénomènes étaient plus prononcés, si c'est possible.
Au cœur, il fallait y revenir à plusieurs reprises
pour pouvoir apprécier des battements extrêmement obscurs et en quelque sorte intermittents. A ce point qu'il n'est pas douteux, pour
nous, qu'un médecin appelé pour la première
fois auprès de madame de S... ne l'eût de prime
abord considérée comme décédée.

Cependant la sensibilité générale n'était pas
entièrement éteinte. Il fut possible d'en avoir la
preuve, et il y eut encore pendant deux heures
environ quelques rares mouvements respiratoires, observés par les sœurs avec un soin tout
particulier.

Comme on le voit, ici il n'y a pas eu d'agonie
apparente, et l'*état intermédiaire* s'est prolongé
pendant plus de deux heures sans que son début
et son terme aient été appréciables.

Nous pourrions multiplier les observations
analogues aux deux précédentes, et prouver sans
réplique : 1° Que l'agonie est souvent si difficile

à reconnaître, que nous croyons pouvoir avancer qu'elle manque dans beaucoup de cas. Ce n'est pas l'avis de tout le monde, il est vrai, mais tous les auteurs que nous avons consultés à ce sujet nous paraissent avoir pris pour l'agonie l'*état de mort intermédiaire*, qui, en vérité, n'a rien de commun avec l'agonie telle qu'on l'entend. Cela est si vrai, que tous les médecins conviennent, avec le père de la médecine, que les signes mêmes de l'agonie ne doivent point dissiper une dernière lueur d'espérance : les épidémies de choléra l'ont souvent prouvé, et indiquent avec raison les soins réclamés par l'état d'agonie (1), tandis que l'état de mort intermé-

(1) On entretient une atmosphère pure et tempérée autour de l'agonisant; on réchauffe les parties qui se refroidissent, et en même temps on le débarrasse de tout vêtement superflu qui gênerait par son poids les mouvements respiratoires; on appuie bien ses épaules sur des coussins, en redressant sa tête et la renversant un peu en arrière, dans le but de diminuer les difficultés de la respiration. Si quelque humeur remplit la bouche ou obstrue les narines, on l'enlève lestement. On a soin de tenir un linge sous les ouvertures naturelles, qui sont souvent alors salies d'excréments. Il convient d'éloigner de l'agonisant les accents de la douleur et les scènes de désespoir. On lui prend les mains pour les réchauffer, ses pieds pour les frictionner. On lui donne, s'il peut avaler, quelques cuillerées d'une potion cordiale; on lui fait flairer des alcools aromatiques. Mais pourquoi, dira-t-on, prolonger le supplice d'un agonisant? Pareille exclamation n'échappera certainement pas à quiconque aura assisté dans ses derniers moments une personne qui lui fut chère. D'ailleurs il ne s'agit pas

diaire bien établi est de sa nature un état désespéré qui, en tous cas, réclame tous les soins et toutes les attentions commandés par l'humanité, quand ils ne sont point dictés par la tendresse (1).

2° Que l'agonie est loin de se montrer toujours avec les mêmes symptômes. Ces symptômes, en effet, varient selon la nature de la maladie, l'âge, le sexe, le tempérament de l'agonisant. La lutte est généralement longue et terrible chez le jeune

seulement ici de ce que le cœur nous invite à faire, c'est l'expérience qui nous apprend que des agonisants ont été rappelés à la vie, et quelque rares que soient ces exceptions (surtout dans les maladies chroniques), il convient de se conduire toujours comme si ce bonheur inespéré était possible dans la circonstance présente.   (A. Lagasquie.)

(1) S'il en est ainsi, diront peut-être quelques uns, si, d'après vos propres aveux, l'état intermédiaire conduit à la mort un peu plus tôt, un peu plus tard, pourquoi s'en embarrasser? — Nous aimons à croire qu'une aussi grande insensibilité pour les hommes est fort rare. Il faut répondre néanmoins, et nous représentons : 1° que dans la mort apparente, le retour à la vie est assez fréquent; que pourtant ces deux états se ressemblent beaucoup dans les commencements; 2° que la durée de l'état intermédiaire est très souvent peu connue et quelquefois fort longue; 3° que la vie à quelque degré qu'elle soit, étant un dépôt sacré que nous tenons de la Divinité, on ne doit pas plus y toucher, on ne doit pas plus l'abréger de quelques heures, que de plusieurs semaines, de plusieurs mois, ou de plusieurs années. Gardonsnous donc de traiter comme de vrais cadavres, des sujets morts depuis peu. La plupart ne finissent entièrement que plus ou moins de temps après les phénomènes de la mort.

                                        (Thiéry.)
19

homme; elle est au contraire moindre en durée et en intensité chez l'enfant et le vieillard.

3° Que dans l'agonie bien caractérisée tous les phénomènes de la vie générale s'exagèrent en quelque sorte, tandis qu'ils paraissent éteints dans l'état intermédiaire.

Richerand avait dit que, dans cet état, les sens s'oblitèrent et s'éteignent dans l'ordre suivant : la vue, l'ouïe, l'odorat, le goût et le toucher. Cette observation est d'une justesse parfaite quant au *toucher*. Les expériences nombreuses que nous avons faites à ce sujet ont donné un résultat constamment conforme au résultat de l'observation de Richerand. On verra bientôt le parti que nous avons tiré de cette espèce de *survivance* du *toucher* à tous les autres sens. (Voyez note F.)

Mais s'il est vrai, sans aucune restriction, que le *toucher* soit le dernier des sens à s'éteindre, il ne l'est pas que les autres s'anéantissent dans l'ordre que nous venons d'exposer. Ainsi le goût nous a paru généralement disparaître le premier, l'ouïe ensuite, la vue en même temps ou peu après, et l'odorat enfin persister quelquefois autant que le *toucher*, dont il a même été le suppléant dans certaines circonstances. Il nous est arrivé plus d'une fois, par exemple, de réveiller un reste de sensibilité générale en nous adressant à l'odorat, quand le *toucher* ne nous donnait qu'un résultat assez équivoque.

On nous objectera sans aucun doute les difficultés qu'il peut y avoir souvent à distinguer l'agonie, de la mort intermédiaire ; qui sait ? on ira peut-être jusqu'à dire que cet *état* est une chimère que nous poursuivons à grands frais et qui s'évanouit quand on se croit en face. En tous cas, on ne manquera pas de nous faire observer que la *mort intermédiaire* étant un état désespéré, le mieux serait peut-être de le livrer à lui-même, sans se préoccuper autrement de soins sans résultat, ou qui n'en auront d'autre que de tourmenter un infortuné mourant.

On voit que nous n'affaiblissons rien.

Et d'abord, les phénomènes qui caractérisent l'agonie sont, en général, si bien tranchés qu'il est presque impossible de confondre cet état avec aucun autre. Ainsi, lorsque consécutivement à une maladie aiguë ou chronique, vous serez témoin d'un état de surexcitation relative de celles des facultés intellectuelles qui ont persisté jusqu'alors, ou même du réveil de celles qu'on croyait abolies; quand vous verrez les sens se troubler; la sensibilité générale, jusque-là engourdie, s'exalter d'une façon marquée; une certaine agitation se produire, etc., vous ne vous tromperez point en prononçant que vous êtes en face d'un agonisant. Le flambeau de la vie jette, avant de s'éteindre, une clarté plus vive. Semblable à ces lampes mourantes, qui brillent instantanément d'un grand éclat auquel succède l'obscurité la plus profonde, il semble que le principe du sentiment et du mouvement se consume par l'accroissement momentané de l'énergie physique et morale, comme l'aliment de la flamme dans la lampe qui s'éteint (1).

Si à cet état succède plus ou moins vite l'extinction, au moins apparente, de l'intelligence ; si le *goût* est aboli , la *vue* perdue, l'*ouïe* incapable d'être ébranlée, l'*olfaction* très émoussée, le *toucher* difficilement appréciable, et la sensibilité générale à peine susceptible de quelque excitation ; si, à tous ces phénomènes se joignent l'immobilité du corps, l'extension sur le dos, une pâleur mate de la face d'autant plus frappante qu'elle succède d'ordinaire à une espèce de teinte toute particulière à la figure de l'agonisant, la décoloration des lèvres, l'abaissement notable et quelquefois assez brusque de la chaleur du corps, le froid presque glacial des oreilles, de l'extrémité du nez, des pieds et des mains, l'âpreté des téguments, ou bien une sorte d'humidité visqueuse, l'absence du pouls, malgré la persistance

(1) Richerand.

des battements du cœur devenus intermittents avec frémissements dans les intervalles, la respiration de moins en moins fréquente jusqu'à offrir des distances de deux et même de trois minutes;

En ce cas vous n'avez point la vie, c'est vrai, mais vous n'avez pas non plus la mort consommée.

Mais, dit-on, vous faites là une sorte d'*état de raison*, dont vous n'indiquez ni le commencement, ni la fin?

Est-ce que l'état intermédiaire à la maladie et à la reprise de la santé, que nous appelons convalescence, est un état de raison? Non ; eh bien, qu'on me dise le point où cet état cesse d'être la maladie et celui où il devient la santé confirmée? Pourquoi n'y aurait-il pas, entre la fin de la maladie ou l'*agonie* et la mort absolue, un état transitoire analogue à la convalescence?

Mais nous n'en sommes même pas réduit aux analogies, car il y a un phénomène spécial signalé par M. Bouchut, lequel semble servir de point de départ à la mort intermédiaire : *la pupille, généralement contractée pendant l'agonie, se dilate sensiblement au début de l'état intermédiaire.*

Seulement, M. Bouchut fait de cette dilatation un phénomène de transition brusque de la vie à la mort. Cela peut être vrai dans les cas de morts subites, mais ne l'est pas dans le genre de morts dont il est question ici.

Eh bien, soit, dira-t-on ; mais pourquoi ne pas laisser s'éteindre un malheureux moribond sans le tourmenter encore de soins inutiles ?

Est-ce le tourmenter que d'humecter ses lèvres desséchées, réchauffer ses membres qui se glacent, nettoyer sa bouche et son nez qui s'obstruent, ou ses yeux qui se mouillent? Qui nous dit que cette âme qui s'échappe n'est pas émue des derniers soins dont son enveloppe mortelle est l'objet jusqu'au bout? Voilà pour le mourant.

Mais vous, qui assistez aux derniers instants de la vie d'un père, d'une mère, d'un enfant adoré, ou d'une épouse chérie, ah! dites-nous, si vous pouvez, combien sont délicieux pour vous ces soins extrêmes que vous prodiguez avec tant d'empressement à des êtres si chers, et combien serait cruelle la pensée que vous avez pu vous en séparer avant que l'inexorable mort vous les eût arrachés pour toujours!

De tout ceci il résulte que la *mort intermédiaire* est un état transitoire placé par la nature entre la fin de la maladie ou l'agonie (1) et la

(1) Ce n'est pas sans raison que nous ajoutons ce mot. L'agonie manque en effet souvent.

mort consommée, à peu près comme elle a mis la
convalescence entre la maladie et la santé; et
pour faire ressortir l'analogie, remarquons qu'il
est reçu en pathologie que toute maladie est jugée, en bien ou en mal, par *une crise*. L'agonie
est la *crise* qui juge en mal. Si la crise eût été favorable, la convalescence; elle a été funeste, la
mort intermédiaire.

La *mort intermédiaire* peut-elle être méconnue et donner lieu au délaissement avant la mort
consommée?

C'est la question qui va nous occuper immédiatement.

CHAPITRE II.

DU DÉLAISSEMENT DES MALADES EN ÉTAT DE MORT INTERMÉDIAIRE.

Si nos derniers instants s'épuisaient toujours
sous les yeux de l'amitié, ou dans les bras de la
tendresse, nous n'aurions pas à redouter un délaissement anticipé; mais le plus souvent les
soins extrêmes que nous recevons nous viennent
de mains mercenaires ou indifférentes. Heureux
quand le dévouement religieux nous les prodigue; mais bien plus heureux encore si une im-
patiente avidité ne s'en charge pas!

Ainsi donc, soit impatience pour se délivrer

d'un spectacle qui l'afflige en réveillant en lui le sentiment de sa propre mortalité, soit simplement par la précipitation qu'il apporte trop souvent dans les actes les plus sérieux, l'homme, au mépris de la voix de la nature si éloquente ici, expose son semblable aux chances affreuses d'être considéré, et peut-être de se voir traité comme mort, avant de l'être en réalité.

Ce genre d'accidents n'a pas encore éveillé l'attention de l'autorité, soit parce qu'i léchappe trop souvent à l'observation, soit aussi, pourquoi le taire? parce qu'il a été jusqu'à présent l'objet d'une indifférence coupable. Il est pourtant beaucoup plus fréquent qu'on ne le pense en général, et il sera certainement mieux et plus souvent observé, quand il aura été signalé.

Depuis que nous nous occupons de ce sujet, aussi triste qu'intéressant, les exemples d'abandons anticipés nous arrivent en foule. Hier encore, un des membres les plus distingués de l'Académie de médecine m'apprenait qu'un de ses plus chers amis, réputé mort avant de l'être, était depuis près d'une heure délaissé comme tel, lorsqu'un parent, arrivé en toute hâte de son département, se précipite dans sa chambre, l'embrasse et le trouve avec un restant de vie. Il expira presqu'au même moment, il est vrai; mais qui nous assure que des soins continués avec une persévérante intelligence n'eussent pas prolongé plus longtemps cette précieuse existence? Notre vie à tous tant que nous sommes n'est, au bout du compte, qu'une *maladie mortelle* (1), dont le terme est toujours plus ou moins prochain. Et sans même nous occuper du mourant pour qui, nous le voulons bien, la mort la plus prompte est souvent un bienfait, quel intérêt immense la société n'a-t-elle pas quelquefois à ce que l'existence d'un de ses membres soit prolongée, ne fût-ce que de cinq minutes? Nous livrons, à cet égard, le lecteur à ses propres réflexions, nous abstenant d'en faire aucune.

Entre mille autres, nous citerons un exemple de délaissement que nous a communiqué un des médecins vérificateurs des décès de Paris (2).

Le double décès de deux enfants jumeaux avait été déclaré à la mairie de l'arrondissement. Le vérificateur se rend au domicile mortuaire pour le constater. Quelle est sa surprise!... un des deux enfants, déclarés comme morts, respirait encore, et déjà on procédait à la toilette funèbre. Tout ce que put faire le vérificateur n'eut d'autre résultat que de raviver pour peu de temps cette

(1) Définition aussi juste que profonde, qui ne m'appartient point, sans que je sache au juste à qui l'attribuer.

(2) M. le docteur Guindet, un des médecins de l'état civil dans le 2ᵉ arrondissement.

frêle existence qui s'éteignit bientôt entre les bras du médecin.

Voici une autre observation dont l'exactitude ne laisse rien à désirer (1).

« Je me transportai, sur un mandat de la mairie du 7ᵉ arrondissement, délivré d'après la déclaration des parents, rue Cloche-Perche, nᵒ 9, pour constater la mort d'un enfant à la mamelle. A mon arrivée, je trouvai un enfant réduit au dernier degré du marasme, par suite d'un ramollissement de la membrane muqueuse gastro-intestinale : il était emmaillotté.

» Quoique cet enfant ne parût plus respirer, il ne me sembla pas que la vie l'eût encore complétement abandonné. Je jugeai seulement qu'il était arrivé à un état d'extrême faiblesse voisin de la mort, et que le maillot dont il était enveloppé pouvait bien, par la gêne qu'il apportait aux mouvements de la poitrine, avoir produit un état asphyxique; je fis incontinent déshabiller l'enfant devant moi.

» A peine les dernières bandes étaient-elles levées, que la poitrine se dilata et que l'enfant se mit à respirer. A partir de ce moment et malgré son excessive faiblesse, il vécut encore pendant *douze heures.*»

(1) Elle est du docteur Lembert, médecin de l'état civil dans le 7ᵉ arrondissement.

Cette observation, plus à sa place ici que partout ailleurs, offre le cas fort rare de l'état intermédiaire se prolongeant pendant douze heures. Nous prierons le lecteur d'en conserver le souvenir, car cette circonstance devra être prise plus tard en sérieuse considération. Dans le grand nombre d'observations qui nous sont personnelles, en voici une qui prouve la facilité avec laquelle la mort intermédiaire peut passer inaperçue, et combien peut être funeste à l'infortuné mourant l'inadvertance de ceux qui sont placés près de lui.

L'enfant de M. Pap..., rue Lepelletier, n° 3, en nourrice à Belleville, était depuis quelques jours soigné pour une pleuro-pneumonie. Dans la nuit du 18 décembre 1852, M. P... reçoit la nouvelle de la mort du petit malade; il part aussitôt avec sa femme. Cette pauvre mère, à peine en face du corps inanimé de son enfant, fut prise d'accidents nerveux assez graves pour décider son mari à venir nous chercher. Nos soins réussirent assez promptement à rendre le calme à la mère. Nous examinâmes l'enfant *dont on ne s'occupait plus depuis deux heures au moins, dans la persuasion qu'il était bien mort.*

Il nous parut tout de suite que cette sentence de mort n'était pas sans appel. Sur-le-champ nous nous mîmes à l'œuvre, et, au bout de dix minutes, nous avions obtenu quelques frémissements du cœur, d'abord très obscurs, bientôt plus marqués; puis quelques battements, et successivement une inspiration, un soupir, une légère coloration de la face, un mouvement des lèvres, et enfin un petit cri qui fut entendu de la mère et qui la fit se précipiter du lit sur lequel elle était couchée au berceau de l'enfant.

Enfin, pour terminer, le petit ressuscité vécut jusqu'au samedi à midi, c'est-à-dire que les soins qui lui furent prodigués prolongèrent sa vie de quatre jours, pendant lesquels nous eûmes plus d'une fois l'espoir de le ramener à la santé.

Quel que soit notre désir de ne pas multiplier outre mesure les citations, nous nous croyons néanmoins obligé de rapporter ici assez d'exemples de délaissements anticipés pour donner une idée de la facilité avec laquelle se réalise trop souvent ce genre d'accident.

Un jeune enfant, malade depuis longtemps, avait cessé de donner aucun signe de vie. Ses parents, le croyant mort, s'occupèrent de sa sépulture. Pendant ce temps, le père allait déclarer le décès à l'officier de l'état civil; mais, avant de remplir cette triste mission, il veut serrer une dernière fois le corps inanimé de son cher enfant. O surprise!... tout espoir n'est pas perdu, il vit encore; les apprêts funéraires sont suspendus. Hélas! l'illusion ne fut que de peu de durée, car le pauvre enfant passa définitivement à la fin de la journée (1).

Un enfant de quatorze ou quinze mois, épuisé par une longue maladie (une phthisie tuberculeuse), succombe enfin à l'affection qui le minait depuis plusieurs mois. On procède à son ensevelissement. Or, les bonnes femmes de ce pays (2) ont l'excellente habitude de chauffer le drap destiné à envelopper le corps des décédés. Celui-ci est donc roulé dans son linceul chauffé, à ce qu'il paraît, à un degré plus qu'ordinaire. En effet, sous l'influence de la chaleur, l'enfant donne signe de vie; tous les apprêts funèbres sont suspendus, et les soins qu'on prodigue à cette frêle existence réussissent à la prolonger de plus de huit heures.

Deux enfants jumeaux, nés avant terme et dans un état de débilité extrême, ne laissaient que bien peu d'espoir de les conserver. En effet, dans la nuit du lendemain, ils offrirent à leur gardien les caractères ordinaires de la mort, et la déclaration du double décès fut portée à l'état civil.

Cependant le commissaire de police du quartier

(1) Le fait s'est passé à Sedan, en juillet 1849.
(1) Réalville, canton de Caussade (Tarn-et-Garonne).

ayant réclamé un certificat du médecin avant d'autoriser l'inhumation (1), celui-ci constata le décès de l'un des enfants, mais en même temps l'état de vie de l'autre. A l'aide du galvanisme, cet état de vie se produisit avec une certaine énergie, et se maintint pendant dix heures. Dans cette circonstance, ajoute le médecin qui a communiqué cette observation, la résurrection est loin d'avoir été complète ; mais il n'est pas moins vrai qu'avec moins de prudence et de précautions, on eût certainement enseveli, et peut-être livré à la terre, un être doué encore d'une vitalité dont la prolongation était dans les chances de la nature.

M. Joffre, médecin à Villeneuve de Berg, donnait depuis longtemps ses soins à une pauvre femme atteinte d'un mal incurable. Un matin, il se présente pour voir la malade : il y a plus d'une demi-heure qu'elle est morte, lui dit-on, et abandonnée comme telle. M. Joffre insiste. Il la trouve avec un reste de vie. Cette femme ne mourut en réalité que plusieurs heures après.

Nous n'en finirions pas, si nous voulions citer même la moitié des cas de *mort intermédiaire* avec délaissement, que nous avons pu recueillir sans beaucoup de difficulté.

(1) Le fait s'est passé à Rouen, le 24 décembre 1841.

Et qu'on ne se figure pas que l'antiquité ait méconnu cet état : la mort intermédiaire a été signalée par plusieurs médecins anciens. Ainsi Démocrite disait de se méfier des derniers instants de l'agonie. Platon, Colerus ont fait la même recommandation ; Feijoo défend expressément de délaisser trop promptement les mourants, assurant que souvent on les croit morts, quand ils ne le sont pas entièrement. Terrili est encore plus explicite (1).

Mais ils avaient signalé le danger sans beaucoup s'occuper de le prévenir, s'en remettant à la persévérance ou à la tendresse des préposés pour obvier à un accident toujours triste quand il n'est pas fatal. Or, nous avons vu, dans les cas que nous venons de citer, que la meilleure volonté peut ici être mise en défaut, et que la tendresse même la plus éprouvée n'est pas toujours à l'abri d'une précipitation fâcheuse. En voici une nouvelle preuve :

Un homme chéri d'une famille, dont il était à peu près l'unique soutien, mourut, il y a à peine quelques mois, d'une méningite survenue à la suite d'une chute de cheval et après vingt-trois jours de maladie. Tous les phénomènes de l'agonie étaient tombés depuis longtemps déjà, et

(1) Drusus paraît avoir été délaissé dans un état de mort intermédiaire. (Voy. Sénèque, *De la brièvete de la vie.*)

l'état intermédiaire lui-même se prolongeait depuis plus d'une heure en présence d'une épouse et d'une mère désolées, quand enfin, sur un signe de la garde, tout le monde se retire de la chambre mortuaire. Nous arrivâmes une demi-heure après environ ; nous voulûmes voir une dernière fois M. L... On nous affirmait qu'il venait de rendre le dernier soupir ; il n'en était rien. Nous nous en assurâmes en présence de la garde elle-même. Ce triste état se prolongea encore pendant près d'une heure.

Encore une fois, le danger d'être délaissé en état de mort intermédiaire est d'une fréquence telle qu'il y a peu de familles un peu nombreuses où l'on n'ait à citer quelque cas de ce genre. Or, que l'on tienne compte, par la pensée, de tous ceux qui s'accomplissent inaperçus, et l'on conviendra avec nous, pour le proclamer de nouveau, que si l'appréhension d'être enterré vivant est fort heureusement chimérique dans la plupart des cas, celle d'être abandonné comme mort, avant de l'être en réalité, n'est malheureusement que trop fondée.

C'est donc avoir déjà rendu un grand service à la société que de l'avoir avertie d'un accident aussi fréquent qu'il est fâcheux ; mais ce serait lui en rendre un plus grand encore, nous ne craignons pas de le dire, si l'on pouvait réussir à mettre entre les mains des personnes préposées à la garde des malades un moyen propre à les mettre en état de ne s'éloigner du chevet des mourants qu'après avoir acquis la preuve qu'une mort, reconnue inévitable et prochaine, s'est enfin réalisée.

C'est ce qui va être l'objet du chapitre qui suit.

CHAPITRE III.

DES MOYENS DE PRÉVENIR LE DÉLAISSEMENT DES MALADES EN ÉTAT DE MORT INTERMÉDIAIRE.

L'impuissance dont nous avons frappé, dans la première partie, chacun des moyens proposés pour s'assurer de la réalité de la mort, quand elle survient brusquement, ne doit pas être ici aussi absolue.

En effet, toute mort subite étant le produit d'une perturbation extréme de l'économie tout entière, on comprend qu'il puisse arriver que la vie intérieure persiste encore en partie, quand l'extérieure est éteinte ; et qu'un individu en cet état puisse présenter tous les signes extérieurs de la mort, et résister relativement à tous les moyens employés pour l'en tirer.

Mais il ne saurait en être absolument de même quand il s'agit d'un état qui s'est établi lente-ment, consécutif à une affection maladive qui a

mené de front en quelque sorte la vie organique
et la vie animale, et les a usées l'une et l'autre
de façon qu'elles doivent s'éteindre simultanément.

Dans ce dernier cas on peut, et souvent avec
succès, s'adresser à la vie animale pour s'assurer
de l'état de la vie générale. La mort subite commence d'une manière constante par l'abolition
de la vie extérieure; dans la mort lente, au contraire, les deux vies subissent des altérations
analogues, et vont s'amoindrissant toujours de
plus en plus, jusqu'à ce qu'enfin elles s'anéantissent, il semble du moins, en même temps dans
la mort générale.

Bichat lui-même va éclaircir notre pensée.

Dans les morts subites, dit-il, la vie organique
finit d'une manière lente et graduée. Ces morts
frappent d'abord l'harmonie des fonctions internes; elles atteignent aussi tout à coup la circulation générale et la respiration, mais elles ne
portent sur les autres qu'une influence successive. C'est d'abord l'ensemble; ce sont ensuite
les détails de la vie organique qui se terminent
dans ce genre de mort.

Au contraire, dans celle qu'amène la maladie
ou la vieillesse, l'ensemble des fonctions ne cesse
que parce que chacune s'est successivement
éteinte; les forces abandonnent peu à peu chaque

organe, jusqu'à ce qu'enfin la circulation générale s'arrête à son tour.

Voici donc, en deux mots, la grande différence qui distingue la mort lente d'avec celle qui est l'effet d'un coup subit : c'est que dans l'une, la vie commence à s'éteindre dans toutes les parties, et cesse enfin dans le cœur, *ultimum moriens*; la mort exerce son empire de la circonférence au centre. Dans l'autre, la vie s'éteint dans le cœur, et ensuite dans toutes les parties ; c'est du centre à la circonférence que la mort enchaîne ses phénomènes.

La conséquence toute naturelle à tirer de là, c'est que dans l'état intermédiaire simple (1), il doit toujours être possible de s'assurer de l'état de la vie générale en s'adressant à la vie de relation ; car, puisqu'il est établi qu'ici les deux vies doivent cesser en même temps, dès que la vie extérieure cessera de se manifester, l'intérieure se trouvera anéantie, et la mort générale consommée.

Voyons donc par quels moyens ou signes on pourrait s'assurer qu'un malade, offrant déjà la plupart des caractères extérieurs de la mort

____

(1) Nous disons l'état intermédiaire simple, parce qu'à la rigueur, cet état peut se trouver compliqué de plusieurs phénomènes asphyxiques, apoplectiques ou hystériformes, susceptibles de le modifier sensiblement.

consommée, n'est encore en réalité que dans l'état intermédiaire. C'est, en effet, par là qu'on préviendra son délaissement en cet état.

Si les signes de la mort peuvent être distingués logiquement en signes immédiats et signes éloignés, nous pourrions d'emblée élaguer la série des derniers, et faire alors notre choix dans celle des premiers.

Mais nous n'admettons point cette distinction ; la raison en est aussi facile à donner qu'à saisir.

En effet, il n'est pas un seul des signes éloignés de la mort qui ne puisse s'offrir immédiatement après qu'elle s'est réalisé ; bien entendu qu'il n'est pas question de la décomposition cadavérique. En voulez-vous des exemples? Le refroidissement, la roideur cadavérique, qui devraient à coup sûr être rangés parmi les signes éloignés de la mort, se montrent souvent immédiatement après, et le premier quelquefois avant; et réciproquement, les signes regardés comme immédiats se confondent souvent avec les signes éloignés. C'est donc là une distinction arbitraire qui n'est bonne qu'à jeter de la confusion dans une matière déjà trop obscure par elle-même.

C'est pourquoi nous chercherons en dehors de ces deux catégories de signes le moyen de s'assurer de l'état intermédiaire, et par conséquent de prévenir le délaissement en cet état.

Le lecteur ne doit pas perdre de vue que, dans cet état, la vie animale se trouve à l'unisson, pour ainsi dire, de la vie organique; car il pressentira tout de suite que si l'on peut constater la persistance de la première, on connaîtra par là même la situation de la seconde, et par conséquent l'état de la vie générale elle-même.

C'est, en effet, de la sorte que nous avons procédé.

On se rappelle l'ordre suivant lequel nous avons classé les sens dans leur marche d'anéantissement. Qu'il suffise donc ici de répéter que celui qui survit à tous les autres est le *toucher*.

Cela étant, le champ des expériences se trouve tout de suite renfermé dans les limites mêmes de ce sens.

Mais on n'ignore pas qu'il est répandu sur toute la périphérie du corps; toutefois, il n'y est pas également réparti : en certains endroits, il est plus obtus; en d'autres, plus facile à réveiller. Il nous a donc fallu chercher celle des régions périphériques susceptible de donner, en quelque sorte, le *maximum* de la surexcitation *tactile*.

Or, il en est une qui n'est presque qu'un point par rapport à toute la surface tégumentaire, mais réunissant à un suprême degré toutes les conditions désirables dans le cas dont il s'agit.

Cette région, située en un lieu toujours facile à atteindre, d'une sensibilité aussi exquise que facile à être excitée, reconnue par les anatomistes comme étant le plus abondamment pourvue de nerfs, et la plus impressionnable aux yeux de tous les physiologistes, est le *mamelon* à sa base, c'est-à-dire au lieu où il s'implante dans l'aréole placée au centre de la mamelle.

C'est, en effet, en ce point que se donnent, pour ainsi dire , rendez-vous les innombrables filets nerveux qui, après avoir pris naissance aux branches intercostales et au plexus brachial, viennent, en rétrécissant graduellement la sphère de leur action, s'accumuler à la base du teton pour en former en quelque sorte les racines.

L'aréole environnante est remarquable autant par sa teinte que par sa contexture, d'où sa finesse et son excessive irritabilité.

En un mot, l'absence en cet endroit de l'une des trois membranes qui partout ailleurs constituent le derme, la trame nerveuse véritablement inextricable qui s'y épanouit, le tissu érectile dont il est si abondamment pourvu, tout semble se réunir pour en faire le siége d'une impressionnabilité sans exemple dans tout l'appareil tactile.

Et chose digne d'être remarquée, cette impressionnabilité est partout relativement la même, nonobstant les âges, les sexes, les tempéraments, les climats, etc... — Ainsi nous l'avons trouvée aussi facile à exalter sur les vieillards que sur les jeunes enfants, sur un sexe que sur l'autre, et, ce qui est surtout précieux ici, paraissant s'accroître par l'influence de la maladie.

On a compris sur-le-champ tout le parti que l'on peut tirer d'une région ainsi organisée pour le sujet que nous discutons en ce moment. Ne semble-t-il pas, en vérité, que la nature, qui en a fait une source de vie pour l'homme, l'a en quelque sorte destinée à signaler l'instant où il la quitte pour jamais.

Nous ne saurions trop le répéter, ni la différence des sexes, ni celle des âges, ni celle des tempéraments, ni même celle des races, ne nous ont paru en apporter dans la sensibilité de l'organe, pourvu qu'on sache la mettre en jeu.

En effet, cette sensibilité de la région mamelonnaire est plus ou moins facile à réveiller suivant un grand nombre de circonstances.

Le mamelon, disons-le, varie à l'infini pour la forme et le volume. On le rencontre depuis le simple tubercule formant à peine relief sous le doigt, ou presque imperceptible à l'œil, jusqu'au volume d'un pis de second ordre d'une vache laitière. Dans un grand nombre de cas, il a été soumis à une pression continue qui a non seulement arrêté son développement, mais encore effacé si complétement la saillie primitive, qu'elle semble avoir été repoussée dans la mamelle elle-même jusqu'au point de former un enfoncement analogue à la dépression ombilicale (1).

Toutes ces circonstances si variées font naître, dans la pratique, des difficultés réelles qu'il a fallu chercher à surmonter. C'est dans ce but que nous avons imaginé un instrument d'une construction aussi simple que possible et d'une application encore plus simple peut-être. Notons ici, avant d'aller plus loin, que le volume du mamelon est généralement en raison inverse de son degré de sensibilité. Ainsi très souvent des mamelons fort développés ne sont doués que d'une impressionnabilité comparativement très obtuse; tandis que des tubercules mamelonnés, à peine

____

(1) Ces dépressions, que nous n'avons jamais trouvées que sur les femmes, sont, comme on sait, une circonstance qui rend souvent impossible l'allaitement maternel. Elles ne sont jamais naturelles, car nous n'avons pu en trouver un seul cas sur des nouveaux-nés. Nous avions pensé d'abord pouvoir en attribuer au moins à l'inflammation qui accompagne souvent l'endurcissement du tissu cellulaire de la mamelle chez les nouveaux-nés, ou même à l'écoulement par le mamelon du liquide séro-lacté, si bien décrit par M. Natalis Guillot : mais alors le phénomène dont nous parlons devrait se présenter dans l'un et dans l'autre sexe. Il faut donc pour le moment l'attribuer à des circonstances tout à fait accidentelles.

perceptibles, peuvent traduire une exquise irritabilité, s'ils sont convenablement traités.

Notons encore que, chez l'homme, le mamelon est généralement plus impressionnable que dans l'autre sexe, et que le même excitant douloureux porté en cet endroit est bien plus pénible à supporter chez l'homme que chez la femme.

Toutes ces particularités une fois signalées, revenons à l'instrument que nous avons annoncé.

Il se compose de deux branches tenues dans l'écartement par un ressort; chacune de ces branches se termine en demi-circonférence, de telle sorte que, par leur rapprochement, elles forment une circonférence parfaite, propre à s'accommoder exactement au corps que l'instrument doit saisir; les bords sont pourvus de quatre ou cinq aiguillons pour chaque branche, et disposés de telle sorte que, lorsqu'on presse sur l'instrument, ces aiguillons s'enchevêtrent parfaitement. Ils doivent faire une saillie de *un* centimètre environ. Un même instrument en réunit deux bout à bout : l'un, plus grand, pour les cas de volume considérable du mamelon; l'autre, plus petit, pour les cas opposés.

Au surplus, il est bon de dire que le mamelon le moins marqué est toujours susceptible de se prononcer sensiblement sous l'influence d'un simple frottement, ou titillation avec le doigt, tant qu'il reste de la chaleur normale dans cette région. C'est un fait que nous avons souvent vérifié et dont nous pouvons affirmer l'exactitude. L'instrument est d'ailleurs disposé, ainsi qu'on l'a vu, de manière que ses aiguillons puissent plonger dans l'organe en le saisissant.

Chacun peut expérimenter sur lui-même la vive sensibilité déterminée par une pression même légère de l'instrument. Si cette pression est brusque et que l'instrument agisse en lieu convenable, il sera extrêmement difficile, pour ne pas dire impossible, même aux plus stoïques, de dissimuler la sensation.

En parlant ainsi, nous n'avons pas l'intention de donner à entendre qu'à l'aide de cet instrument on puisse distinguer, sans crainte d'erreur, les cas de mort apparente; non, sans contredit, car il est de ces cas où la sensibilité est si profondément abolie, que les stimulants les plus énergiques restent impuissants, et où, par conséquent, il faut se résigner à laisser à la nature le soin de révéler l'état de vie ou l'état de mort.

Le moyen dont il est question ici, que cela reste bien entendu une fois pour toutes, n'est propre qu'à s'assurer si le mourant est en état de mort intermédiaire et à empêcher qu'on le délaisse en cet état. Il est nécessaire d'appuyer sur ce point pour n'avoir pas l'air de nous trouver ici en contradiction avec ce que nous avons dit dans la première partie.

On se rappelle le jeune sujet que le magnétiseur Lafontaine faisait servir à ses expériences, et qu'on pouvait pincer, piquer, couper même jusqu'au sang sans le faire sortir de son état de torpeur. Eh bien, la seule douleur qui parût être au-dessus de la puissance de volonté de ce jeune homme, si extraordinaire d'ailleurs, est celle qu'on déterminait en agissant sur le mamelon de la façon dont il est ici question. Nous avons réussi à le faire *grimacer* visiblement et à plusieurs reprises, en le pinçant et en le piquant à propos et en lieu convenable.

Voici actuellement de quelle manière il faut procéder, autant pour employer l'instrument que pour apprécier le résultat de son action.

Nous prendrons un mourant présentant déjà la plupart des signes extérieurs de la mort : pâleur, froid, immobilité absolue, face hippocratique, absence du pouls, battements du cœur à peu près inappréciables, affaissement des yeux avec coïncidence de la toile glaireuse sur la cornée ; la respiration, devenue intermittente, ne s'effectue déjà plus qu'à des intervalles fort éloignés ; il y a près de 20 minutes que la dernière expiration a eu lieu. Rien n'y manque enfin, et certes il y a peu de gardes-malades qui conservent leur poste

en face d'une réunion de symptômes aussi signi-
ficatifs.

Les choses étant ainsi, appliquez bien exactement l'instrument à la base du mamelon, de
manière à le faire mordre dans l'aréole ; pressez
par saccades, de façon que les branches reviennent chaque fois sur elles-mêmes.

Pendant ce temps, que vos yeux soient fixés
bien attentivement sur la face du sujet, et particulièrement sur le front et les commissures des
lèvres. S'il reste un rayon de vie, il se traduira
par une ride, un froncement, un nuage, un je ne
sais quoi qu'on ne peut définir, mais qu'on peut
toujours apprécier. Il n'est pas rare, d'ailleurs,
d'obtenir des signes plus marqués de la persistance d'un reste de vie : par exemple, une sorte
de frémissement et quelquefois un véritable
mouvement de quelque partie du corps. Ainsi,
il nous est arrivé à nous-même, quand déjà on
avait annoncé (1) le décès d'une dame à laquelle
nous donnions des soins pour une pleuro-pneumonie double, de réveiller assez de force vitale
pour lui faire exécuter un mouvement latéral de

_____

(1) *Annoncé*, s'entend ici du délaissement de la mourante par
sa garde-malade, qui depuis plus d'une heure était partie pour
aller chercher un ecclésiastique destiné, comme cela se pratique
souvent, à se tenir près de la défunte, jusqu'au moment de l'enlèvement du corps.

la tête apprécié par l'un des fils de la prétendue défunte, lequel voulut ne quitter le corps de sa mère que lorsque le vérificateur des décès eut fait sa visite.

Nous ne prétendons imposer à personne nos propres opinions ; loin de là, nous demandons instamment qu'elles soient soumises à un contrôle sérieux, et que, si nous nous trompons, nos erreurs du moins ne retombent pas sur les infortunés que nous cherchons à secourir. Qu'on ne nous croie donc pas sur parole, et que nos lecteurs veuillent bien vérifier par eux-mêmes l'exactitude de nos propres observations.

Nous n'en citerons ici qu'un fort petit nombre, afin de ne pas trop nous écarter des limites que nous nous sommes tracées en commençant ce livre.

On n'a pas oublié probablement le cas de narcotisme qui plongea madame P... dans un état de mort apparente tellement profond, qu'il put résister à tous les moyens qu'on employa pendant plus de trois heures. On se souvient aussi que madame P... fut jugée réellement décédée et momentanément délaissée comme telle, que nous partagions nous-même l'avis de tout le monde, lorsque, soit simple coïncidence avec le terme de l'état de narcotisme, soit effet d'un genre de *stimulus* qui n'avait pas encore été employé, soit toute autre raison enfin, sous l'influence de l'action de l'instrument, madame P... donna pour la première fois signe de vie. Il y a là, on en conviendra, un fait qui valait la peine d'être mentionné, quoiqu'il n'ait pas une valeur bien décisive.

Le suivant en a une qui ne saurait être contestée.

Nous voulons parler de cet homme, rue de Grammont, 14, qui, à la fin d'une attaque de choléra asiatique, donna lieu à une méprise si singulière de la part du concierge qui, le considérant comme mort, lui jeta les couvertures du lit sur la face pour en épargner la vue à sa jeune femme, plaça sur sa poitrine le lourd crucifix (1) dont il a été question, et l'entoura de tout l'appareil funèbre usité en pareil cas. La précipitation de ce bon concierge était fort excusable, comme on sait : M. M... offrait tous les signes apparents de la mort consommée, et leur effet sur sa femme avait été tel, qu'elle avait été en proie à un accès épileptiforme qui avait exigé les soins empressés de tous les voisins.

Notre premier devoir, en arrivant, fut d'exa-

(1) M. Lembert, médecin de l'état civil dans le 7ᵉ arrondissement, nous a assuré avoir eu souvent l'occasion de rencontrer dans ses visites des crucifix pesant plusieurs livres, sur la poitrine des décédés ou déclarés tels.

miner une dernière fois le prétendu mort. Nous trouvâmes, à la vérité, quelques frémissements assez obscurs à la région du cœur, mais l'action de l'instrument sur le mamelon fut tout autrement décisive; il y eut manifestement sur toute la face un indice de vie non équivoque qui fut suivi, ou plutôt accompagné d'une expiration appréciable. Ce ne fut que quelque temps après que tous les caractères de la mort se dessinèrent d'une façon tout à fait péremptoire. L'état intermédiaire avait été approximativement de plus d'une heure, et peut-être eût-il été plus long sans les circonstances dont nous avons parlé.

Nous mentionnerons ici, au moins d'une manière générale, les cas nombreux que nous avons rencontrés dans les hôpitaux. On pressent bien que si toute la vigilance des familles ne réussit pas toujours à prévenir les délaissements dont nous nous occupons, le service des employés dans les salles des hôpitaux doit se trouver impuissant dans les mêmes cas. En effet, tout ce qu'on peut faire est de visiter de loin en loin un mourant tombé dans l'état intermédiaire; mais il ne paraît guère possible d'exercer à son égard une surveillance incessante, que l'employé est tout disposé à considérer comme étant sans motif. Nous ne faisons point ici de pure théorie, qu'on nous en croie sur parole.

Parlerons-nous de madame B..., rue de Grammont, 23, dont nous constatâmes l'état intermédiaire à l'aide du moyen qui nous occupe ici, plus d'une demi-heure après que la garde-malade l'avait quittée, et qui ne trépassa, en réalité, que plus de deux heures plus tard.

Terminons donc en insistant derechef sur la distinction à établir entre l'état intermédiaire dans lequel les deux vies étant en quelque sorte arrivées à leur dernier degré, le moribond est réputé mort sans l'être ; et cet autre état appelé mort apparente, dans lequel on cesse d'exister en dehors, quoiqu'on vive encore intérieurement : car s'il n'est que trop vrai que, pendant la durée de celui-ci, on peut être enterré comme mort et se réveiller au tombeau ; dans le premier, au contraire, la mort se réalise avant l'inhumation, à moins pourtant qu'on n'y procède cinq ou six heures après le décès présumé, comme en Espagne et en Portugal, par exemple, où l'on vous met en terre pour peu que vous dormiez trop longtemps, dit fort gaiement M. Delangle.

Toutefois il faut excepter les cas de mort intermédiaire compliquée de quelques phénomènes asphyxiques, narcotiques, apoplectiques ou hystériformes. Là, en effet, nous nous rapprochons de l'état de mort apparente simple, et le moyen que nous indiquons pour s'assurer de l'état intermédiaire simple peut très bien devenir inutile dans les circonstances que nous venons d'énumérer.

Mais, dans ces cas, il nous reste heureusement la ressource de temporisation qu'une réforme de la législation mortuaire rendra toujours et nécessairement apte à prévenir les inhumations, soit en état de mort apparente simple, soit en état de mort intermédiaire compliquée.

C'est donc en toute confiance que nous indiquons notre moyen de constater l'état intermédiaire et de prévenir l'abandon des mourants, comme généralement sûr, peu douloureux, ne laissant aucune trace après lui, prompt dans son résultat, facile dans la pratique, tel, en un mot, que par son emploi la garde-malade la moins expérimentée, dans la dernière des bicoques du monde habité, puisse en pleine sécurité quitter comme décédée la personne confiée précédemment à ses soins comme malade.

Ainsi se trouverait résolue la question du délaissement des mourants avant la mort consommée; question entrevue depuis bien longtemps, il est très vrai, mais négligée jusqu'à ce jour, et même traitée, il faut le dire, avec une indifférence que ne saurait justifier l'état désespéré dans lequel se trouvent les infortunés pour qui nous demandons des soins persévérants jusqu'à ce qu'ils aient payé leur tribut à la mort.

Ne semble-t-il pas, au contraire, que leur état d'impuissance absolue de faire connaître les besoins dont ils peuvent encore avoir la conscience, doive nous les rendre plus intéressants et nous faire redoubler pour eux de soins et de vigilance? Je les compare volontiers à des enfants au maillot qui quitteraient bien vite cette vie dans laquelle ils entrent à peine, si l'on ne se chargeait de veiller à tous leurs besoins; mais il est vrai que ces derniers promettent un dédommagement en laissant entrevoir toute une vie que l'on se plaît à imaginer brillante de santé et de plaisirs, tandis que la hideuse mort apparaît au bout, et pendant les heures de soins pénibles accordés aux mourants. Ce raisonnement que nous faisons, ou plutôt qui se fait en quelque sorte à notre insu, prend sa source dans un vice d'éducation, bien plus que dans nos instincts et notre raison. On nous a, en effet, en quelque sorte élevés dans l'horreur de notre destruction physique, et la mort, terme inévitable autant que nécessaire de notre existence ici-bas, est sans cesse placée sur nos pas, au milieu même de nos plaisirs les plus innocents, comme un épouvantail destiné à les flétrir avant qu'ils aient été goûtés. (Voy. note G.)

Que n'imitons-nous plutôt les Chinois, bien autrement sages que nous en ceci! Chez eux, le cercueil est toujours au milieu de la famille, et quand un des membres vient à quitter cette vie, on le considère tout simplement comme ayant acquitté la dette de la nature, et au lieu de le déposer dans ce cercueil avec une sorte de mystère, comme chez nous, on réunit les parents et les amis, et là ostensiblement, en présence de tous, on montre une dernière fois l'enveloppe mortelle du défunt ; on la revêt d'habits tout neufs, et on la place enfin dans ce même cercueil que de son vivant il s'était accoutumé à retrouver à chaque instant au milieu des meubles à son usage journalier.

Il y a, ce semble, dans cette façon de faire, une sorte de langage muet qui n'est pas sans éloquence.

Considérez une dernière fois, semblent-ils dire, ce corps inanimé ; il est bien celui du parent ou de l'ami que vous chérissiez ; le crime n'a point hâté le terme de son existence terrestre. Le *grand Être* qui lui donna la vie vient de la lui retirer. Que ces vêtements neufs, qu'il disposa lui-même, servent de dernier ornement à sa dépouille mortelle, et que ce cercueil, qu'il se complut à regarder comme son dernier asile, la reçoive et la conserve.

Reprenons.

Nous croyons donc avoir réussi à faire comprendre la mort intermédiaire comme nous l'entendons nous-même : un intervalle jeté par la nature entre la fin d'une maladie mortelle et la mort consommée, exactement comme elle place l'intervalle appelé *convalescence* entre la maladie et la santé : et comme pour compléter l'analogie, le passage de la maladie à la convalescence est précédé d'un ensemble de phénomènes particuliers que l'on résume dans le mot *crise*, absolument comme l'on comprend dans le terme *agonie* l'ensemble des symptômes qui annoncent la mort intermédiaire. Dans la mort intermédiaire comme dans la convalescence, le début et la fin sont difficiles souvent à déterminer. Cela tient à ce que les phénomènes de la *crise*, comme ceux de l'agonie, sont souvent peu tranchés, passent même inaperçus, et font croire qu'on se trouve encore dans l'état maladif quand on se trouve déjà en convalescence ou en état de mort intermédiaire.

Mais si les inconvénients d'une méprise sont sans importance dans le premier cas, ils peuvent être funestes, au contraire, dans le second, puisqu'ils peuvent donner lieu au délaissement du mourant avant sa mort réelle.

Nous avons établi que ce genre d'accident,

que *à priori* l'on pouvait supposer susceptible de se présenter, a lieu en effet plus souvent qu'on ne le croit généralement; et si nous n'en avons pas fourni des exemples plus nombreux, c'est que nous avons craint de nous mettre dans la nécessité de dépasser outre mesure les bornes que nous nous sommes imposées d'avance.

Le plus important à nos yeux était de passer au plus vite au moyen de prévenir les délaissements dans la mort intermédiaire. On a vu la marche que nous avons suivie pour arriver à celui que nous offrons, sinon comme infaillible, au moins comme celui qui doit offrir le plus de sécurité.

Nous avons réservé, au surplus, les cas de *mort intermédiaire* compliqués de divers états pathologiques qui font rentrer la mort intermédiaire, jusqu'à un certain point, dans l'état de mort apparente proprement dite; et, pour ces cas, nous avons renvoyé aux moyens destinés à prévenir les enterrements anticipés, et qui se résument dans une réforme de la législation des décès; circonstance nouvelle qui vient militer en faveur de cette réforme et confirmer l'appropriation du titre de notre ouvrage à l'ouvrage tout entier.

Telle était la tâche que nous nous étions proposée en commençant cette troisième partie;

nous avons la conscience de l'avoir remplie dans la mesure de nos forces. Que d'autres plus heureux travaillent et réussissent à faire entrer dans la pratique les moyens que nous proposons pour prévenir un accident toujours déplorable; nous ne demandons pas mieux que de partager avec ceux-là la satisfaction d'avoir servi en quelque chose à soulager l'humanité.

Il était non moins important que curieux pour nous de connaître les effets de notre instrument sur les individus soumis à l'inhalation de l'éther. Voici en peu de mots le résultat de nos expériences à ce sujet.

On peut établir trois périodes dans l'ivresse par l'éther. Dans la première, il est certain que l'on sent et que l'on sait ce qu'on fait; dans la deuxième, la sensibilité est plus ou moins émoussée, mais non entièrement abolie; les opérés en cet état poussent quelquefois des cris, s'effraient, leur figure exprime la douleur. Enfin, dans la troisième, on est ivre-mort; l'insensibilité est complète; on ampute en cet état la cuisse, le bras, le sein, et l'opéré non seulement n'éprouve aucune douleur, mais accuse le plus souvent des rêves délicieux.

Notre instrument n'a absolument aucun effet dans ce dernier degré de l'ivresse éthérée; ceci était prévu. Mais dans la deuxième période, tant qu'il reste de la sensibilité, l'application de l'instrument la révèle, lorsque la plupart des excitants ordinaires sont impuissants. Or, de ce fait il résulte des conséquences précieuses et qu'il faut faire connaître.

On comprend que les trois périodes que nous admettons ne sont pas tellement distinctes entre elles que la transition de l'une à l'autre soit susceptible d'être appréciée exactement. C'est dans le but de reconnaître la présence du troisième degré de l'ivresse par l'éther que l'opérateur pince et pique le patient avant de plonger le couteau dans les chairs: mais il y a loin d'une piqûre ou d'un pli fait sur la peau à une amputation de membre ou à une ablation du sein; aussi, bon nombre d'insuccès signalés s'expliquent facilement par cette seule circonstance que l'inhalation éthérée n'avait pas été portée assez loin pour anéantir suffisamment la sensibilité. D'un autre côté, il n'est pas douteux que la mort apparente, déterminée par l'inspiration de l'éther, ne puisse se transformer en mort réelle, si l'ivresse est portée au delà d'une certaine mesure. De là cette agitation, ces cris, ces convulsions, ces cauchemars affreux, qui ont lieu si souvent chez les opérés par la méthode dite américaine; ou, au contraire, cette absence de la sensibilité et de la connaissance qui persiste quelquefois pendant

plus de quatre heures après l'opération, et peut-
être ces morts si rapides qui ont suivi de près
les opérations. En un mot, deux écueils sont à
éviter : l'ivresse incomplète et l'ivresse excessive; l'une ne paralysant pas suffisamment la
sensibilité, et l'autre étant capable de donner la
mort.

Or, l'usage de notre instrument permet d'éviter presque à coup sûr de tomber dans l'un ou
dans l'autre de ces deux écueils. En effet, le moment où, sous son influence, le patient cesse de
manifester de la sensibilité est celui où le chirurgien peut sans tarder davantage retirer l'appareil d'inhalation et commencer à opérer.
Lorsque l'opération est terminée, si le malade ne
recouvre pas la sensibilité et la connaissance assez promptement, ou s'il les recouvre trop incomplétement, le même moyen sert à les faire
renaître l'une et l'autre avec une grande promptitude.

Ceci était écrit avant que la méthode américaine se fût enrichie d'un nouvel agent anesthésique, le *chloroforme*. Toutefois les expériences
que nous avons faites depuis, sous l'influence de
ce nouvel agent, ne changent rien à nos conclu-
sions ; nous nous permettrons même de citer une
observation entre autres, qui nous paraît décisive en faveur du moyen que nous indiquons

pour s'assurer d'une manière aussi approximative que possible du degré convenable d'insensibilité pour commencer l'opération.

J'adressai à M. le docteur Chassaignac madame de P. que je traitais depuis près de deux ans pour une affection du sein de nature mal définie, et que le traitement avait modifiée, mais non détruite. Une opération fut jugée indispensable. Elle fut pratiquée par M. Chassaignac avec le talent qu'on lui connaît, et eut un résultat aussi prompt que satisfaisant. Diverses circonstances, qu'il est inutile de placer ici, firent durer l'opération et le pansement trente-deux minutes. La patiente, d'une constitution nerveuse au delà de tout ce qui peut s'imaginer, fut tenue dans l'état d'insensibilité absolue pendant ces trente-deux minutes ; et, ce qui mérite surtout d'être remarqué, grâce à notre moyen de déterminer le moment favorable au début de l'opération, M. Chassaignac put plonger l'instrument dans l'organe malade sans craindre un de ces réveils de sensibilité mal engourdie qui peuvent mettre l'opérateur dans le cas toujours fâcheux d'ajourner une opération commencée. Nous n'eûmes pas non plus à nous préoccuper de la crainte trop fondée aujourd'hui de porter l'état d'anesthésie jusqu'à l'état de mort. En outre, il fut facile de sortir promptement notre malade de l'engourdissement anesthésique, et il ne fut pas question d'hallucinations, de torpeur générale, de syncopes consécutives, de vomissements et de ces mille dérangements qui peuvent surgir après un état anesthésique prolongé aussi longtemps.

Ce fut même cette circonstance qui nous détermina à écrire la lettre suivante à la Commission chargée par l'Académie des sciences de l'examen de notre mémoire :

« Messieurs,

» Comme vous le savez, on signale de plusieurs côtés des cas de mort survenus brusquement pendant ou peu après l'éthérisation par le chloroforme.

» Je viens vous rappeler à ce sujet que les moyens indiqués dans mon mémoire pour constater l'état de mort intermédiaire, paraissent propres à prévenir ces sortes d'accidents.

» Veuillez donc, messieurs, prendre en considération sérieuse tout ce qui, dans mon travail, se rapporte à cet important sujet; et, si vous le jugez à propos, signaler à l'Académie l'utilité que l'on peut retirer de l'usage de notre instrument, du lieu et du mode de son application. »

En attendant le résultat de cette communication, nous avons cru pouvoir consigner ici nos observations, et en faire profiter au plus tôt la chirurgie.

CONCLUSIONS GÉNÉRALES.

Ainsi donc, pour terminer définitivement en revenant en peu de mots sur nos pas, il demeure établi qu'aucun des signes, recommandés en différents temps et par diverses personnes comme infaillibles pour s'assurer de la réalité de la mort, ne jouit de cette prérogative ; que la décomposition cadavérique *seule* a le privilége de garantir de l'erreur, et que les signes qui décèlent la décomposition à son début, sont presque toujours très faciles à constater. Toute notre première partie a été consacrée à prouver ces diverses propositions.

Partant de la dernière comme d'un principe, après avoir exposé les caractères de la mort apparente, fait voir non seulement la possibilité de l'inhumation en cet état, mais encore la fréquence des cas où des personnes ont été sur le point d'être enterrées vivantes, nous croyons avoir prouvé sans réplique que le seul moyen de prévenir les inhumations avant décès était de n'enterrer les corps qu'après y avoir constaté les premiers signes de la décomposition putride, de sorte qu'en définitive toute la question s'est trouvéc tout naturellement réduite à une simple réforme législative. Il a fallu faire ressortir l'état d'imperfection où se trouve la législation des décès en France, démontrer la nécessité d'une révision prompte à cet égard, en faisant voir que cette législation est éludée dans beaucoup de localités, inapplicable en d'autres, généralement sans autorité, sans unité; impuissante enfin à prévenir les inhumations avant la mort.

C'est alors que pour réédifier après avoir détruit, mettant en œuvre les matériaux recueillis dans les législations mortuaires des différents États de l'Allemagne, nous avons exposé un projet dont l'exécution, sans exiger une réforme radicale de la législation actuelle, de nouvelles charges pour le budget de l'État, aucune complication administrative, suffirait néanmoins, non seulement à prévenir les enterrements anticipés, mais encore à garantir contre la possibilité même de ces malheurs toujours si affreux.

Tous ces développements ont fait l'objet de la deuxième partie.

Dans la troisième, après avoir cherché à faire bien comprendre ce qu'il faut entendre par la *mort intermédiaire*, l'analogie qu'elle présente avec la convalescence, son début à la fin de l'agonie et son terme à la mort absolue, nous avons fait voir que la mort intermédiaire était fréquemment méconnue, et par suite, le délaissement des malades en cet état beaucoup plus commun qu'on ne le croit en général. Nous avons fait connaître le moyen de prévenir ces délaissements toujours fâcheux. Quant aux cas où la mort intermédiaire serait compliquée de quelque accident pathologique qui lui donnerait en ce cas les formes de la mort apparente proprement dite, le moyen de discerner celle-ci, indiqué en son lieu, s'applique tout naturellement à celle-là, et en définitive, tout se réduit à une réforme législative, tant pour prévenir les inhumations dans les cas de mort apparente que les abandons des mourants en état de mort intermédiaire.

En un mot enfin, empêcher qu'on n'enterre des vivants, ou qu'on ne s'éloigne des mourants avant leur mort consommée : tel était le double but que nous nous étions proposé.

Le succès, s'il couronnait notre œuvre, serait la plus douce récompense que nous ayons ambitionnée. Nos travaux de plus de dix ans, nos sacrifices de toutes sortes, trouveraient une ample compensation dans la seule pensée qu'ils ont contribué à la réforme législative qui *seule* doit, tôt ou tard, faire disparaître de la France le fléau formidable qu'on appelle *inhumations précipitées.*

QUATRIÈME PARTIE.

Médication de la mort douteuse.

Notre travail serait incomplet à nos yeux, si aux moyens de distinguer la mort de la vie nous n'ajoutions pas ceux de conserver la dernière et de la maintenir jusqu'où elle peut s'étendre.

En effet, il ne suffit pas d'éclairer les confins, souvent si obscurs, de la vie et de la mort; d'apprendre à déterminer avec pleine sûreté la mort douteuse et la mort réelle, il faut encore faire connaître ce qu'il convient de suivre ou d'éviter quand il sera question d'arracher, pour ainsi dire, des victimes à la mort.

Notre dessein est donc ici d'esquisser à grands traits une véritable médication de la mort douteuse.

Or, la mort douteuse comprend la *mort apparente* proprement dite et *l'état intermédiaire simple*.

Connaissant les signes qui distinguent chacun de ces deux états, on doit s'attendre à une médication différente pour l'un et pour l'autre.

En effet, la *mort apparente* proprement dite

appelle un traitement essentiellement actif, susceptible même d'être élevé parfois jusqu'à une énergie que l'on pourrait taxer de barbarie, si elle n'avait pas pour but de prévenir le plus horrible de tous les supplices, la mort dans un sépulcre.

Tandis que, au contraire, l'*état intermédiaire* demande un traitement qui doit rarement sortir de l'expectative.

Le traitement de la mort apparente, tant qu'il ne s'écarte pas de la médication simplement active, varie selon l'état pathologique qui est censé avoir donné naissance à la mort apparente elle-même, et ne diffère pas de celui que l'on dirige d'ordinaire contre cet état pathologique.

Dès qu'il devient énergique, il rentre dans le cadre des moyens qui ont été indiqués dans la première partie comme propres à faire distinguer la mort certaine de la mort apparente, et qui en réalité ne constituent dans leur ensemble que le traitement énergique de cette dernière.

C'est lorsque le traitement devient d'une impuissance manifeste, qu'il reste en définitive la ressource de l'expectative.

C'est à cela que devait se réduire ce que nous avions à dire du traitement de la mort apparente.

Celui de la mort intermédiaire doit appeler

principalement notre attention, et c'est à lui que nous allons consacrer ce supplément de notre travail général sur la mort et ses caractères.

CHAPITRE PREMIER.

MÉDICATION PENDANT L'ÉTAT INTERMÉDIAIRE.

A peine l'agonie a-t-elle fait place à la mort intermédiaire qu'à l'instant même une sorte d'effroi s'empare des assistants ; dans leur trouble, ils oublient que ce qu'ils prennent pour la mort n'est pas encore elle, et que leur éloignement serait de l'inhumanité, s'il n'était pas pour ainsi dire involontaire. Il peut être, en effet, suivi des conséquences les plus fâcheuses pour le malheureux mourant.

Les partisans des usages anciens ne pourront se défendre de convenir que nous livrons nos semblables à la mort sur des apparences bien légères. Dès que les marques extérieures de la vie ne subsistent plus, que la pâleur, la flaccidité, l'insensibilité absolue s'y joignent, nous réputons mortes les personnes qui nous étaient les plus chères un instant auparavant, nous les éloignons de nous comme des objets d'horreur et de contagion. Bientôt nous serrons leurs membres dans des liens, nous les enfermons dans une boîte funéraire; puis nous les faisons porter dans un séjour inaccessible, où ils sont livrés à une destruction absolue, et retranchés pour toujours du nombre des vivants. Ne croirait-on pas, en considérant nos usages à l'égard des morts, que nous craignons leur retour à la vie? Nous prenons les précautions les plus propres à anéantir le peu qui pourrait leur en rester, et à nous dérober la connaissance des efforts de la nature, comme pour nous dispenser des soins qui pourraient l'aider à triompher.

Est-ce donc une nation philosophe éclairée et sensible, qui se met dans le cas de recevoir de pareils reproches? (Thomassin.)

C'est pour enlever tout motif à ces reproches à l'avenir, que nous tracerons quelques préceptes, propres à diriger les personnes préposées, ou volontairement placées au chevet d'un mourant.

Comme notre devoir est bien plus de prescrire que de défendre, nous n'avons pas à dire qu'aussitôt après l'agonie, il ne faut pas, quelle que soit la température extérieure, ouvrir portes et fenêtres; recouvrir la face du prétendu défunt; placer sur sa poitrine un crucifix de plusieurs kilogrammes; ou bien boucher toutes les ouvertures naturelles sous le prétexte de *sauver* les matelas; ou retirer de son lit, pour le même motif, un corps à peine privé de la vie, si même il en est privé ; ou verser sur le nombril de la cire en fusion, toujours dans ce même but ; et tant d'autres choses qu'il serait trop long d'énumérer. Ce sont là, au surplus, des recommandations qui se trouvent partout, sans être pour cela mieux observées, constituant dans leur ensemble une sorte de traitement civil qui n'entre point dans notre plan.

Voici donc la conduite à tenir pendant l'état de mort intermédiaire :

Conduisez-vous, à l'égard d'un mort très récent, absolument comme vous devriez le faire dans la conviction qu'il n'a pas encore rendu le dernier soupir.

Ce précepte général comprend en substance, comme on va le voir, tout ce que nous nous proposons de dire à ce sujet.

Et d'abord, assurez-vous par les moyens que nous avons fait connaître de la persistance ou de l'anéantissement absolu de la sensibilité générale. Si vous obtenez un résultat itérativement négatif (1), la mort est consommée, et la présence auprès des corps n'est plus obligée ; elle devient seulement une affaire de convenance, laissée à la volonté des parents ou des amis.

Mais si, au contraire, vous arrivez à un mou-

(1) On ne doit pas perdre de vue qu'il ne sera question désormais que de l'état intermédiaire simple.

vement des paupières, des commissures des lèvres,
au moindre dérangement des traits sur un visage
jusque-là absolument immobile, hâtez-vous dans
ce cas et multipliez vos soins.

Maintenez l'atmosphère à une température
uniformément douce et pure.

Diminuez le poids des couvertures sur la poitrine, s'il était trop considérable.

Réchauffez les extrémités à l'aide de frictions
pratiquées avec une flanelle chaude.

Renouvelez fréquemment des linges chauds
sur la région du cœur.

Passez sur les lèvres une éponge fine imbibée
d'un liquide légèrement acidulé.

Si quelque évacuation avait lieu, interposez
doucement un linge, ou même une alèze entre le
corps et le lit.

Promenez avec précaution au-dessous du nez
un flacon aromatisé.

Nettoyez même avec un linge très doux, im-
bibé d'eau tiède, les yeux, la bouche, le nez
et les oreilles.

Vous, qui me lisez, dites si la perspective d'un
sort inévitable ne s'adoucit pas à la seule pensée
que votre dépouille mortelle sera encore l'objet
des soins et des attentions de vos semblables
avant d'être livrée pour jamais au sépulcre! Au
nom de Dieu, aidez-moi donc à en faire profiter

ceux auxquels la parque impitoyable tranchera
le fil de la vie avant votre tour et le mien! Non,
croyez-moi; la vue de la mort récente n'est pas
aussi affreuse qu'on veut bien le dire. Voyez les
anciens, voyez les peuples modernes que les préjugés, ou le raffinement d'une prétendue civilisation n'ont pas jetés en dehors des enseigne-
ments de la nature, prennent-ils leurs morts en
horreur avant même qu'ils le soient, comme
nous le faisons? Loin de là. Chez eux, un mourant et un mort ont toujours été, ou sont encore,
un objet de soins ou de vénération, que l'on gardait ou que l'on garde exposé jusqu'à ce que la
nature ait prononcé en dernier ressort. Il en est
même qui ont porté au delà, sinon leurs soins
qui étaient inutiles, au moins leurs attentions et
leurs marques de respect et de reconnaissance.
Rappelez-vous la conduite des Chinois entre autres, qui non seulement se précautionnent parfaitement contre la mort douteuse, mais de plus
environnent leurs mourants de soins et d'attentions si admirables, qu'un voyageur qui en a été
témoin s'écriait naïvement: Oh! que je voudrais
donc mourir en Chinois! Quelle différence
pourtant avec ce qui se passe chez nous! N'est-
il pas vrai que votre dégoût pour le spectacle de
la mort peut être cause d'une substitution de
personne? N'est-il pas vrai encore que, faute de

témoins intéressés, ce cercueil destiné à une victime de la mort naturelle peut en même temps servir à recéler la victime d'un crime? N'est-il pas vrai enfin que tous ces ensevelissements, pour ainsi dire clandestins, peuvent, habilement ménagés, favoriser jusqu'à l'impunité l'avortement, l'infanticide et l'empoisonnement? Et pourquoi prendre la voie des suppositions? ce qui pourrait être s'est réalisé en effet. Combien de fois?... Les victimes ne sont point revenues pour le dire, mais que la société se tienne pour prévenue : il y a là un mal à surveiller ; la chose est facile. Vous exigez avec raison que l'on établisse le sexe et l'identité du nouveau-né avant de l'inscrire au nombre des vivants, exécutez une mesure analogue à l'égard de ceux que vous mentionnez parmi les morts. Dans notre nouveau code mortuaire, cette mesure trouve sa place tout naturellement.

Thierry, que nous citons toujours avec tant de plaisir, semble avoir pressenti, avec une partie du mal que nous combattons, les remèdes à lui opposer. « Un code défenseur des morts n'est pourtant pas si difficile à faire, s'écrie cet ami de l'humanité ; il faut conserver à la vie toute sa durée. Tout le monde en convient; mais ses limites ne sont pas toujours, à beaucoup près, déterminées clairement. Elle s'étend souvent au delà de ce qu'il paraît ; seulement. on s'occupe peu de maintenir ce qu'on croit absolument perdu. Opposons dès lors à l'ignorance et aux préjugés le précepte d'une charité éclairée : nous traiterons tous les morts récents comme notre prochain ; ils peuvent vivre encore, nous attendrons pour leur dire un éternel adieu que l'auteur de la nature les ait véritablement séparés de la société. De tout temps l'équité et la tendresse ont dicté les soins pour les mourants ; ces lotions, ces liniments, ces parfums que nous lisons avoir été employés chez les Romains jusque sur le corps des esclaves, cette conclamation universellement adoptée, le bruit, le son des instruments, les pleurs des femmes gagées à cet effet, en un mot, tout cet appareil de longues funérailles, le visage restant découvert jusqu'au bout servaient admirablement à manifester les moindres signes d'une vie qui n'est pas encore tout à fait éteinte. »

Et là-dessus, Thierry s'étend fort longuement sur les inconvénients de la bière qu'il distingue du cercueil, en ce qu'elle est susceptible de servir successivement à plusieurs corps.

Puisque l'occasion se présente, nous allons dire nous-même toute notre pensée sur ce même sujet.

CHAPITRE II.
DU CERCUEIL FERMÉ ET DE SES INCONVÉNIENTS.

C'est moins contre le cercueil lui-même que contre l'habitude de le recouvrir que le bon Thierry s'est élevé. Dans son zèle, si louable d'ailleurs, il approche souvent de l'éloquence.

« Rien de plus extravagant, s'écrie-t-il, de plus opposé aux véritables principes, rien de plus cruel que ces cercueils fermés. On peut ainsi faire enterrer une bûche au lieu d'un corps, arracher des coupables au bras vengeur de la justice, en les supposant morts. N'est-il pas à craindre que de pauvres malades, n'ayant pas la force de se défendre, soient sinon assassinés, du moins précipités à la mort par d'indignes traitements? Un souverain donna, il y a quinze ans, des lois sur les sépultures. On y réserve aux ecclésiastiques le droit de n'être ni enfermés, ni cloués dans un cercueil ; on le refuse aux laïques ; l'équité et le bon sens s'opposent à cette distinction. On peut, si l'on veut, accorder aux ecclésiastiques d'autres priviléges ; mais celui-ci intéresse la vie des hommes, et tous y ont un droit égal. Mais, dira-t-on, ces enterrements à visage découvert ne sont pas agréables à voir, et il n'est pas en moi d'empêcher que cet aspect des morts ne m'effraie?

» Commencez, dirai-je, par détourner les yeux de ce spectacle dans toutes les occasions où le devoir ne vous force pas d'être présent ; l'habitude fera le reste. Nous voyons, en effet, qu'en plusieurs contrées de l'Europe on porte les morts à visage découvert, et quoiqu'en France l'usage en ait cessé pour les laïques, il subsiste encore généralement pour les prêtres, les religieux et les religieuses. Le peuple accourt à ces enterrements, qui sont pour lui un objet de curiosité et non d'horreur. Les villages, bourgs et petites villes recevront à cet égard les impressions qu'on voudra leur donner.

» Mais, répliquera-t-on, ne faut-il pas du moins plus de ménagements pour les grandes villes, et surtout pour Paris?

» Je réponds qu'un peuple s'accoutume à tout, principalement quand il sait que c'est pour son avantage. Si pourtant on croyait ne devoir point changer tout à coup les coutumes actuelles bien que dangereuses, on pourrait d'abord permettre simplement les enterrements à visage découvert à ceux qui le désireraient pour eux ou pour leurs proches. Il est hors de doute que plusieurs demanderont d'user d'une liberté si naturelle et si utile; les exemples en étant devenus fréquents,

on en ferait peu d'années après une ordonnance
générale ; c'est là la sauvegarde des morts. En
effet, il est incontestable que plusieurs morts
restent quelque temps incertaines, et que le moment où la vie peut reparaître est inconnu. Or,
ne peut-elle pas se montrer lors du convoi, fa-
vorisée du tumulte des rues, d'un air plus vif et
des secousses légères que donnent les porteurs?
Et ce serait alors que nous chercherions à cacher
le retour de la vie? On ne saurait trop le répéter:
voulons-nous décidément le bien? détestons-
nous sincèrement l'homicide et tout ce qui en
approche? Consentons que nos morts aient le
visage découvert; permettons que cette espèce
de miroir, qui représente si bien au dehors ce
qui se passe au dedans de nous, ne soit jamais
caché. »

Ainsi donc, selon nous, les morts, depuis le
moment où ils ont paru expirer jusqu'à celui où
ils sont mis en terre, ne doivent point être déro-
bés à nos regards, soit au logis, soit dans la marche, soit dans l'église. Tout ce qui tend à les
dérober à la vue des citoyens s'oppose, à cet important objet des funérailles, de constater la vie
ou la mort. (Voyez note H.)

Après tout, on ne fait que rappeler ici d'anciennes et sages coutumes que l'indifférence, une
fausse et ridicule politesse, des intérêts particu-

liers, ont fait disparaître d'une partie de l'Eu
rope. On peut voir en cette matière, ainsi qu'en
beaucoup d'autres, comment d'utiles et raison-
nables usages cessent insensiblement et font place
aux abus. D'abord, on s'avisa de cacher le visage
lors des funérailles, mais du moins on le tint à
découvert au logis, puis à la porte pendant quelques instants; on en vint enfin à ne plus le montrer nulle part; et ce qui fut le comble de l'ab-
surdité, on le cacha peu de temps après les
phénomènes de la mort. Un mal en attire aisément un autre. Dès qu'on ne voit plus le corps,
à quoi bon le laver et lui donner quelques soins?
En quelques pays cependant, on ôte encore le
couvercle de la bière au moment où on va mettre
le corps en terre: on le montre un moment à
ceux qui se trouvent à portée. Vous reconnaissez
aisément en ces variations mêmes les vestiges et
l'esprit des usages anciens, et à peu près univer-
sels, qu'on a successivement abandonnés. On
peut se convaincre que c'est sans motifs sensés,
mais par une ignorance grossière qui éteint toute
réflexion.

Il y aurait pourtant un moyen de cacher le
visage du mort, et sans risque pour lui, dès le
temps qu'on le porte hors de la maison; ce serait
de pousser plus loin l'exposition au logis, de
façon qu'on ne pût douter de la mort. En ce cas,

on se contenterait de montrer le visage un instant à la porte de sa demeure; puis, au moment même de l'inhumation, afin que le fait de sa mort et de sa sépulture fût avéré et authentique. Mais, il faut bien le dire, la durée de l'exposition telle qu'on la pratique ne suffit pas toujours pour exempter de porter les morts à face découverte; on leur conserve, d'ailleurs, par cette attention une dernière ressource dont il n'est pas juste de les priver.

Réunissons-nous donc tous pour demander le rétablissement des anciens usages à cet égard, ne dût-on, sur un million d'hommes, sauver par là qu'un petit nombre d'individus par année, ou garantir quelques autres du sort cruel d'être enterrés tout en vie, genre de tourment si terrible qu'on conçoit à peine qu'il ait pu être inventé et ordonné même par le plus détestable tyran. Plus vous craignez la mort, plus vous devez applaudir à de louables desseins qui peuvent (surtout si l'autorité souveraine leur donne force de loi) ou retarder votre fin ou la rendre du moins aussi douce qu'elle l'est dans la marche commune de la nature. Réclamons donc tous ensemble le droit de la première des propriétés, de celle qui nous intéresse tant, de cette vie que nous tenons immédiatement de l'Être suprême et qui est absolument indépendante des conventions de sociétés; réclamons cet autre privilége, sacré dans tout citoyen, celui de n'être point puni par d'horribles supplices qu'il n'a pas mérités, et dont la durée n'est pas même fixée.

Mais un corps absolument caché sous les enceintes de linceuls, de planches et d'un drap mortuaire, ce corps, s'il n'est pas inanimé, que fera-t-il pour sa défense? Il ne lui reste que des soupirs ou des gémissements plus ou moins étouffés. Nul besoin aussi pressant de briser ses liens; il ne le peut. En vain chercherait-il à nous faire des signes, à nous émouvoir par le langage expressif des yeux; d'avance on les a condamnés à la nuit éternelle du tombeau.

Inutilement voudriez-vous savoir la somme de ces malheurs; ce calcul, si on voulait l'entreprendre, aurait pour base le traitement plus ou moins dur qu'essuient les morts récents, la promptitude avec laquelle on les met dans le cercueil, puis en terre; il faudrait encore avoir égard à ce coffre considéré en lui-même : ses dimensions trop étroites, la force et l'union de ses planches, d'où résulte une résistance et une compression plus fortes pour le corps qu'on y a mis. Il faudrait tenir compte aussi de la quantité de terre accumulée sur le cercueil. Enfin, il est bien d'autres circonstances; mais celles surtout qui naissent du maintien et de la durée de la vitalité, laquelle tient du tempérament propre, de la nature et de la longueur des maladies, et enfin du degré de puissance vitale qui reste encore à ce moment où les sujets ont paru cesser de vivre.

Si donc le total des maux nous est inconnu, que l'on suppose, si l'on veut, qu'il est en réalité peu considérable; ne sommes-nous pas obligés, en ce cas même, de le réduire à rien par la sagesse des usages et des lois?

Dans la foule des mourants, ceux qui, à la fin de l'agonie, entrent dans l'état intermédiaire, forment le très grand nombre; il ne s'agirait que de les laisser achever leur mort en paix; mais comme il faut plus ou moins de temps à la mort pour achever son ouvrage, nous ne craignons pas d'assurer que, par l'effet de pernicieuses coutumes, la mort est très souvent violente, et il n'y a aucun doute que le cercueil fermé, à lui seul ne détruise un très grand nombre de vies.

Mais enfin quel est le terme où peuvent s'étendre la vie et le sentiment dans une créature humaine réputée morte et séquestrée du commerce des vivants? on ne peut le définir avec précision Contentons-nous de quelques aperçus.

Il se trouve ici deux cas : dans l'un, la vie et les sensations n'ont point réellement cessé; mais elles ont continué, depuis l'apparition des signes de la mort, pendant le temps des funérailles, lors de l'enterrement et après; dans l'autre, la vie et le sentiment qui l'accompagne ont été suspendus et reparaissent ensuite, plus tôt ou plus tard, même dans le tombeau.

Cela posé, nous croyons pouvoir dire que la perception d'une si affreuse existence en ces deux cas peut durer plus longtemps et pendant plusieurs jours, si l'on a été mis dans un caveau où le corps reste libre ; que cette durée est bien moindre au contraire, s'il est enterré dans un cercueil ; et qu'elle est très courte enfin, lorsque le corps n'est pas défendu par ce coffre. Aussi a-t-on des exemples frappants de grandes forces qu'ont montrées quelques uns des ressuscités, quand, par différents hasards, les caveaux leur ont été ouverts assez à temps. On en a vu revenir chez eux, le plus souvent de nuit, demi-nus, par des saisons froides, et à pied, comme on le conçoit, frapper à leur porte, priant à haute voix qu'on les reçût, qu'ils n'étaient pas morts.— Tandis que, parmi les adultes, très peu ont survécu à leur enterrement, à moins qu'on ne se soit hâté de les exhumer; mais pour ceux qui ont résisté d'eux-mêmes à ces moyens combinés de destruction, ce sont de vrais prodiges de la nature. Quelle énergie il lui faut pour secouer, rompre un cercueil plus ou moins armé de fer, pour se débarrasser de la terre qui le couvre,

quand la masse n'en est pas assez considérable
pour écraser entièrement le corps? Combien
plus souvent, hélas! ces malheureuses victimes
ne sont parvenues, après de laborieux et inutiles
efforts, qu'à nous fournir les effroyables preuves
de ce fait lamentable, que des hommes ont vécu
dans le tombeau; qu'ils n'ont gardé ou repris
connaissance que pour souffrir davantage, et
n'ont conservé la vie que pour la détester et la
perdre enfin dans les plus horribles tourments?
N'ont-ils pas dû porter envie à ces misérables
qui, pris comme eux pour de véritables morts,
sont du moins secourus alors par leur pauvreté
même, qui les a privés d'un cercueil?

C'est donc une invention aussi cruelle qu'insensée que celle des cercueils fermés et cloués.
Ils ont leur utilité en quelques cas; mais leur
usage presque universel a produit les plus grands
maux. Telle est la nature de l'homme : il s'émeut,
il s'attendrit à la vue du malheur de son semblable; mais un corps caché dans un cercueil, recouvert d'un drap mortuaire, n'excite plus en
nous qu'une pitié inactive et de réflexion; soustrait à nos regards, il semble déjà être proscrit
selon nos usages; on cesse de s'y intéresser. Ainsi
l'on étouffait autrefois le sens de l'ouïe par le
bruit des tambours, en d'abominables sacrifices,
afin que les cris des enfants immolés ne pussent

se faire entendre et émouvoir les entrailles de leurs parents déjà aveuglés par la superstition. Mais le cercueil, en diminuant notre sensibilité à l'égard du mort, supprime tout à la fois l'apparition des signes de vie qu'il pourrait donner ; et si ce feu sacré qui nous fait vivre, ainsi qu'une étincelle cachée sous la cendre, ne peut plus se montrer, il faut presque toujours qu'il s'y éteigne absolument.

Le cercueil ne semble donc destiné qu'à procurer ou hâter la mort ; on ne le croirait fait que pour cela, si l'on ne s'en servait que chez les peuples barbares, ennemis de l'humanité et des lois. Quelle gêne ! quelle compression ! Un corps plein de vie pourrait-il y résister longtemps ? Pour un individu qui a échappé à ces horribles épreuves n'en faut-il pas compter des milliers d'autres qui ont dû y succomber ?

Ainsi le cercueil précipite souvent la mort avant l'enterrement ; mais s'il ne le fait pas alors, la fatale machine nous réserve à des tourments nouveaux et bien plus terribles, car c'est au sein de la terre qu'elle aura lieu.

Que le fait s'explique d'une façon ou d'une autre, que nous importe ? il n'est pas moins prouvé par l'expérience, qu'une respiration très petite, insensible et pourtant suffisante ; que des mouvements volontaires et spontanés ; qu'en un mot, une vie accompagnée de sensations ont continué ou repris alors, et ont duré plus ou moins long-temps.

Ainsi quand il prolonge la vie, le cercueil ne sert presque jamais qu'à prolonger la torture et la rage de celui qui survit à son enterrement. Dure condition! fatalité commune à tous en divers cas de maladies et d'accidents! Mais les tempéraments délicats, spécialement les femmes et les enfants, sont plus exposés à ces méprises, qui sont pour notre espèce le comble de l'infortune.

Avec vos cercueils fermés, à la place d'un corps, on peut porter tout autre chose en terre; et si c'est un mort, ce peut n'être pas celui dont on annonce l'enterrement (1). »

L'espèce d'indignation du bon Thierry contre les cercueils fermés s'explique par les abus sans nombre qui existaient de son temps et qui ont heureusement disparu en partie, à Paris du moins.

Toutefois, qu'on ne s'y trompe pas, les campagnes sont à peu près aujourd'hui ce qu'elles étaient en 1787. Les abus, les préjugés, l'ignorance y multiplient, au delà de ce qu'on peut dire, les cas de délaissement des mourants en état de mort intermédiaire; et comme il est à peu près

(1) *La vie de l'homme respectée jusque dans ses derniers moments.*

impossible que, dans l'état actuel de la législation, les décès puissent être régulièrement constatés, il est certain que le cercueil, vu la précipitation avec laquelle on procède, éteint nombre
d'existences qui se seraient terminées au grand
jour et sur la couche mortuaire.

Voici, au surplus, des faits d'une exactitude
que nous garantissons, quoique nous soyons tenus
d'en parler sous le voile de l'anonyme.

Il y a trois ans environ, une dame, à laquelle
nous avons donné nos soins depuis, perdit un
enfant de neuf mois. Elle manifesta immédiatement sa volonté bien arrêtée de garder chez elle
le corps de son enfant. On lui fit connaître toutes
les difficultés qu'elle rencontrerait dans l'exécution de son projet. Elle les sentit; mais voici de
quelle manière elle réussit à les tourner :

Le décès fut déclaré et constaté, les *pompes
funèbres* prévenues; les lettres de décès adres-
sées, l'heure des funérailles indiquée; le cercueil
fermé, cloué, recouvert; et enfin le convoi se
dirigea vers le cimetière Montmartre.

Or, que croyez-vous que renfermait ce petit
cercueil ?

La jeune femme, bien décidée à ne pas se séparer de la dépouille mortelle de son enfant,
avait fait faire à part une sorte de caisse-cercueil
et y avait déposé ces restes adorés.

Cependant, pour concilier les convenances religieuses avec l'acte que lui inspirait sa tendresse maternelle, on enleva les entrailles que l'on plaça dans le cercueil officiel, en y ajoutant ce qu'il fallait pour simuler le poids présumé. Et voilà comment, au moment même où nous écrivons, madame X... possède encore dans une petite pièce de son appartement le corps de son cher petit Henry qui se trouve enfermé dans une espèce de *commode* sur laquelle est placé le buste de l'enfant que sa mère habille et déshabille, comme elle le ferait de l'enfant lui-même s'il vivait encore.

A coup sûr, voilà une supercherie que l'on est tout disposé à excuser, et que bien des mères approuveront même, parce qu'en effet, dans l'espèce, elle n'a rien de bien blâmable; mais que de réflexions elle fait naître!... J'avoue que depuis que je connais ce fait et quelques autres analogues, je ne rencontre jamais un corbillard sans qu'il me vienne à l'instant la pensée que ceux qui saluent et ceux qui suivent, accompagnent ou saluent peut-être autre chose que ce qui est dans leur intention.

Il y a là vraiment matière à réflexion et de quoi justifier toutes les appréhensions de Thierry.

Mais voici bien encore autre chose.

En 1833, au plus fort de l'épidémie du choléra asiatique, deux cercueils fermés et cloués allaient être dirigés vers le cimetière, lorsque le maître de l'hôtel reçoit une lettre qui lui annonce l'arrivée très prochaine d'un parent de l'un des décédés. On met à l'écart l'un des deux cercueils. Quelques heures après, quand on l'ouvrit, il fut reconnu qu'il y avait méprise, c'est-à-dire que le parent fut obligé de faire procéder à une exhumation.

Que dirons-nous encore?... Nous connaissons plusieurs faits analogues qui tous prouvent sinon le danger, au moins l'inconvénient réel des cercueils fermés.

Il faut bien en convenir avec Thierry, leur usage contribue à amoindrir la sensibilité de l'homme pour l'homme. Ils peuvent, dans certains cas, entraver les perquisitions de la justice, favoriser des intentions criminelles ou des supercheries coupables; donner lieu à des méprises fâcheuses; hâter la mort ou favoriser, après l'enterrement, la continuation de la vie, en dérober les signes, etc.

On devrait donc, en général, ne couvrir et clouer les cercueils qu'au moment même de l'inhumation.

Mais, au surplus, tout cela découle nécessairement de la réforme législative que nous demandons et du projet que nous proposons dans la deuxième partie

Là doit se borner ce que nous nous étions proposé de dire dans ce supplément.

Nous n'avions pas, en effet, à nous occuper des morts en tant que morts ; tout ce qui les concerne est du ressort de l'administration, et nous sommes heureux de déclarer que le *traitement civil* et religieux des morts laisse aujourd'hui peu de choses à désirer (1).

L'ensevelissement proprement dit fait trop essentiellement partie de la médication expectante de l'état intermédiaire pour que nous n'ayons pas dû signaler les abus auxquels il donne lieu si souvent. Il faut, en effet, que l'on sache que la vitalité est plus considérable dans l'espèce humaine que dans aucune des classes supérieures des animaux ; les enfants et les femmes surtout en offrent des exemples frappants : ce qui, soit dit en passant, doit faire condamner l'usage généralement répandu de procéder à l'enterrement des tout jeunes enfants plus tôt qu'on ne le fait pour les adultes. Il est prouvé, dit un médecin digne de foi, que quelques uns venus au monde sans aides, lors de la mort apparente ou réelle de leurs

(1) La fosse commune et les inconvénients auxquels elle donne lieu ne tarderont pas à disparaître, si nos renseignements sont exacts.

mères, et dans les tombeaux même ; que d'autres, enterrés et restant assez longtemps sous terre, ont échappé à de si terribles dangers, tant est grande leur viabilité.

Or, le visage réunit à l'avantage de refléter ce qui se passe intérieurement celui d'être le siége des organes qui donnent entrée à l'un des éléments les plus essentiels à la vie, l'air, que le père de la médecine a si justement appelé le *pabulum vitæ*. On doit donc le laisser à découvert pendant tout le temps de l'exposition et celui des funérailles, c'est-à-dire pendant tout le temps qu'on a besoin de recueillir des signes (1).

Terminons donc en répétant que le nombre des inhumations hasardées sera toujours en raison de la précipitation qu'on y apportera, comme celui des délaissements sera d'autant moins considérable que l'on reconnaîtra mieux la mort in-

(1) Le seul article de l'ensevelissement peut sauver un grand nombre d'hommes. Si l'on veut bien comparer ensemble et vos coutumes, et ce que l'on sait de l'énergie et de l'étendue de la vitalité chez l'homme, on sera convaincu que de cent individus qui expirent dans leur lit, il y en a peut-être un tiers, peut-être moitié, dont la mort est avancée ; elle n'est donc pas naturelle, elle est donc plus ou moins violente. Pour mourir de sa belle mort, selon l'expression commune, il ne suffit point que les moyens qui ont conduit à l'état de mort soient sans violence, il faut encore que tout l'intervalle qui s'étend depuis la mort sensible jusqu'à la mort réelle se passe également sans violence. *La vie de l'homme respectée*, p. 74.)

termédiaire, et que l'on retardera davantage l'ensevelissement; et qu'enfin le malheur d'être enterré vivant comme celui d'être abandonné avant d'être tout à fait mort, et jusqu'à l'appréhension de l'un et de l'autre, disparaîtront à tout jamais par une législation en harmonie avec les indications fournies par la nature elle-même.

N. B. L'instrument représenté planche VI a été fabriqué par M. Lüer.

NOTES.

NOTE A.

Parmi les ressuscités de la mort apparente, plusieurs ont raconté ce qu'ils y éprouvaient. Ils assurent avoir entendu les discours qu'on tenait à côté d'eux, tandis qu'ils sentaient leurs membres liés et entièrement immobiles. Ce qui fait dire à Thierry : « Puisque, en certains cas, les prières et les exhortations sont entendues, on pourrait les continuer quelque temps après les signes de la mort, surtout si l'on soupçonne qu'elle n'est pas réelle. L'absolution ne pourrait-elle pas être donnée sous la condition de capacité? Je ne fais qu'exprimer le vœu des personnes pieuses et des ecclésiastiques, qui ont été mis par erreur au nombre des morts. J'ajoute, comme médecin, que cette situation de l'homme, dans laquelle il jouit des sens internes sans pouvoir rien exprimer au dehors, est plus fréquente qu'on ne pense, car il faut y comprendre : 1° ceux qui dans de grandes maladies sont privés de la voix et de tout mouvement volontaire, quoique la respiration et le pouls n'aient pas entièrement disparu; 2° plusieurs de ceux qui, tout à fait plongés dans la mort apparente, entendent néanmoins et nous le certifient quand ils revivent; 3° ceux qui, portant les mêmes apparences de mort, y jouissent à la vérité du même sens de l'ouïe, mais qui ne ressuscitent point, et nous laissent, par conséquent, dans l'incertitude s'ils ont entendu ou non quelque temps avant de mourir véritablement ; enfin grand nombre de ceux qui viennent d'entrer dans l'*état inter-médiaire*.

Thomassin voulait que l'on fît revivre la *conclamation* des anciens, à laquelle Properce fait une si douce allusion dans ces vers délicieux :

At mihi non oculos quisquam inclamavit euntes,
Unum impetrassem, te revocante, diem.

« Mais personne ne m'a appelé par mon nom quand mes yeux s'éteignaient. J'aurais obtenu un jour si vous m'eussiez appelé de nouveau. »

NOTE B.

De tous les auteurs qui ont parlé des difficultés du diagnostic de la mort en certains cas, peu l'ont fait avec autant de talent que Thomassin.

« Si rien n'est plus certain que la nécessité de la mort, dit-il, rien ne l'est moins que le moment de l'extinction totale du principe de la vie. L'art de ne point confondre les vivants avec les morts a encore ses incertitudes. Enfin, je laisse échapper une vérité cruelle, le diagnostic de la mort est équivoque en plusieurs cas, et nous courons les risques, malgré les leçons de quelques savants recommandables, d'être ensevelis et même enterrés avant que nous ayons entièrement cessé d'être.

« L'histoire de tous les temps nous offre d'effrayants exemples du tribut que notre insouciance, à l'égard des

morts, a payé à l'usage barbare de les ensevelir et de les inhumer trop promptement.

» C'est contre cette insouciance odieuse, c'est contre cet
usage cruel que je m'élève de toute ma force. Je ne les com-
battrai point par des sarcasmes en invectivant contre ceux qui
connaissent le mal sans avoir le courage d'y remédier ; mais
j'agiterai leur sensibilité, je les effraierai en leur montrant
les meurtres fréquents dont ils se rendent coupables, et je
trouverai dans leur cœur l'arme la plus puissante. Que
n'ai-je la logique et la force de style de Rousseau pour convaincre, et l'univers entier pour m'entendre.

» Qu'on se figure donc être au moment où, rappelé à la
vie par une dernière ressource de la nature, on lutte contre
les planches d'un cercueil. Quelle horreur !... surtout si en
ce moment l'homme a assez de connaissance pour sentir son
état.

» Je n'ai pu lire sans une sorte de frémissement l'exposé
que M. Hecquet, chirurgien-major de l'hôpital militaire de
Dunkerque, fait de l'état d'un cadavre. « Comme je faisais
» ouvrir les cercueils les uns après les autres, dit-il, il s'est
» rencontré un cadavre entier, couché sur le côté droit, la
» tête et les genoux fléchis, poussant la planche latérale droite,
» et ayant le bras gauche, les fesses et les talons contre la
» planche latérale gauche. On m'a dit que ce cadavre était
» enterré depuis environ huit ans. Sa position, la seule que
» j'aie rencontrée de cette espèce, laisse croire que ce corps
» a été mis dans le cercueil dans un état léthargique ; que,
» revenant de cet accès, il se sera débattu, et que mort au
» milieu de ses efforts, il aura conservé l'attitude dans la-
» quelle il a été trouvé (1). »

(1) Recueil de pièces concernant l'exhumation de Dunkerque,
p. 48.

» Toutes les expériences sur l'irritabilité prouvent que le principe vital survit longtemps aux apparences de la mort. On sait que le cœur des anguilles et de tous les serpents se contracte après qu'il est séparé du corps. On peut même assurer que tant que les parties d'un animal sont irritables, elles sont remplies de vie, et d'une vie active, agissante, prête à rentrer dans ses droits si rien ne s'opposait à son développement.

» Il y a des animaux dont la viabilité est fort difficile à détruire. Tant que les organes qui sont chez eux les principaux agents de la vie ne sont pas considérablement altérés, ils sont susceptibles d'en jouir, même après avoir été longtemps dans un état qui annonçait qu'elle était détruite sans retour.

» On trouve au Pérou un gros serpent venimeux qui, mort et desséché à l'air libre ou à la fumée d'une cheminée, a la propriété de redevenir vivant dès qu'on l'expose pendant quelques jours au soleil, dans une eau stagnante et corrompue.

» Leeuwenhoeck faisait vivre et mourir à volonté le rotifère des gouttières. Ce petit animal peut être gardé pendant plusieurs années dans un état de parfaite dessiccation et de mort par conséquent, sans qu'il perde la propriété de reprendre le mouvement et la vie, dès que par quelques gouttes d'eau on a rendu à ses organes la souplesse nécessaire pour se prêter aux fonctions de l'animalité.

» Ce même rotifère peut mourir et ressusciter plusieurs fois. Lorsqu'il est privé d'humidité, il se dessèche, se rapetisse, se défigure au point d'être absolument méconnaissable ; il n'est plus possible de lui supposer une organisation, et tout semble prouver qu'on est fondé à le croire parfaitement mort. Il supporte une chaleur de $+ 54°$ Réaumur, et un froid de — 19°, sans perdre la propriété de ressusciter. Fontana a laissé un rotifère pendant deux ans et demi hors de l'eau et exposé pendant tout l'été à l'ardeur du soleil. Au bout de deux heures de séjour dans l'eau, l'animal recouvrait la vie et le mouvement.

» Spallanzani rappelait à la vie le tardigrade, trois ou quatre fois plus gros que le rotifère, après une mort apparente de plusieurs mois.

» L'état de mort doit avoir beaucoup de rapport avec celui des animaux engourdis par le froid. J'ai ouvert des grenouilles et des chauves-souris stupéfiées, et je n'ai vu en elles aucune marque de vie ou de sentiment, tandis que d'autres animaux dans le même état, étant approchés du feu, jouissaient en quelques instants de la vie et de toutes ses propriétés. Le mot de *sommeil* par lequel on désigne l'état de ces animaux est donc très impropre: on parlerait beaucoup plus exactement si l'on disait qu'ils meurent pendant l'hiver et qu'ils ressuscitent au retour de l'été. » (Thomassin.)

NOTE C.

L'état de mort a ses degrés. Il est très probable que les propriétés vitales ne se perdent pas toutes en même temps. Des observations assez constantes ont fait connaître qu'elles vont en décroissant, de la circonférence vers le centre, où est le foyer de la plus grande vie. Les mouvements extérieurs sont arrêtés les premiers ; les sens se perdent successivement ; l'ouïe est celui qui se conserve le plus longtemps. Les historiens nous ont transmis plusieurs exemples de personnes mortes en apparence, qui, jouissant encore de ce sens, entendaient les gémissements de leurs proches, les arrange-

ments de leurs héritiers, les préparatifs de leur sépulture, et qui auraient dévoré toutes les horreurs de leur situation si le hasard ne les eût fait revivre avant le moment
fatal de descendre pour jamais dans le séjour des morts.

Un officier de dragons, jeune et vigoureux, est laissé pour
mort d'un coup d'épée sur le lieu du combat même. Le chirurgien-major de son régiment le trouve sans ressource ; le
mouvement du cœur et des artères est arrêté ; les signes de
mort les plus évidents existent. Plusieurs personnes tiennent
conseil, près du cadavre, sur les moyens de le soustraire aux
recherches de la justice (1). Les uns sont d'avis de l'enterrer
aussitôt, les autres de le couper par morceaux pour dis-
perser ses membres. Enfin, après une partie de la nuit em-
ployée en préparatifs de sépulture, un des amis du prétendu
mort le trouvant encore chaud, le secoue, l'agite, l'appelle,
invite le chirurgien-major à lui donner du secours, et en
quelques minutes on le tira de cet état. Il avait entendu tout
ce qui s'était fait et dit autour de lui, mais il ne pouvait donner aucun signe de sentiment.

Peut-on douter, d'après de pareils faits, qu'il ne soit arrivé plusieurs fois qu'on ait enterré des personnes qui jouissaient du sentiment sans pouvoir l'exprimer, et qui ont eu
le désespoir de connaître l'impossibilité dans laquelle elles
étaient d'appeler de la sentence de proscription que les apparences de mort avaient fait prononcer contre elles. Qui
sait, d'ailleurs, si l'opinion commune, que le sentiment cesse
immédiatement avec le mouvement vital, n'est point fausse
dans tous les cas ?

Au mois de décembre 1769, dans un temps très froid, un
cavalier du régiment du roi, après avoir reçu un coup d'é-

____

(1) Il est question d'un combat singulier, comme il est facile
d'en juger.

pée dans la poitrine et perdu beaucoup de sang, demeura
depuis le mardi jusqu'au dimanche en état de mort, étendu
sur un escalier, au milieu des décombres d'un quartier dé-
moli. Heureusement que le hasard ne conduisit personne auprès de lui dans le courant de ces cinq jours; car l'état de
cet homme percé d'un coup d'épée, sans mouvement et sans
sentiment, n'aurait pas laissé le moindre doute sur la certitude de sa mort, et il aurait été enterré comme tel. Il avait
été précipité dans un état de mort par la perte de son sang,
de ses forces, et par le froid qui était si vif que ce malheureux cavalier en eut les deux jambes gelées. Le poumon
droit avait été percé, et le ventricule droit du cœur ouvert;
les plaies s'étaient cicatrisées pendant les cinq jours que ces
viscères avaient cessé leurs fonctions. Il vécut encore
dix jours à l'hôpital, et s'en serait tiré si l'on eût procédé
méthodiquement au traitement de la gangrène de ses jambes.

Voilà certainement un exemple remarquable de mort apparente. Il prouve que dans cet état le cœur cesse de battre
en conservant sa propriété vitale. Cet homme me semble
offrir le phénomène que Spallanzani désirait rencontrer :
un animal dans lequel la vie serait suspendue, parce que l'action mutuelle des solides et des fluides serait arrêtée, et qui
serait privé de ses sens; il formerait, selon lui, l'anneau qui
lierait l'état de la plus petite vie avec celui de la mort. (Thomassin, *Réflexions sur quelques propriétés du principe de
la vie.*)

NOTE D.

Lorsqu'à la suite d'un violent coup, une personne perd à
l'instant tout sentiment et tout mouvement, on n'est que
trop enclin à supposer quelque rupture, quelque épanche-

ment ou quelque autre affection intérieure décidément mortelle. Cependant l'expérience a démontré que même dans les
cas de ce genre où il y a des apparences extérieures de grande
violence, les malades ont fréquemment repris connaissance
au bout de quelques minutes. On ne doit donc jamais désespérer de leur rétablissement. Il suffit le plus souvent de trouver le stimulant assez efficace pour réveiller l'action du
cœur.

Un jeune garçon, parfaitement bien portant, tomba dans
une cour de la hauteur d'un second étage, et fut relevé en
état de mort apparente. En l'examinant, on ne découvrit aucune trace de violence extérieure, ni sur la tête, ni sur aucune autre des parties de son corps. Un chirurgien lui donna
sur-le-champ des secours; mais leur inutilité le décida à
prononcer qu'il était bien mort, et à renvoyer le corps à ses
parents. Là il fut électrisé, et au quatrième choc on aperçut
quelques signes de vie ; et en continuant pendant quelque
temps, on parvint graduellement à rétablir l'enfant, au point
que deux heures après il fut en état de marcher.

Une jeune fille de trois ans tomba sur le pavé de la hauteur d'un premier étage. Elle fut relevée en état de mort
apparente. Un pharmacien qu'on envoya chercher déclara,
après un examen attentif, qu'elle était morte et sans ressource.
Un médecin qui demeurait vis-à-vis proposa le galvanisme.
Les premiers chocs ne produisirent rien, mais au bout
de quelques minutes le pouls se fit sentir. Bientôt l'enfant se mit à respirer, difficilement à la vérité. Il y eut bientôt des vomissements, plus tard il se déclara un engourdissement général ; mais enfin au bout d'une semaine elle était
très bien portante et très gaie. (Le docteur James Curry,
Observations sur les morts apparentes, ouvrage publié à
Northampton.)

NOTE E.

De tous ceux qui se sont occupés de la question des inhumations prématurées, je n'en connais aucun qui l'ait fait avec plus de sens et d'autorité que Thierry.

« Ce ne serait point trop exiger des familles, dit-il, si on leur ordonnait de garder et d'exposer leurs morts pendant trente heures. Mais en une infinité d'occasions il leur sera très commode de s'en séparer plus tôt. Le temps qu'on les tiendrait au logis serait ainsi borné à celui de douze heures, qu'on a demandé pour qu'on s'acquitte des premiers soins envers les morts. J'ai imaginé dans ce but des lieux de dépôt. On en sent la nécessité pour nombre de familles pauvres, nombreuses, resserrées dans d'étroits logements, et aussi pour les hôtels garnis. C'est dans les hôtels garnis que l'homme de province qui appartient à l'État, que l'étranger qui se repose sur les droits sacrés de l'humanité, sont exposés à des rigueurs affreuses. Depuis quarante ans, on se plaint de ces enterrements précipités. Par exemple, je sais que tel qui était dans les rues de dix à onze heures du matin, paraissant mort chez lui à midi, sans maladie précédente, a été enterré le soir du même jour, parce qu'on se trouvait à la veille de deux fêtes. Je sais encore qu'un homme du peuple, cru mort dans un accès épileptique, a été porté au cimetière et enterré. Cet abus est cruel ; il n'est que trop commun, et néanmoins on n'apporte aucun remède. »

NOTE F.

La *survivance* de l'ouïe à tous les autres sens est une erreur qui paraît avoir été généralement répandue chez les an-

ciens peuples, et partagée par quelques savants modernes.
Ainsi, Davis, par exemple, affirme que l'ouïe survit aux
autres sens, « et que cette faculté subsiste encore lorsque
les fonctions vitales, animales et naturelles, sont suspendues
et semblent être anéanties. » Il appuie son opinion sur ce
que les Romains et d'autres peuples de l'antiquité avaient
établi la cérémonie de la *Conclamation*, qui consistait à appeler trois fois, à. haute voix, la personne réputée morte,
après avoir fait des aspersions d'eau froide sur sa figure. « Il
est évident, continue Davis, que cette pratique était très
sage, quoi qu'en disent Lucien et Erasme, qui la regardent
comme ridicule. Elle avait pour but de constater la mort et
d'éviter d'enterrer vives des personnes asphyxiées ou tom-
bées en syncope, comme le dit très sagement Calepin au
mot *Conclamare*. De là cette expression métaphysique usi-
tée chez les anciens: *Conclamatum est.* « On a crié trois
fois, et le mort a été sourd aux cris des assistants. » Pour
dire : « C'en est fait, il n'y a plus d'espoir. » *Conclamabant
mortuos per intervalla; hoc est, mortui nomen claris vo-
cibus ore plurium iterabant; quoniam solet plerumque vi-
talis spiritus exclusus putari, et homines fallere : ideòque
simul conclamabant, si fortè reviviceret* (Celso).

Une coutume à peu près semblable subsiste encore dans
quelques cantons de l'Irlande. Les parents, les amis du défunt entourent le corps et poussent des cris lugubres, en lui
souhaitant un bon voyage pour l'autre monde. Cette espèce
de conclamation s'appelle *Irishowl*, lamentation irlandaise.
Un usage presque pareil est suivi dans beaucoup de départe-
ments en France.

Il y avait aussi la conclamation par les instruments, comme
la trompette, le cor. On va jusqu'à prétendre que l'inven-
teur de la trompette fut un certain Tyrrhénus, qui assem-

blait les parents et les amis du défunt au son de cet instrument, afin qu'ils vissent par eux-mêmes que la personne avait
succombé à une maladie naturelle, et n'avait pas péri d'une
mort violente.

« Je suis très persuadé, ajoute le même auteur, qu'en stimulant vivement l'organe de l'ouïe, on pourrait parvenir à réveiller l'irritabilité générale. Cette pratique que je me propose de
faire revivre a été négligée par les modernes. Nous avons recours à des sternutatoires violents. A la vérité, cette pratique est bonne, car les odeurs fortes et piquantes excitent
l'irritabilité du nerf olfactif. Tout autre organe devrait aussi
être excité par l'application de son stimulus naturel. Par
exemple, des substances âcres, aromatiques, devraient être
mises dans la bouche. Quant à l'organe de l'ouïe, il faudrait
l'exciter par des sons.

» Les douces vibrations de l'air flattent agréablement l'organe de l'ouïe; c'est dans la douceur des sons que l'oreille
trouve ses délices, comme la langue dans l'impression légère
que font sur elle certaines substances.

» Si l'on se sert d'une trompette ou d'un cor de chasse pour
stimuler l'oreille, on doit tenir ouverte la bouche du patient,
afin que le son entre aussi par la trompe d'Eustache. »

Sans partager toutes les idées de Davis, nous conviendrons
sans peine que l'appel fait au sens de l'ouïe, dans les cas de
mort incertaine, est toujours une précaution que la prudence
ne peut désapprouver. Nous ajouterons même que l'importance attachée par l'antiquité à la conclamation nous avait
d'abord fort bien disposé en faveur de ce moyen de s'assurer
de la réalité de la mort. Il a fallu que des expériences renou-
velées nous aient appris que le sens de l'ouïe, stimulé de
toutes façons, devait en définitive être placé d'après ses résultats en suite du toucher et peut-être même de l'odorat.

NOTE G.

Il y a une distinction, sinon essentielle, au moins fort important, à faire entre la *peur* de la mort et la *peur* des morts. La première est dans la nature, la seconde nous paraît être surtout dans l'éducation.

Ce qui le prouve, c'est que la première est universelle et de tout temps, tandis que la seconde est dans certains pays seulement et de certaines époques.

Je sais bien que les stoïciens ont eu la prétention de guérir le genre humain de la peur de la mort ; et les sensualistes de tous les temps, celle de la faire entrer comme excitant dans tous leurs plaisirs ; mais qu'on ne s'y trompe pas, la prétention des uns n'était que de l'orgueil, et celle des autres que de la forfanterie.

La mort était partout représentée avec des *ailes noires*. La Grèce n'éleva à la mort ni temple ni autel ; et quoique reconnue pour déesse, cette redoutable divinité n'eut jamais ni prêtres ni sacrifices dans cette contrée superstitieuse. Partout elle était redoutée comme un exterminateur terrible qui ne respecte ni le sexe, ni l'âge, ni la fortune, ni la vertu.

La peur des morts, au contraire, après en avoir ôté la pensée de destruction corporelle qui se présente de prime abord, est évidemment le fruit des préjugés religieux et de l'éducation.

Ces préjugés datent de bien loin, il faut le dire. Suivant l'opinion des anciens, un corps mort souillait tout ce qui en approchait, non seulement les hommes qui le touchaient ou le regardaient, mais les dieux mêmes. La vue d'un mort n'était permise à aucun d'eux. Pour éviter cet aspect, les dieux étaient obligés de s'éloigner même avant que le mourant eût rendu le dernier soupir.

Mais il me semble que le christianisme aurait dû depuis longtemps anéantir cette espèce de legs de l'antiquité païenne à la société chrétienne. En effet, aux yeux de la foi chrétienne le corps de l'homme est le *temple de l'esprit saint*, et l'architecte de ce temple, que dis-je, le constructeur est Dieu lui-même. Et nous voyons, en effet, qu'aux époques de foi religieuse la peur des morts était généralement inconnue. Elle disparaîtrait encore de nos jours sous l'influence salutaire d'une philosophie qui voudrait s'éclairer des lumières du christianisme.

NOTE H.

Le Droit (24 octobre 1853) renfermait un épisode tragi-comique, que nous avions de prime abord supposé fait à plaisir. Nos renseignements à cet égard, tout en réduisant le récit à de bien moindres proportions, lui ont laissé pourtant un fond de vérité qui nous autorise à le placer ici.

A l'hôpital de Liége est un endroit appelé *Salle des Décédés*, où l'on dépose chaque jour les morts, que le corbillard vient chercher le lendemain matin pour les porter à leur dernière demeure. Il y a six semaines environ, deux internes de l'hôpital, désirant faire quelques expériences anatomiques, descendirent le soir dans cette salle pour choisir un cadavre parmi les corps que la mort avait frappés dans la matinée. L'un d'eux était muni d'une lanterne.

Quelque habitué qu'on soit à l'image de la mort, ce n'est jamais sans une certaine émotion qu'on pénètre dans un lieu qui renferme des cadavres, la nuit surtout. Les deux internes étaient sous l'empire de cette émotion en pénétrant dans la salle des décédés.

C'est une immense pièce gothique, à laquelle on arrive par une dizaine de degrés. Une grille donnant sur la rivière de l'Ourthe la termine d'un côté et donne passage à une humidité qui, après s'être imprégnée aux murailles, coule en ruisseaux luisants le long des pierres de taille. Les oiseaux de nuit, nichés dans les arceaux des corniches, semblent être les gardiens de ce lieu sépulcral, dont ils troublent parfois le silence mortuaire par leur vol pesant ou leurs cris aigus.

Lorsque les deux internes y entrèrent, la lumière vacillante de leur lanterne mit en fuite les habitants vivants de cette demeure de la mort. Leur émotion s'accrut au bruit que firent ces hôtes sinistres en quittant leur retraite ; ils se rassurèrent cependant et se mirent à examiner les cadavres pour faire leur choix.

Pendant qu'ils étaient occupés à cet examen, il leur sembla entendre quelqu'un respirer derrière eux ; tous deux se retournèrent vivement, sans voir personne, et, persuadés que leur imagination les avait trompés, ils se remirent à remuer de nouveau les cadavres. Une respiration étouffée, mais plus forte que la première fois, se fit de nouveau entendre ; alors la peur saisit tout à fait celui des internes qui tenait la lanterne ; il se mit à crier en se sauvant du côté de la porte, qu'il voulut ouvrir, sans songer dans son trouble à tirer d'abord le bouton de la serrure. Ce malheureux, voyant ses efforts impuissants pour ouvrir cette porte, perdit complétement l'usage de la raison, et se laissa glisser à terre, haletant et plus mort que vif. Pendant ce temps, son camarade, plus résolu que lui, cherchait à découvrir la cause du bruit qu'il venait d'entendre ; pensant qu'il ne pouvait provenir que d'un des cadavres étendus sur le pavé de la salle, il se mit à les inspecter tous, et en effet il trouva un corps qui avait encore conservé une sorte de chaleur vitale ; il se pencha vers lui, et appliquant son oreille sur la poitrine de ce malheureux, il entendit très distinctement une respiration oppressée. Immédiatement il prit ce cadavre dans ses bras pour le transporter dans une des salles de l'hôpital ; dans sa précipitation, il renversa la lanterne dont la lumière s'éteignit.

Sans s'inquiéter de cet accident, l'interne se dirigea avec son fardeau vers la porte ; mais là ses pieds s'embarrassèrent dans les jambes de l'autre interne, que la peur tenait cloué à terre, et auquel il ne songeait plus. Effrayé à son tour, il s'imagina avoir affaire à un autre cadavre, il laissa tomber le corps dont il était chargé et s'efforça d'ouvrir la porte pour s'enfuir ; l'interne assis à terre, sentant le cadavre tomber sur lui, réunit ce qui lui restait de force et le rejeta en avant. Il alla tomber entre les jambes de l'autre interne, qui, dominé par une crainte nerveuse poussée à l'extrême, se laissa choir à terre où il perdit connaissance.

Par bonheur, le bruit produit par cette scène avait été entendu des infirmiers, qui accoururent avec de la lumière ; les deux internes, rassurés par leur présence, reprirent leurs sens et racontèrent ce qui venait de se passer.

Le cadavre, qui était celui d'un homme qu'on avait cru mort, tandis qu'il était seulement plongé dans une crise léthargique, fut transporté dans un lit où on s'empressa de lui donner les soins que nécessitait son état. Il est aujourd'hui en pleine convalescence et sortira de l'hôpital dans quelques jours.

Quant aux deux internes, remis de leur frayeur, ils se sont promis de ne plus retourner la nuit dans la salle des décédés.

TABLE DES MATIÈRES.

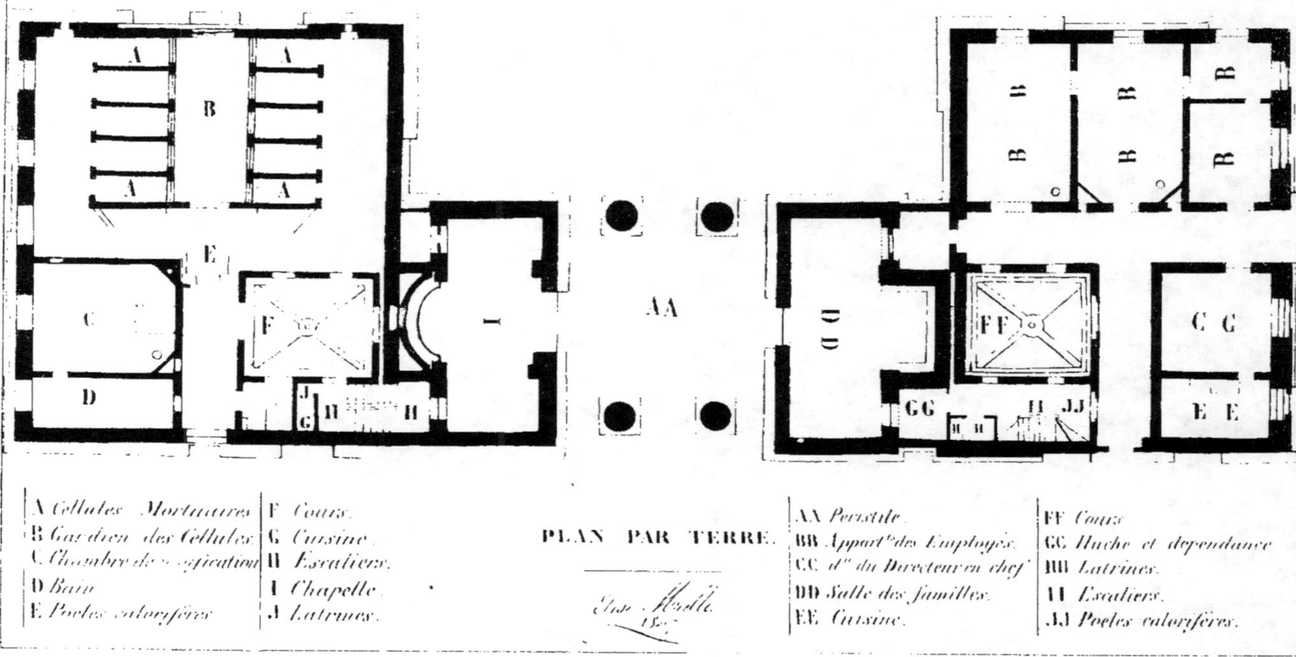

Plan général de l'Établissement.

PLAN PAR TERRE.

A Cellules Mortuaires
B Gardien des Cellules
C Chambre de désinfection
D Bain
E Poêles calorifères
F Cours.
G Cuisine.
H Escaliers.
I Chapelle
J Latrines.

AA Péristile.
BB Appart.t des Employés.
CC d.o du Directeur en chef.
DD Salle des familles.
EE Cuisine.
FF Cours.
GG Huche et dépendance.
HH Latrines.
II Escaliers.
JJ Poêles calorifères.

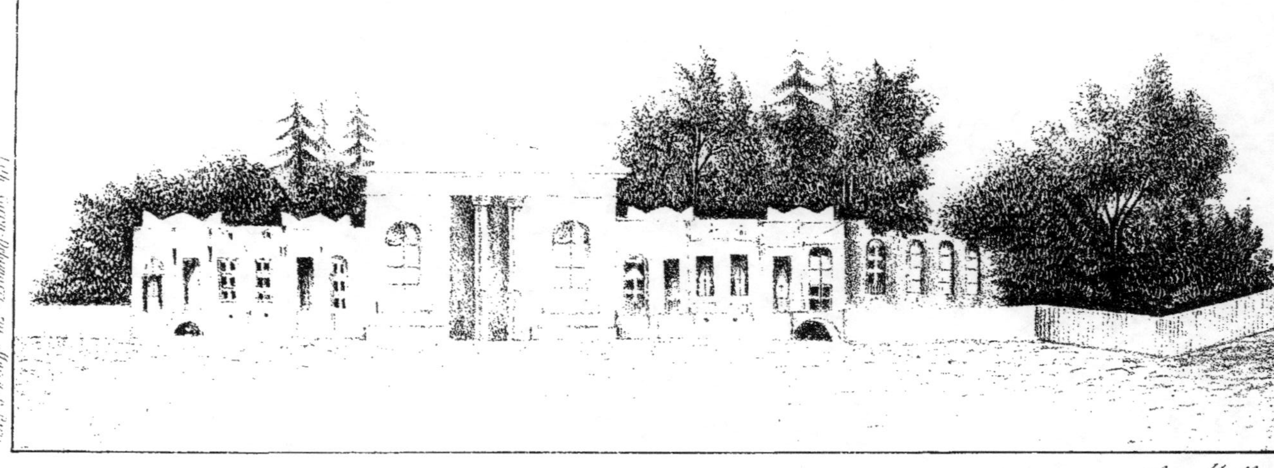

Façade vue moitié de l'angle. — Entrée principale.

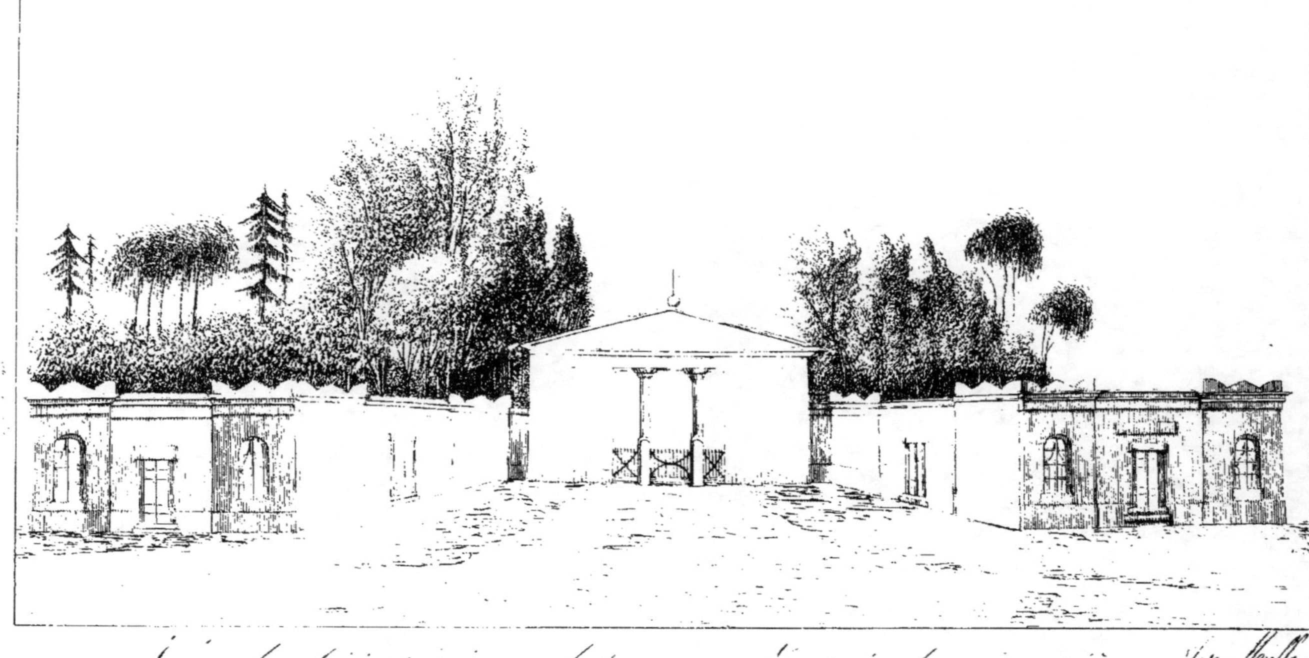

Vue de l'intérieur de la cour. Entrée du cimetière.

Extérieur d'une cellule mortuaire.

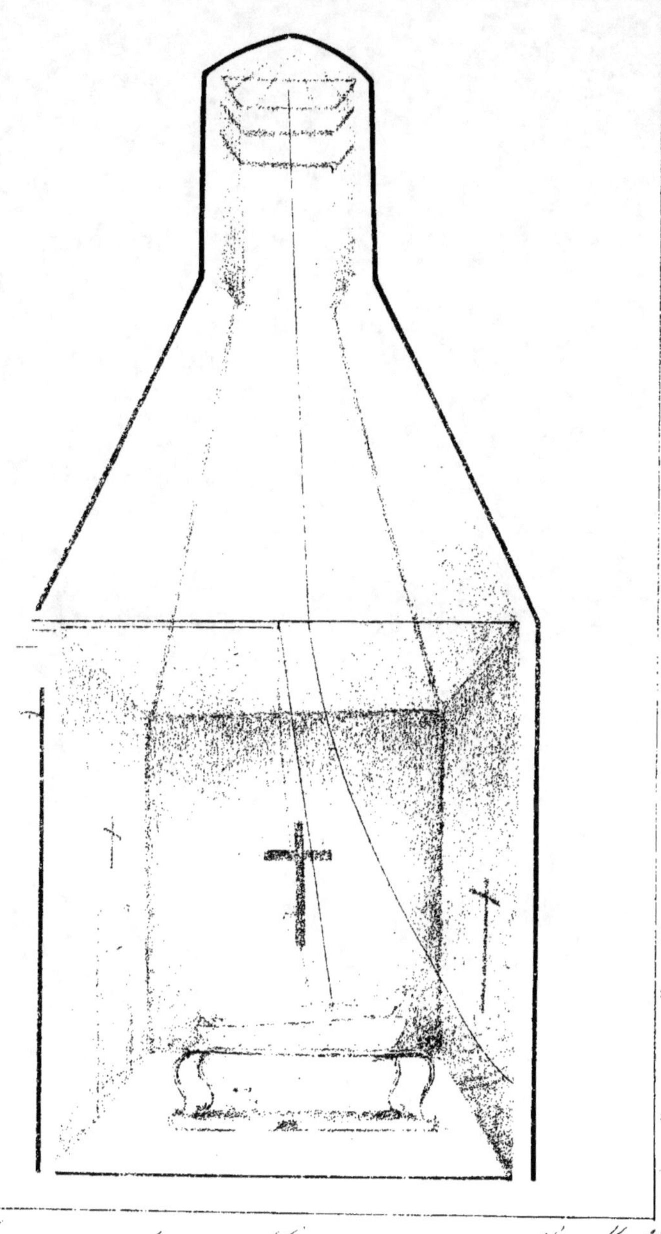

Intérieur d'une cellule mortuaire.

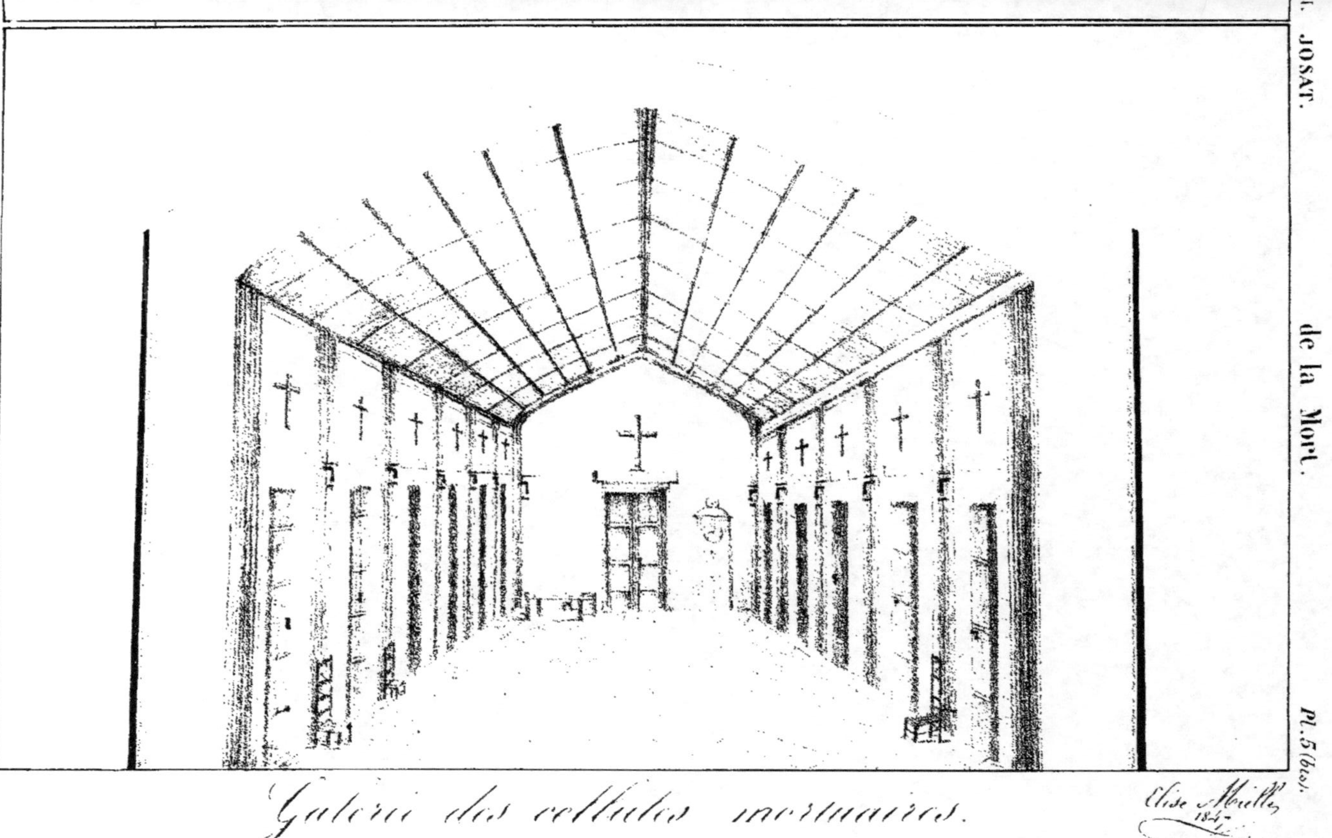

Galerie des cellules mortuaires.

Lith. Caron-Delamarre, rue Mâcon, 6, Paris.

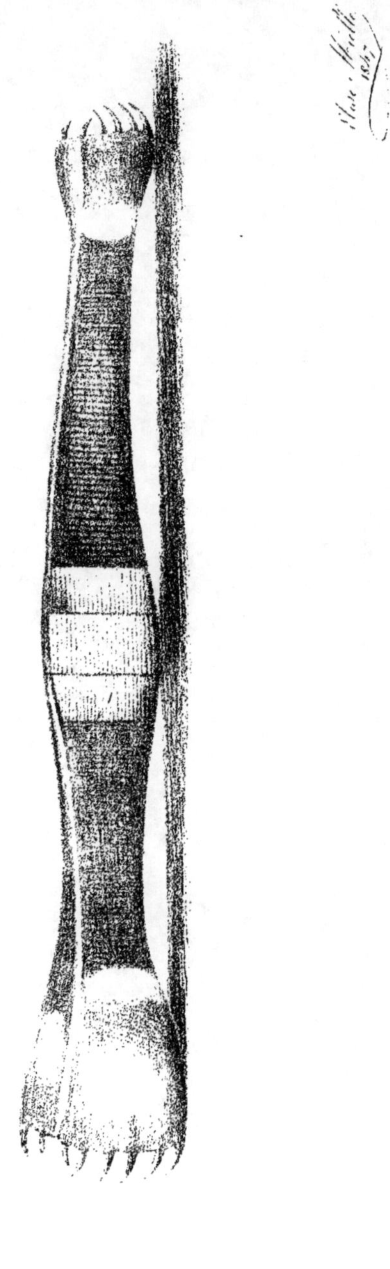

www.ingramcontent.com/pod-product-compliance
Lightning Source LLC
LaVergne TN
LVHW020601180726
843502LV00002B/325